中等职业教育规划教材

供中等卫生职业教育各专业使用

预防医学基础

主　编　戚　林

副主编　富淑芳　钟金球　刘　岩

编　者　（按姓氏汉语拼音排序）

陈　雯　（玉林市卫生学校）

富淑芳　（太原市卫生学校）

江育萍　（广西中医药大学护理学院）

郎卫红　（赤峰学院附属医院）

刘　岩　（黑龙江省林业卫生学校）

戚　林　（玉林市卫生学校）

田利杰　（河南理工大学医学院）

韦柳春　（百色市民族卫生学校）

于海平　（鄂尔多斯市卫生学校）

张建梅　（巴州卫生学校）

钟金球　（桂东卫生学校）

科　学　出　版　社

北　京

内 容 简 介

预防医学是随着现代医学和统计学、微生物学的先后创立而逐步从医学科学体系中分化出来的一门科学。《预防医学基础》是以人群为研究对象，以预防为主作为指导思想，运用现代医学知识和方法研究环境对健康的影响及其规律，从而为制定预防人类疾病发生的措施提供科学依据，以达到控制疾病，保障人民健康，延长人类寿命之目的的一门学科，它与基础医学、临床医学及其他学科有着广泛的交叉和联系。其研究方法是微观和宏观相结合，研究重点是环境与人群健康之间的关系，研究的范畴不仅是医学，还集合了社会学、环境学等多学科的内容。

本书可供中等卫生职业教育各专业教师、学生使用。

图书在版编目(CIP)数据

预防医学基础／戚林主编．—北京：科学出版社，2016.1
中等职业教育规划教材
ISBN 978-7-03-046458-3

Ⅰ.预… Ⅱ.戚… Ⅲ.预防医学-中等专业学校-教材 Ⅳ.R1

中国版本图书馆 CIP 数据核字(2015)第 282097 号

责任编辑：邱 波 张 茵／责任校对：胡小洁
责任印制：赵 博／封面设计：金舵手世纪

科学出版社 出版
北京东黄城根北街 16 号
邮政编码：100717
http://www.sciencep.com

天津文林印务有限公司 印刷

科学出版社发行 各地新华书店经销

*

2016 年 1 月第 一 版 开本：787×1092 1/16
2021 年 8 月第十五次印刷 印张：11
字数：267 000

定价：36.00 元

（如有印装质量问题，我社负责调换）

前　言

预防医学是现代医学的重要组成部分，它是以人群为研究对象，运用现代医学知识和方法研究环境对健康影响的规律，阐明外界环境因素与人群健康的相互关系，从而制订疾病防制策略与措施，实现预防疾病、增进健康、延长寿命、提高生命质量目标的一门医学科学。

“预防为主”是我国卫生工作方针的核心内容，历届全国卫生工作会议都作此强调。随着社会发展和工业化、城镇化进程的加快，环境条件和人口结构发生了明显变化，一些地区的传染病有抬头倾向，非传染病的发病也日趋增多，日渐突出的公共卫生问题越来越引起政府的重视和社会各界的关注，预防医学在卫生保健服务中的作用愈显突出。作为为基层培养实用型卫生服务人才的中等卫生职业教育，必须强化预防医学教学工作。

《预防医学基础》是中等卫生职业教育的一门重要课程，其应用性强。本书是中等职业教育规划教材，主要内容包括健康及影响因素、环境与健康概述、地质环境与健康、社会环境与健康、生产环境与健康、食物与健康、饮用水与健康、行为生活方式与健康、健康教育与健康档案管理、社区卫生服务与常见病防制、流行病学基础知识和常用医学统计方法等。通过《预防医学基础》的教学，使学生树立预防为主的观念，掌握常见疾病的防控措施，学会运用预防医学的基本理论和专业技能解决常见健康问题，预防疾病，促进健康，延年益寿。

本书的编写力求准确把握本门课程在中等卫生职业教育中的作用和地位，立足国情，确保有助于培养与我国卫生事业发展要求相适应的基层卫生工作者，为基层卫生机构输送既掌握基础医学、临床医学和预防医学的基础理论和基本技能，又具有良好职业道德的德、智、体、美全面发展的实用型基层卫生服务人员，以满足我国卫生事业发展和广大人民群众追求健康的需要。

本书内容结构和教学安排上遵循中等卫生职业院校学生的认知心理和规律，针对目前基层存在的卫生问题，围绕基层卫生人员的工作任务，涵盖卫生行业准入考试的考点，注意在内容上与其他相关课程衔接，构建合理的知识结构，强调内容的科学性、先进性和实用性。既体现贯彻我国“预防为主”的卫生工作方针，又贴近岗位需求，贴近基层实际，确保学生学以致用，将来更好地在基层开展医疗卫生保健工作，为广大群众提供优质的卫生服务，促进当地卫生事业的发展。

在本书编写过程中，我们得到了全国卫生职业教育教学指导委员会的指导，还有编者单位领导的大力支持和科学出版社的帮助。本书在编写过程中参考了许多相关书籍与文献，其中引用了各位作者的部分资料，凝结了他们的智慧及辛勤工作的结晶，在此一并致谢。

限于水平，谬误之处难免，还望兄弟院校的专家、同行和广大读者提出宝贵意见和建议。

戚　林

2015年3月

目 录

第1章 绪　论

引言：社会的变革和人类的发展，促使医学的内涵从治病逐渐拓展到防病，医学模式由“生物医学模式”转变为“生物-心理-社会医学模式”。现代医学由基础医学、临床医学、预防医学共同构成，它们之间相互联系、相互渗透，是医学科学不可分割的整体。

考点：现代医学模式

一、预防医学概念

预防医学是现代医学的重要组成部分，它以人群为主要对象，分析健康与疾病在人群中的分布，研究不同环境因素对人群健康的影响及疾病发生、发展和流行的规律，探讨改善和利用环境因素、改变不良行为生活方式、减少危险因素、合理利用卫生资源的策略与措施，以达到预防疾病、促进健康、防止伤残和延长寿命的目的。

链接：疾病谱

将某一地区危害人群健康的诸多疾病，按其危害程度的高低顺序进行排列。最严重的疾病排在首位，依次类推。疾病的这种排列就称之为疾病谱。它能反映某地各种疾病对人群健康的危害情况，可指导有关部门针对性地进行防治部署。

考点：预防医学概念

二、预防医学的内容

预防医学研究的内容也可非常广泛，从空间来说，宏观到宇宙，微观到细胞和分子水平。从时间来说可研究历史探索人类的未来。以服务对象来说，从个人到家庭乃至整个社会，每一个人从出生到死亡，都涉及预防医学问题，归纳起来有以下几个方面的内容。

（1）研究各种疾病和健康状况或生理特征在不同的空间、时间和人群间（具有各种不同年龄、性别、职业等不同特征的人群）分布特点并比较其差异。

（2）研究人类生活、劳动环境对健康的影响。改善环境中的有害因素，利用环境中的有利因素，为防止疾病、增进健康提供理论依据。

（3）研究制订增进健康、防治疾病的对策和措施。并对措施的效果加以考核和评价，从而使预防工作的质量不断提高，达到预防、控制乃至消灭传染病、职业病、公害病和其他危害健康的疾病的目的，提高人群身心健康水平。

三、预防医学的特点

1. 预防医学研究的对象是群体，它所采取的一切措施都是以群体为出发点，如某地发生了某种传染病，预防工作者首先要将传染病患者隔离，控制传染源，切断传播途径，保护易感者。对健康人采取预防接种，而这一切都是为了保护健康人群不再受传染，这有别于临床医学。

考点：预防医学的研究对象

2. 预防医学工作的重点是健康人，而不是患者。如果某种传染病暴发流行，预防医学工作者就要从健康人群中筛检出患者进行隔离、治疗，对健康人进行免疫接种。这样做的目的，一方面是抢救患者，而更重要的一方面则是控制疫情，保护更多的健康者。

3. 预防医学是把环境和机体联系在一起，作为一个系统加以研究，即研究环境与健康的关系。例如，在克山病患者的研究中，预防医学就是研究环境因素对克山病患者的影响。而临床医学则侧重于研究克山病患者的发病机制、发病过程和抢救治疗。

4. 预防医学的对策和效益产生于疾病发生之前。而临床医学的对策和效益产生于疾病发生之后。

5. 预防医学在研究方法上宏观和微观相结合，更侧重向宏观领域发展。而临床医学更侧重向微观领域发展。

四、我国卫生工作方针

我国政府历来非常关心人民群众的健康问题，一贯重视卫生保健工作。在新中国成立不久就制定了“面向工农兵、预防为主、团结中西医、卫生工作与群众运动相结合”的卫生工作四大方针。在预防为主的方针指导下，开展以“除害灭病、讲究卫生”为中心的爱国卫生运动，集中力量预防和控制严重危害人民健康的流行性疾病，取得了令人瞩目的巨大成就。

链接：中国跻身长寿国家之列

2010 年中国的平均期望寿命已达到 74.8 岁。据统计，1981 年中国的平均期望寿命为 67.8 岁，30 年间增加了 7 岁。而新中国成立前，中国的平均期望寿命仅有 35 岁。根据世界卫生组织（WHO）的标准，平均期望寿命超过 70 岁的国家为长寿国家。目前，发达国家的平均期望寿命为 75 岁，而发展中国家则为 63 岁。

随着社会的发展和体制的变革，随着疾病谱的变化和人民群众对健康要求的提高，中央政府又制定出新时期的卫生工作方针：“以农村为重点，预防为主，中西医并重，依靠科技与教育，动员全社会参与，为人民健康服务，为社会主义现代化建设服务”。它是新中国成立以来卫生工作历史经验的总结，是建设有中国特色社会主义卫生事业的指南。可见，贯彻“预防为主”始终是发展我国卫生事业的一项长期性根本方针。

考点：我国新时期卫生工作方针

五、疾病的三级预防

疾病的预防和控制工作不仅仅是预防疾病的发生，还包括疾病发生后阻止其发展及疾病治疗过程的康复防残，最大限度地减少疾病造成的危害。疾病自然发病的整个过程主要包括发病前期、发病期和发病后期三个阶段，预防工作可以根据疾病发生发展的不同阶段相应地采取不同的控制措施，这就是疾病的三级预防。三级预防原则是贯彻我国“预防为主”卫生工作方针的具体体现，是各类疾病预防和控制的综合体系（图 1-1）。

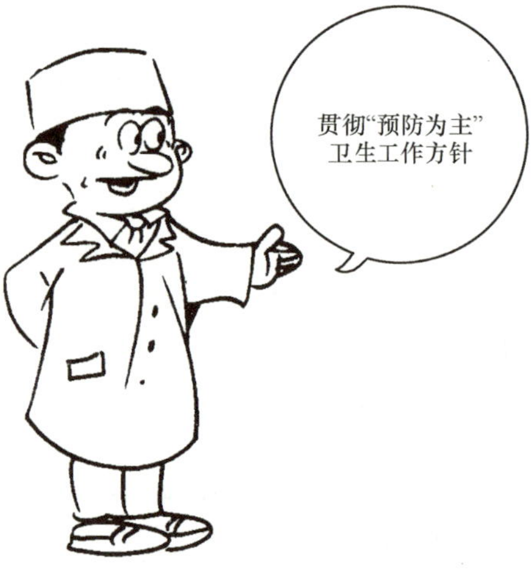

图 1-1　三级预防原则

（一）第一级预防

第一级预防又称病因预防，是指通过采取各种特异和非特异的预防措施以控制、消灭危害健康的因素，使健康人免受致病因素的侵袭，防止疾病的发生。

防止各种致病因素对人体的危害，提高人体的抗病能力是第一级预防的主要任务。主要内容是采取针对人群和环境的综合性防治措施。针对人群的预防措施主要有通过健康教育提高人们的卫生知识水平和增强自我保健能力，改变不良生活方式，提倡合理营养、平衡膳食，加强体育锻炼，增强心理健康，实行计划免疫，提倡计划生育和优生优育，加强妇女儿童和老年保健等工作。针对环境预防的措施是创造与维护有益健康的自然环境和社会环境，包括改善生活、生产环境质量，消除危害人群健康的生物性、化学性和物理性等不良因素。第一级预防用较低的投入可以获得较高的效益，是最经济、最富有成效的积极措施，是预防医学的重要工作任务和目标，应高度重视并大力提倡。

（二）第二级预防

第二级预防又称临床前期预防，或称"三早"预防，即在疾病尚处于临床前期时作好早期发现、早期诊断和早期治疗的预防措施，对传染病的二级预防还应有早隔离、早报告措施。二级预防的积极之处在于对传染病可及早控制传染源，切断传播途径，防止流行蔓延，对非传染病诊断治疗越早，预后越好。早期发现的措施包括普查、筛检、定期健康体检、高危人群的重点项目检查及设立专科门诊等。早期诊断是二级预防的核心，其基础在于早期发现，而早期诊断又为早期治疗提供了可能。做好二级预防同样需要加强健康教育使人们提高识别疾病早期症状能力和熟悉疾病防治知识。同时要提高医务人员业务水平和开发敏感方便的诊断技术，为早期发现、早期诊断、早期治疗提供技术支持和保障。

（三）第三级预防

第三级预防又称临床预防，是在疾病的临床期为了防止疾病的恶化、预防并发症，减少疾病不良反应、防止病残、促进康复及延长寿命而采取的及时而合理的治疗康复措施。三级预防可以在降低病死率、防止伤残和促进机体功能恢复、延长寿命、提高生存质量等方面发挥重要作用。例如，对丧失了正常生理功能或功能上有缺陷的人，通过多种形式，采取医学和社会的综合措施，尽量帮助他们恢复或改善生理功能，使他们能够重新获得生活、学习和参加社会活动的能力。

考点：疾病的三级预防

三级预防工作是我国卫生工作方针的具体应用和体现，是祖国传统医学"未病先防，已病防变，病后防复"思想的继承和发展。其是预防和控制各类疾病，维护健康的具体措施。三级预防在疾病防制过程中是一个有机整体，不同类型疾病三级预防的策略和措施应有所区别、有所侧重。应以哪一级预防为主，主要取决于病因是否明确，病变是否可逆。对病因明确的疾病，特别是病变不可逆转的疾病，要尽量以第一级预防为主，如硅沉着病；对病因尚不够明确，第一级预防尚难做到的疾病，如某些恶性肿瘤，在尽量做好第一级预防的同时，要重点做好第二级预防；对所有已患病的中、晚期患者，要尽量做好第三级预防，促进患者早日康复并提高生命、生活质量。

长期以来，我国在群体性预防和公共卫生服务方面做了大量的实践，特别是在 20 世纪 80 年代以后，疾病预防工作发展迅速，取得了巨大成就。据 2014 年统计，人口死亡率由新中国成立前的 25.0‰降低到 7.16‰，农村婴儿死亡率由新中国成立前的 200.0‰下降到 8.9‰，孕产妇死亡率由 150.0/万下降到 2.3/万，平均期望寿命已由新中国成立前的 35 岁提高到 75 岁以上。

自从 1996 年中共中央、国务院召开首次全国卫生工作会议以来，历届会议都强调预防疾病的重要性。在中国 2001~2015 年卫生人力发展纲要中明确提出，"人人享有卫生保健和全民族健康素质不断提高"是社会主义现代化建设的重要目标之一。国家卫生和计划生育委员会主任、党组书记李斌在 2014 年全国卫生计生工作会议上进一步强调要加强公共卫生工作，做好重大疾病防控，加强妇幼健康服务管理，扎实做好疾病的防控工作。

目前，我国卫生事业迅猛发展，医疗卫生保健条件不断得到改善，人民健康水平不断提高。如今，全国已有 95% 的地级市和 86% 的市辖区开展了社区卫生服务，建有社区卫生服务中心 3400 多个、社区卫生服务站 1.2 万个，初步形成了一支从事社区卫生服务的医疗卫生队伍。卫生保健服务工作正朝着科学化、专业化、规范化方向大踏步迈进。

小结

预防医学是现代医学的重要组成部分，通过健康与疾病在人群中的分布，研究环境因素对人群健康的影响及规律，从而探讨预防疾病、促进健康的策略与方法。要贯彻落实以"预防为主"为核心的我国新时期卫生工作方针。必须认真做好疾病的三级预防工作。

自 测 题

一、名词解释

1. 预防医学　2. 现代医学模式

二、选择题（A_1 型题）

1. 我国卫生工作方针的核心内容是（　　）
   A. 以农村为重点　　B. 预防为主
   C. 中西医并重　　D. 依靠科技与教育
   E. 动员全社会参与
2. 预防医学的研究对象是（　　）
   A. 健康人　　B. 患者
   C. 群体　　D. 个体
   E. 易感者

三、简答题

1. 预防医学的概念，其有哪些特点？
2. 我国新时期卫生工作方针是什么？
3. 什么是疾病的三级预防？

（戚　林）

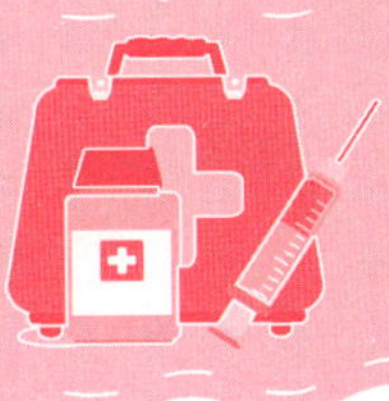

第 2 章
健康及影响因素

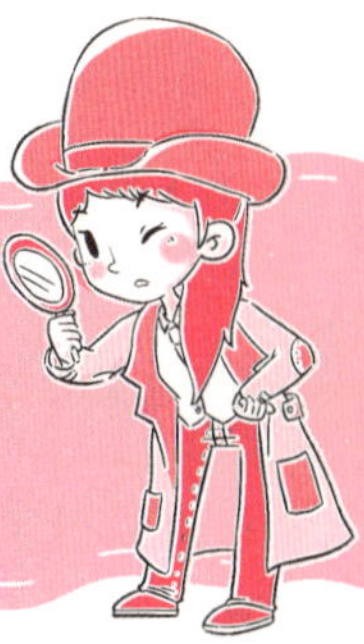

引言：社会的发展以人为本，人的发展以健康为本。健康是人类第一财富，是人的基本权利，是民族兴旺的保证，人人都希望健康，并且把健康和幸福联系在一起，把健康和社会进步联系在一起。但对于健康认识，人类却经历了漫长的过程。

第 1 节　健康的概述

一、健康观的演变

人们对健康的认识随着医学科学的发展与人类健康需求的不断变化而变化，大致经历了以下四个阶段。

（一）无病就是健康

这是最古老朴素而形象的健康观。它以疾病作为参照，用健康的对立面——疾病来解释健康，没有阐明健康的本质，对认识、研究、追求健康没有实际的指导意义，显然它是消极的。因为健康和疾病并非是一个硬币的两面，非此即彼，而是在两者之间存在各种过渡状态。也就是说，健康到疾病是一个逐渐变化的连续过程，健康和疾病的概念是动态的概念。在一个人的身上，健康和疾病是可以共存的。

（二）躯体结构及功能活动正常即为健康

这是对健康认识的一次重大进步。这一健康定义客观地反映了健康在生物学方面的本质特征，但却忽视了人的心理、社会方面对健康的影响，只把人看作一个“生物人”。一个躯体功能虽然正常但精神上却处于崩溃的人，显然不能认为是健康者。

（三）健康是指身体上、精神上和社会适应方面的完好状态

这是世界卫生组织（图 2-1）于 1948 年在其宪章中对健康的表述。这一定义是积极的，它把人当作一个“社会人”，强调健康与心理、社会的关系，明确健康不仅是个人问题，也是社会问题，把生物、心理和社会三者兼容，符合现代整体医学模式，从根本上纠正了“无病就是健康”的观点，被世人所接受。因此，直至 1978 年 9 月在《阿拉木图宣言》中，世界卫生组织还继续重申这一健康观（图 2-2）。

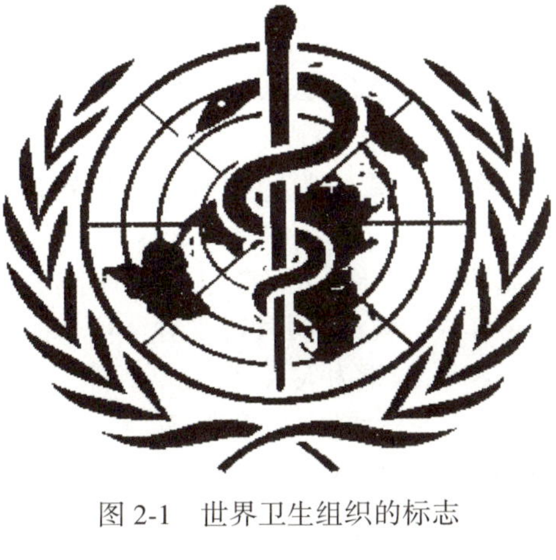

图 2-1　世界卫生组织的标志

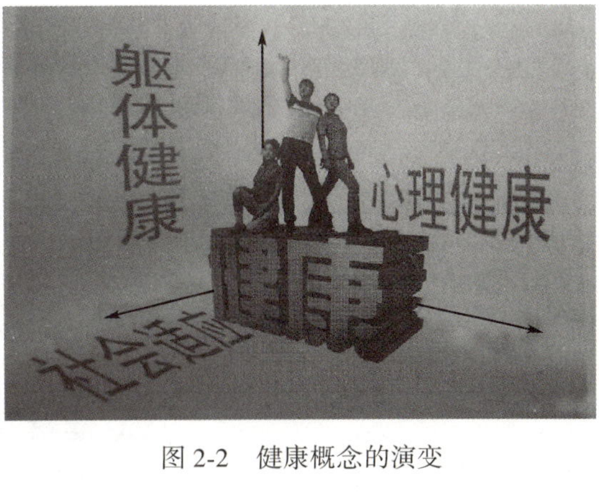

图 2-2　健康概念的演变

链接：世界卫生组织的标志

图案背景是从北极上空俯视的地球，中央是一根灵蛇缠绕的神杖，边缘是两根枝叶茂盛且互相托抱着地球的橄榄枝。这个图案既表明世界卫生组织隶属于联合国，它谋求世界和平，服务于全人类，也表明它是一个医药卫生机构。因为蛇徽是医学的标志和徽记，神杖表示云游四方，为人治病之意，灵蛇则是健康长寿的象征，而橄榄枝则是和平的象征。

（四）健康包括躯体健康、心理健康、社会适应良好和道德健康

1989年，世界卫生组织关于健康的概念有了新的发展，把道德修养纳入了健康的范畴，指出健康包括躯体健康、心理健康、社会适应良好和道德健康四个方面。

（1）躯体健康：要求躯体结构完好和功能正常，具有完成通常活动的能力。其内容可分为：自我照料，如吃饭、穿衣、洗澡等；躯体活动，如行走、爬、弯腰等；迁移活动，如室内外活动、旅行等；体力活动，如爬山、登楼、搬重物等。

（2）心理健康：指人的心理处于完好状态，心理健康的标准是评价一个人心理健康与否的重要依据。世界卫生组织制定的心理健康标准有七条：①智力正常；②善于调节情绪，心境良好；③有较强的意志品质；④具有良好的人际关系；⑤能主动地适应和改造环境；⑥保持人格的完整和健康；⑦心理行为符合年龄特征。

案例 2-1：心理障碍

某职校一女生，是一眉清目秀、能歌善舞、惹人喜爱的文艺骨干。一次体重测量为50kg，她认为自己太胖了，将会影响自己优美的舞姿，开始节食。久而久之，导致消化功能减退，没几个月身体明显消瘦，体重下降到34kg，同时出现厌食并时有呕吐，无法坚持正常学习，只能求助于心理咨询。

问题：

1. 你认为该女同学健康吗？为什么？
2. 你觉得应如何看待自己的体重？

（3）社会适应良好：指人们进行社会参与时的和谐完好状态。社会要求个人必须具备完成所承担的责任和义务，从事各种社会活动的能力。它包括三个方面的含义，即每个人的能力在社会系统内得到充分的发挥；每个人有效地扮演与其身份相适应的角色；每个人的行为与社会规范相一致。

案例 2-2：社会适应障碍症

某校高二男生，原学习成绩优秀，只是性格较为内向。后因家人工作调动转学外省插班就读。到了新的环境，遇到新的人际关系，加上语言不通，渐渐出现了抑郁、焦虑。表现为腼腆，遇生人或校领导更局促不安，如遇女性，更是手足无措，面红心悸，交谈时口吃，惹同学嗤笑。导致性格愈加内向、情绪抑郁、孤独、心烦意乱，经常失眠、呆讷，学习效率低下。他多次要求终止学业。

问题：

1. 该男生健康状况如何？
2. 调查表明，有些人在学校是"小哑巴"，而在家里却是"小喇叭"。这就是"公众场合恐惧症"。你如何看待青少年在人际交往中存在的诸多心理问题？

（4）道德健康：即每个人不仅要对自己的健康承担责任，而且还要对他人、对社会承担责任。因此，道德健康问题也是精神文明建设的问题。

健康是无价之宝，是成就事业和生活幸福的前提和基础。没有健康，人的智慧就不能充分地发挥，才能就无法有效地施展。因此，每个人不仅要珍惜和重视自身的健康，同时还要对全社会的健康承担责任和义务，这样才能实现世界卫生组织提出的"人人为健康，健康为人人"的战略目标。

考点：现代健康观

二、健康的衡量标准

世界卫生组织提出的新的健康概念，不仅指出了人类追求的目标，而且还明确了健康所涉及的各

个方面,具有重要的现实意义。

(一) 躯体健康的衡量标准

1. 吃得快　进食时有良好的胃口,不挑剔食物,能快速吃完一餐饭,说明内脏功能正常。
2. 走得快　行走自如,活动灵敏,说明精力充沛,身体状况良好。
3. 说得快　语言表达正确,说话流利,表示思路敏捷,心肺功能正常。
4. 睡得快　有睡意时上床后能很快入睡,且睡得好,醒后精神饱满,头脑清醒。
5. 便得快　一旦有便意,能很快排泄完大小便,且感觉良好,说明胃、肠、肾功能良好。

(二) 心理健康的衡量标准

1. 良好的个性　情绪稳定,性情温和,意志坚强,感情丰富,胸怀坦荡,豁达乐观。
2. 良好的处世能力　洞察问题客观现实,具有较好的自控能力,能适应复杂的社会环境。
3. 良好的人际关系　助人为乐,与人为善,与他人的关系良好。

三、亚健康状态

现代医学认为健康和疾病是一个连续的谱级,最佳的健康状态在一端,死亡在另一端,两端之间存在着中间过渡状态。在同一个人身上健康和疾病是可以共存的,也就是说如果用一个比较敏感的功能指标来判断,即使是人的主观感觉和功能指标都处于最佳状态,也可能已经存在某种疾病的客观体征,因为这些指标的变化是一个连续的过程(图 2-3)。健康与疾病分四级,健康(++++)级为健康水平的最高级,而疾病(++++)级表示疾病程度最严重。

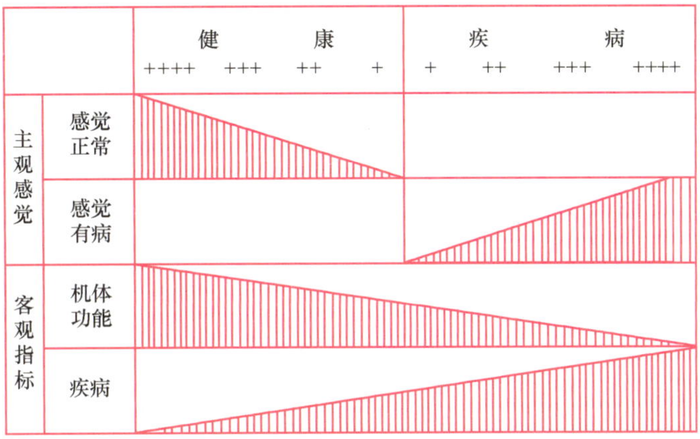

图 2-3　健康与疾病的连续谱

"亚健康"是指人体处于健康与疾病之间的一种功能低下的状态,又称为慢性疲劳综合征或"第三状态"。医学家把健康称为人体"第一状态",把身患疾病称为"第二状态"。亚健康状态虽无明确的疾病,却呈现生活能力降低、适应能力不同程度减退的一种生理状态,即不完全健康,但又达不到疾病诊断标准和程度。"亚健康"处理得当,则身体可向健康转化;反之,则患病。

世界卫生组织的一项全球性调查表明,真正健康的人仅占 5%,患有疾病的人占 20%,而 75% 的人处于亚健康状态。我国的有关调查也显示,全国约有 70% 的人处于亚健康状态,且经济较发达地区亚健康人口所占比例明显高于不发达地区,31~50 岁是亚健康状态的高发年龄,女性亚健康状态的发生率高于男性,性格内向者亚健康状态的发生率明显高于性格外向者,脑力劳动者、文化程度较高者亚健康的发生率较高。鉴于处于亚健康状态的人口在许多国家和地区均呈现上升趋势,已逐渐成为日益严重的社会问题,1999 年世界卫生组织宣告:亚健康与艾滋病是 21 世纪人类最大的健康敌人。

造成亚健康的主要危险因素目前认为有压力过大、睡眠不足、缺少运动、饮食不合理、不良情绪、环境污染等。当这些危险因素长期作用于机体时，机体容易出现身心"透支"现象，让人产生种种不适应的感觉和症状，其表现主要有易疲劳、失眠多梦、记忆力减退、注意力不易集中，情绪低落、烦躁、焦虑等。这些表现主要是功能性的变化，机体检查并无明确疾病，但如果这种状态不能得到及时的纠正，非常容易引起心身疾病。一般情况下，亚健康除了疲劳和不适，不会有生命危险，但如果碰到高强度的压力与刺激，如长时间熬夜、情绪剧烈波动等应激状态，很容易出现猝死，也就是"过劳死"。

考点：亚健康

第2节　影响健康的因素

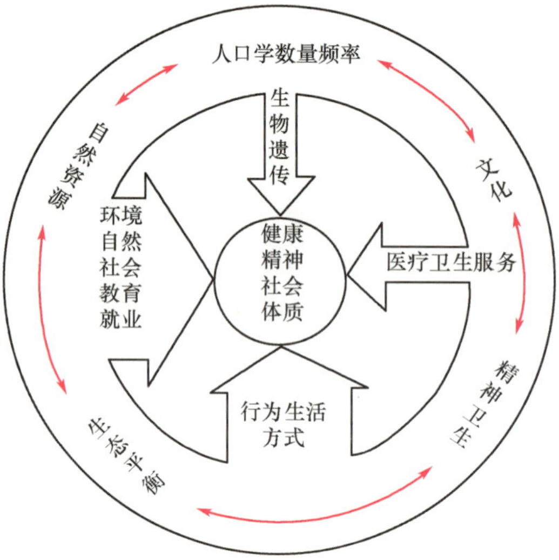

图2-4　影响健康的主要因素

现在普遍认为影响健康因素可概括为四大类：行为生活方式因素、环境因素、生物学因素和卫生保健服务因素(图2-4)。

一、行为生活方式

行为生活方式是指人的行为模式和生活习惯，是个人能够控制和改变的。它包括嗜好(如吸烟、酗酒、吸毒)、饮食习惯、作息习惯、运动习惯、风俗等。研究表明，健康的行为生活方式可以使人获得健康，而不良行为生活方式则会给人带来疾病。目前世界上死亡率最高的心脑血管疾病、癌症、糖尿病等三种慢性非传染病的发病就与生活习惯和不良卫生行为密切相关。因此，预防和改变不良的行为生活方式，倡导积极的健康行为生活方式十分重要。

链接：世界无烟日

烟草在全球盛行了200多年，直到20世纪，人类才开始认识到烟草对人类的危害。1977年，美国癌症协会首先提出了控制吸烟的一种宣传教育方式——无烟日。这一天，在美国全国范围内进行"吸烟危害健康"的宣传，劝阻吸烟者在当天不吸烟，商店停售烟草制品一天。1987年11月，联合国世界卫生组织建议将每年的4月7日定为"世界无烟日"，并于1988年开始执行。但因4月7日是世界卫生组织成立的纪念日，每年的这一天，世界卫生组织都要提出一项保健要求的主题。为了不干扰其卫生主题的提出，世界卫生组织决定从1989年起将每年的5月31日定为"世界无烟日"，中国也将该日作为中国的无烟日。

二、环境因素

环境是指人类赖以生存和繁衍的各种外部条件，包括物质环境和社会环境。随着人类社会的发展，自然环境因素对健康影响的直接作用逐渐减弱，社会环境因素对健康的影响日趋明显。

自然环境因素包括阳光、空气、水、土壤等，对健康有着直接的影响。自然界中的恶劣气候、受污染的水和空气、噪声、辐射等，又随时威胁着人们的健康。

社会环境因素更为复杂，它涉及政治制度、经济水平、文化教育、人口状况、科技发展等诸多因素。安定的社会、良好的教育、发达的科学技术等，无疑对健康起到了良好的促进作用。和谐的人际关系、温馨的家庭生活、融洽的学习工作环境等均会促进健康。反之，则可能会影响健康。良好的社会环境是健康的根本保证。

总之，所有人类健康问题都与环境有关。污染、人口和贫困，已成为当今世界面临的严重威胁人类健康的三大社会问题。

三、生物学因素

人类生物学因素包括遗传、生长发育、成熟老化及心理等。生物学因素中需要特别提出的是遗传因素和心理因素。

(一) 遗传因素

生物通过生殖产生后代,子代和亲代性状都很相似,这种现象称为遗传。遗传物质的改变可以直接引起遗传性疾病,如某种染色体畸变可以引起唐氏综合征(先天愚型),某种基因突变可以引起血友病等。另外,除了明确的遗传疾病外,如高血压、糖尿病等许多疾病的发生亦包含有一定的遗传因素。寿命的长短,遗传是一个不可排除的重要因素。遗传性疾病不仅影响个体终身,在家庭、伦理、道德、法制和医疗康复等方面也成为社会问题。

(二) 心理因素

心理因素对健康的影响是多方面的,也是非常复杂的。在日常生活工作中,积极良好的心理因素能够十分有效地促进心身健康,而持续和强烈的心理紧张让人产生消极情绪,心身疾病发生率大大增加,因此,增强心理承受能力,保持一个健康的心理状态是增进健康的必要条件。

四、卫生保健服务

卫生保健服务因素是指医疗卫生系统中影响健康的因素,包括医疗、预防、康复方面的因素。卫生服务的公平性、医疗卫生机构布局是否合理、群众就医是否方便、医疗技术水平的高低及卫生服务质量的好坏,都会影响人群健康和疾病的转归。

值得提出的是,由于世界各国的社会发展和经济制度不同,卫生资源的拥有、分配和利用差别悬殊,发展中国家的卫生资源严重短缺。目前,我国正处于剧烈的变革时期,公费医疗制度、劳保医疗制度和农村合作医疗制度正逐步向城镇职工基本医疗保险制度过渡,其目的在于能科学合理地使用卫生资源。

考点:影响健康的因素

在上述影响健康的四大因素中,我国通过对部分城市进行抽样调查,并对 8 类主要疾病的死因进行分析后认为行为生活方式因素对健康的影响应排在首位。

小结

健康不仅是没有疾病,而且包括躯体健康、心理健康、社会适应良好和道德健康。道德健康是整体健康的统帅。健康和疾病是一个动态连续过程,亚健康是介于健康和疾病两者之间的一种功能低下的中间状态,又称慢性疲劳综合征。影响健康的因素主要有四个方面:行为生活方式因素、环境因素、生物学因素和卫生保健服务因素。

自　测　题

一、名词解释

1. 健康　2. 亚健康

二、选择题(A_1 型题)

1. 世界卫生组织对健康的定义包括(　　)
   A. 躯体健康　B. 心理健康　C. 道德健康
   D. 社会适应完好　E. 以上都是
2. 亚健康的临床表现不包括(　　)
   A. 疲劳　B. 注意力不集中　C. 烦躁、焦虑
   D. 精力充沛　E. 失眠多梦
3. 医学家把亚健康称为人体的(　　)
   A. 第一状态　B. 第二状态　C. 第三状态
   D. 异常状态　E. 正常状态
4. 在影响健康的因素当中,排在首位的是(　　)
   A. 行为生活方式　B. 环境因素　C. 生物学因素
   D. 卫生保健服务因素　E. 遗传因素
5. 亚健康的危险因素主要是(　　)
   A. 压力过大　B. 缺少运动　C. 睡眠不足
   D. 饮食不合理　E. 以上都是

三、简答题

影响健康的因素有哪些?

(张建梅)

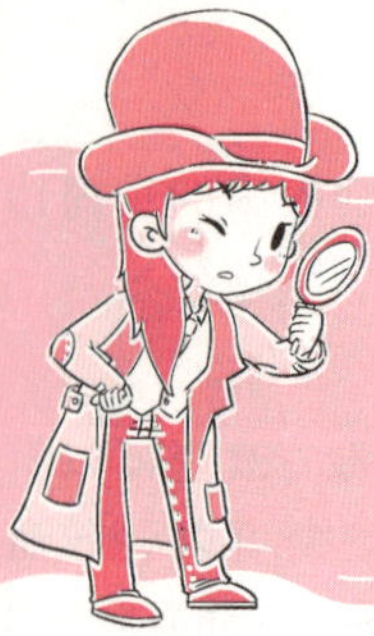

第3章 环境与健康概述

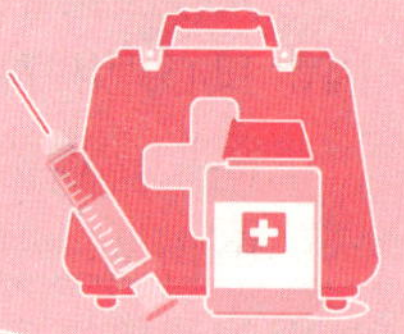

引言：人类和一切生物都生活在地球表层，这里有空气、水、阳光、土壤和岩石，为人类和其他生物的生命活动提供了一切必要的条件。同时，生物的活动，特别是人类的生活、生产活动及社会交往，也影响着环境，并可能造成环境污染，使环境质量下降，危害人体健康，甚至威胁人类自身的生存。

第1节 人类的环境

人类始终处于自然环境与社会环境之中。人类为了生存发展，需要不断开发利用环境资源，由于各种自然因素和人类社会行为的作用，可能使环境遭受不同程度的破坏，对人类健康造成不利的影响。

案例 3-1

在非洲岛国毛里求斯曾有两种特有的生物：渡渡鸟和大颅榄树。渡渡鸟是一种身体很大、行动迟缓、不会飞的鸟；大颅榄树则是一种珍贵的树木，树干挺拔，木质坚硬，木纹很细。渡渡鸟喜欢在大颅榄树的林中生活，在渡渡鸟经过的地方，大颅榄树总是枝繁叶茂，幼苗茁壮成长。16世纪后期，欧洲人大量捕杀渡渡鸟，直至灭绝。奇怪的是，渡渡鸟灭绝后，大颅榄树也渐渐稀少，似乎患上了不孕症。到了20世纪80年代，毛里求斯只剩下13株大颅榄树，这种名贵的树眼看也要从地球上消失了。后来美国生态学家发现，原来大颅榄树的果实被渡渡鸟吃下去后，其果实被消化掉了，种子外边的硬壳也被消化掉，这样种子排出体外才能够发芽。渡渡鸟与大颅榄树相依为命，鸟以果实为食，树以鸟来生根发芽，它们一荣俱荣，一损俱损。

问题：

1. 大颅榄树是因为什么绝育的？
2. 我们能从这个故事中得到什么启示？

一、环境的概念及组成

（一）环境概念

环境是人类和生物赖以生存的空间。这个空间具有各种不同性质、结构和运动状态的物质，包括生物和非生命物质。世界卫生组织公共卫生专家委员会定义“环境”为：在特定时刻由物理、化学、生物及社会各种因素构成的整体状态，这些因素对生命机体或人类活动直接或间接地产生现时或远期作用。

环境对人类的生存和健康具有重要意义，良好的生产和生活环境，有益于人们工作、学习和劳动，能促进人类健康和长寿，有益于人类的繁衍与兴旺。如果在人类生活和生产中产生的各种有害因素未作处理或处理不当，就会损害人类的健康，甚至产生远期的危害，威胁子孙后代。因此，保护环境就是保护人类自己。

（二）环境的组成

按环境的属性，人类环境可分自然环境与社会环境。

1. 自然环境　又称物质环境，它是指在人类周围的客观世界，如空气、水、土壤、岩石、阳光等，这是人类和其他一切生物赖以生存和发展的物质基础。根据人类活动对其影响程度，又可分原生环境和次生环境。

(1) 原生环境:天然形成的,未受或少受人为因素影响的环境。严格地说,只有人迹罕见的原始森林、荒漠、冻土、海洋深处才是原生环境。原生环境存在对人体健康的有利因素,如清洁的空气、水、食物及绿化的植被、适度的阳光、适宜的微小气候等。但天然的未必都是有益的,如由于地质化学条件的原因,地球表面化学元素分布不均匀,造成有的地区水和土壤中某些元素含量过多或过少,从而引起某些地方病。

(2) 次生环境:系由于人类生产、生活及社会交往等活动对自然环境施加了额外的影响,引起人类生存条件发生改变,这种改变后的环境称为次生环境。次生环境又包括人工优化环境(如城乡居民点、风景区等)和环境污染(如水污染、空气污染等)。后者是危害人类健康的主要环境因素。

2. 社会环境　指人类在生活、生产和社会交往活动中所形成的各种关系与条件,由社会政治、经济、文化教育、人口、就业、家庭、行为生活方式和卫生服务等因素构成。

社会环境因素往往随着社会条件的改变、病因和致病条件的改变而成为影响健康的重要因素,它不但可直接影响人群的健康状况,而且还可以影响自然环境和人的心理环境。目前,社会环境因素已成为心脑血管病和恶性肿瘤等发生和死亡的主要原因。因而,社会环境因素对人类健康的影响正日益受到重视。

考点:环境的概念及组成

二、生态系统与生态平衡

(一) 生态系统

1. 生态系统的概念　生态系统是指在一定时间和空间内,由生物群落(包括微生物、动物、植物及人类)与环境(包括空气、水、土壤等)组成的一个整体系统。生态系统有大有小,多种多样,大至整个生物圈,小至一个局部区域,甚至一个湖泊、一片森林、一个城镇等。

考点:生态系统

生态系统是生物与环境之间进行能量转换和物质循环的基本功能单位。生态系统不论是自然的还是人工的,都具有下列共同特性:

(1) 生态系统内部具有自我调节能力。其结构越复杂,物种数量越多,自我调节能力越强。

(2) 物质循环、能量流动是生态系统的两大功能。

(3) 生态系统的营养级数目一般不超过 5 级。

(4) 生态系统是一个动态系统。

2. 生态系统的结构与功能　生态系统由四部分组成(图 3-1)。

(1) 生产者:主要指绿色植物,凡能进行光合作用制造有机物的植物,包括单细胞和多细胞藻类均属生产者,还有某些能利用化学能把无机物转化成有机物的微生物,它们是人类和其他生物的食物和能量的供应者。

(2) 消费者:主要指动物,又可分一级消费者(如草食动物)和二级消费者(如肉食动物)等。以二级消费者为食的动物,称为三级消费者,通常指大型肉食动物。这些消费者在生态系统的物质与能量转化过程中是极为重要的环节。

(3) 分解者:指具有分解能力的微生物,主要是细菌和真菌,也包括某些原生动物和蚯蚓、白蚁、秃鹫等大型腐食性动物。它们分解动植物的残体、粪便和各种复杂的有机化合物,吸收某些分解产物,最终将有机物分解为简单的无机物,而这些无机物可被生产者重新利用。这种作用保证了生态系统的物质循环。

(4) 无生命物质:指生态系统中各种无生命的无机物、有机物及各种自然因素,如空气、阳光、水、土壤和各种矿物质等,这些无生命物质为各种生物有机体提供了必要的生存条件。

考点:生态系统的结构及功能

以上四个环节,构成一个有机的整体,相互之间沿着一定的途径,不断地进行物质与能量的交换,

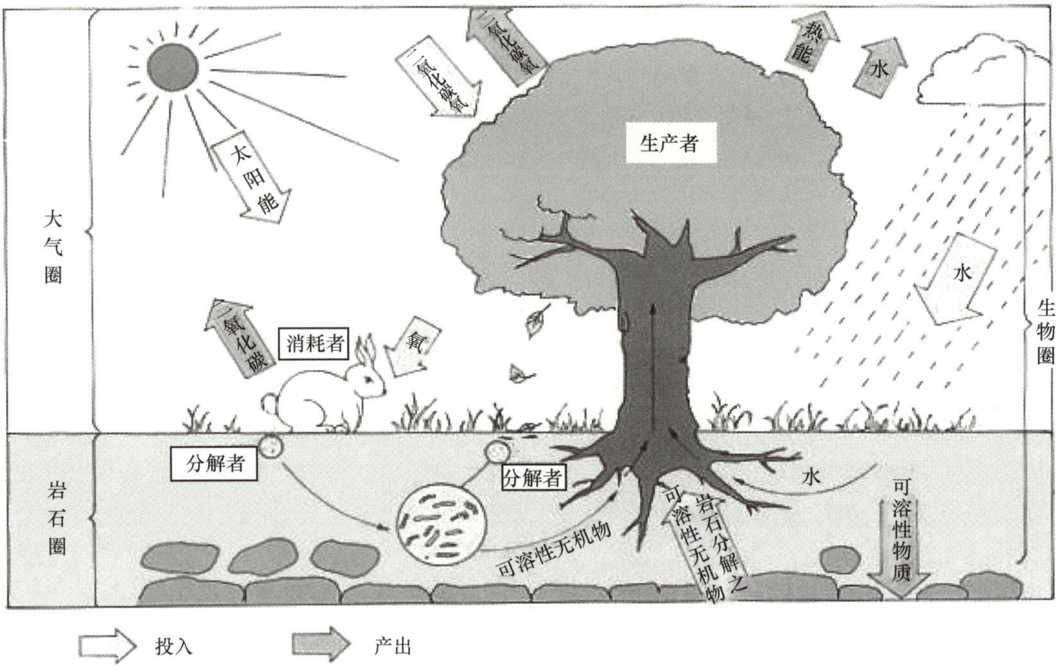

图 3-1　生态系统组成

在一定条件下，保持着暂时的、相对的生态平衡，进行着整个生态系统的良性循环，使人类和一切生物能够正常生活和生存。

在自然界中，生态系统的类型是多种多样的。例如，在一条河流中有水生植物、微生物、浮游生物及各种鱼类。其中大量的水生植物是这个生态系统的生产者；浮游生物以水生植物为食物，是这个系统的一级消费者；鱼类以浮游生物为食物，是二级消费者；在水中和河底淤泥中的一些微生物能把河流中的动、植物残骸分解成简单的无机元素，供生产者再次使用，是分解者；河流中的水、空气和各种矿物质等是无生命物质。生产者、消费者、分解者与无生命物质产生着广泛的联系，保证了生态系统的完整与功能的统一。

（二）生态平衡

各种生物都生活在生态系统之中，它们之间相互依存、相互制约，在一定条件下，保持着自然的、暂时的、相对的稳定状态（包括生物物种和数量的相对稳定），称为生态平衡。

考点：生态平衡的概念

生态平衡是一种动态平衡。外界和内部因素的变化，尤其是人为因素可以对生态平衡产生影响，甚至使生态平衡遭到破坏。生态之所以能保持平衡，是因为生态系统内部具有自动调节的能力，即环境的自净能力。在一定的限度和一定的范围内，生态系统可以适当调节，直至建立新的平衡。若超过了环境的自净能力，生态系统遭到破坏，环境就会受到污染。例如，当含有氮、磷等营养物质的污水进入水体后，由于营养成分的增加，水中藻类会过多繁殖而大量消耗溶解氧，水中的鱼类等动物就会因缺氧而死亡，水质恶化，生态平衡遭到破坏。如果停止向水中排放污水，水体将逐步恢复原来状态。因此，生态系统总是处于平衡—不平衡—平衡的循环发展中，并以此推动着自身的进化与发展。

链接：生态平衡

1859年，一个叫托马斯·奥斯汀的英国人来澳洲定居，随身带来了24只野兔，放养在庄园里，供他打猎取乐。后来，宠物兔子陆续逃亡到了野外。野兔发现，这里简直是它们的天堂，有茂盛的牧草，却没有鹰等天敌。它们与牛羊争牧草，啃树干，常常把数万平方公里的植物啃吃精光，严重破坏植被，导致水土流失、其他种类野生动物面临饥饿，甚至有灭绝的危险。于是澳大利亚人开始想尽办法控制兔子的扩散和繁殖——筑围墙、打猎、捕捉、放毒、引进天敌狐狸等。这个故事告诉我们，世界上千万种生物组成了一台十分巧妙的"机器"，各种生物是这台机器的零件，它们互相依赖，互相影响，如果人类不小心无意中触动了机器中的一个零件，就可能带来许多麻烦。

三、食物链与生物富集

（一）食物链

一切生物都从环境中摄取营养物质，使之变成本身的组成成分。植物从土壤中摄取营养元素，如氮、磷、钾及其他微量元素。动物则通过食草或兼食肉以维持生存。在生态系统中，一种生物被另一种生物吞食，后者再被第三者吞食，彼此形成一种以食物连接起来的连锁关系，称为食物链。各种食物链相互交叉，又形成食物网。食物网是生态系统中普遍而又复杂的现象。能量的流动，物质的迁移、转化，就是通过食物链或食物网进行的。因此，人类与自然环境通过食物链而连接起来。环境污染物质一旦进入食物链，也随之迁移转化，经食物链的富集，对人类健康产生直接的、间接的或潜在的危害（图3-2）。

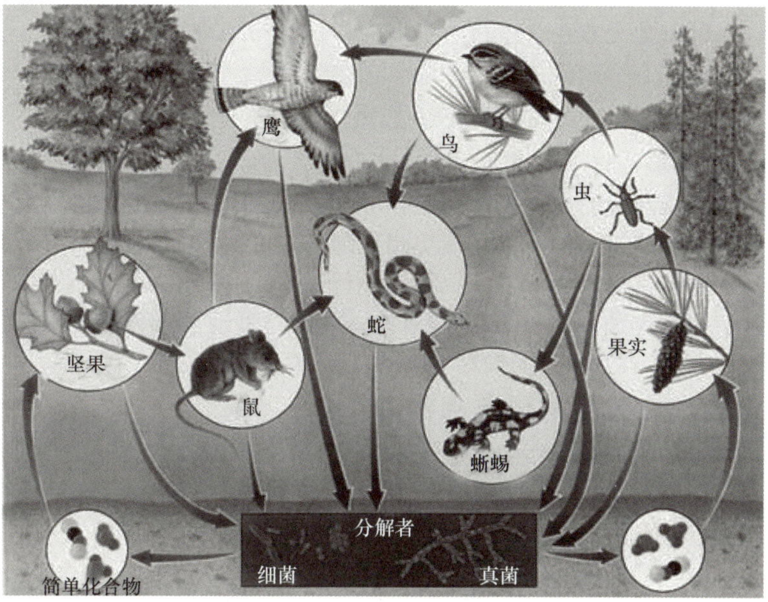

图3-2　常见的食物链

（二）生物富集

环境中的某些化学物质，被生物体吸收后，可以不断积累，然后通过食物链的作用，使这些物质在生物体内的浓度远远超过环境中浓度，这种现象称为生物富集。例如，海带能富集碘，烟草能富集镉。某些化学物质还可以通过食物链逐级浓缩，以致生物体内该化学物质的浓度成千上万倍的增大，称生物学放大。例如，海水中汞的浓度为0.0001mg/L时，浮游生物体内汞含量可达0.001～0.002mg/kg，小鱼体内可达0.2～0.5mg/kg，而大鱼体内可达15mg/kg。大鱼体内汞含量比海水提高了1万～5万倍。人吃了这种被严重污染的鱼，可能会引起疾病，甚至公害病，如水俣病。水生生物对其他有毒金属和有机氯农药也有较大的富集能力。一些病毒如甲型肝炎病毒也可在贝类富集，对水产品、人类造成危害，甚至引起甲型肝炎的暴发流行。

生物富集必须具备以下条件：①环境化学物质易为各种生物吸收；②进入生物体内的环境化学物质较难分解和排泄；③环境化学物质在生物体内富集和逐渐积累时，尚不致对该生物体造成致命伤害；④生物富集多通过食物链进行。

考点：食物链及生物富集的概念

四、人与环境的关系

人类的生存和发展及一切活动都与环境息息相关，人和环境是不可分割的对立统一的整体。人与环境对立统一的关系主要表现在以下三方面。

（一）人与环境不断进行物质循环和能量的转移

人与环境之间最本质的联系就是物质的交换和能量的转移。新陈代谢是物质交换和能量转移的基本方式。一方面，人体通过摄食的方式从环境中摄取生命活动所必需的物质，如空气、水、食物等，它们在人体内经过分解与同化作用，合成细胞和组织的各种成分，并产生能量，以维持机体的生长发育与健康，并从事生产活动等；另一方面，通过异化作用，将人体不需要的代谢产物，通过各种途径排入周围环境，在环境中进一步转化，成为其他生物的营养物质而被同化，再成为食物而为人体所摄取，如此反复循环。

人体从外界环境中摄取生命所必需的各种物质，除直接摄取氧和水以外，都是通过摄取食物的形式取得维持生命所必需的能量的，并以此来生存。

人与环境进行物质交换的基本单位是各种元素。英国科学家汉密尔顿调查了220名英国人血液中60余种化学元素的含量，同时测定了当地地壳中各种化学元素的含量，计算其平均值并做了比较，发现除碳、氢、氮和硅外，其他元素在人体和地壳中的含量分布相当一致。说明人与周围环境的统一性，同时人与环境保持着动态平衡的关系。

（二）人对外界环境改变有较强的适应能力和防御能力

人类和其他生物对环境都有不同程度的适应能力和防御能力。当环境条件发生变化时，人体通过生理功能的变化，以适应环境的变化。例如，当一个人由正常气温环境进入高温环境时，在开始的1～2周内，机体各器官和系统都可能发生一些功能紊乱或轻度障碍，但经过一段时间后，机体在中枢神经系统和体液的调节下，主观感觉好转，说明人体组织的各种生理功能已能逐步适应外界环境，只要不超过一定限度，就不致危害人体的健康。不过，人体的这种适应能力是有限的，一旦环境发生急剧的变化，并超过这个限度，就会发生病理性改变，引起疾病，甚至危及生命。

（三）人类改造环境的主观能动性作用

人类和其他生物不同，不但有较强的适应能力，而且具有认识环境，有意识、有目的地改造环境的能力。例如，人类可以改造土壤、培育优良品种、驯化野生动物、发展各种能源、建造舒适的住宅等。因此，在多变的环境中，人能充分发挥改造环境的主观能动作用。

当然，人类在改造环境的同时，也在改变环境的组成，特别是人类的生产、生活活动，大大地改变了许多物质的自然循环状态，造成了环境污染，降低了环境质量。例如，大量煤炭和石油的燃烧，使大气中二氧化碳浓度逐年增高，导致地球气温升高。因此，为了人类的生存，并保证国家建设的顺利进行和子孙后代的健康，我们必须做好环境保护工作，防止污染，为创造一个良好的环境而努力。

考点：人与环境的关系

第2节　环境污染及环境保护

一、环境污染

（一）环境污染的概念

由于人为的或自然的因素，使环境的组成成分或状态发生改变，扰乱和破坏了生态系统的平衡和人类生活、生产环境，对人类和其他生物造成的直接的、间接的或潜在的有害影响，称为环境污染。严重的环境污染称环境破坏或称公害。由于严重的环境污染引起的地区性疾病称为公害病。

具体来讲，环境污染是由于人们在生产、生活活动中排出的工业“三废”、生活“三废”和噪声等，污染了空气、水、土壤和食物，使它们的化学、物理、生物学性状发生改变，环境质量下降，生态平衡破坏，影响人类健康及人类和其他生物的生存和发展。

（二）环境污染物的来源和种类

1. 环境污染物的来源　环境污染可以是人为或自然的原因所造成，其中以人为因素最主要，故环境污染物的来源一般可分为以下三类。

（1）生产性污染：包括工业生产污染和农业生产污染。前者如工业生产排放的“三废”（废气、废水、废渣），可污染空气、水、土壤和食物。主要工业“三废”来源见表 3-1。

表 3-1　工业“三废”中主要物质及其来源

有害物质		污染来源
废气	煤烟及粉尘 有毒粉尘：铅、砷、锰、氟、镉、磷及其化合物等	火力发电站、工业锅炉、交通工具、水泥厂、粮食加工厂、金属冶炼及加工工业、磷肥制作等
	有害气体：二氧化硫、氮氧化物、二氧化碳、硫化氢等	煤燃烧、化工、印染、合成纤维工业
废水	化学毒物：酚、氰、铅、汞、铬、砷、氯及其化合物、有机磷、苯及其硝基化合物、酸、碱等	化工、机械、冶金、印染、采矿、造纸工业
	有机质：油脂、有机悬浮物、细菌及其他病原体	造纸、皮革、屠宰、生物制品、食品加工、制糖、石油化工及医院废水等
废渣	无机废渣：矿石、炉渣、灰烬、含无机毒物的金属矿渣、化工生产废渣等	采矿、冶炼、化工、锅炉等
	有机废渣：食品加工厂的废渣、动植物尸体、动物内脏及皮、毛、骨等	生物制品、屠宰业、食品加工、皮革工业等

农业生产中长期、广泛使用农药、化肥等，会在土壤、农作物、畜产品及野生生物中产生农药残留。空气、土壤、水及生物体也可能受到不同程度的污染。例如，20 世纪 80 年代虽已经停止生产和使用“六六六”，但由于它的残留期很长，所以至今在环境中还未完全消除。

（2）生活性污染：垃圾、粪便、污水等生活废弃物及医院污水、医院废弃物也可污染空气、土壤及水体，并可孳生蚊蝇，传播疾病。

（3）交通性污染：汽车、火车行驶可排放大量碳氢化合物、氮氧化物等，并可产生噪声。船舶往来和海上事故，可造成江河、海洋的石油污染。

此外，还有电台、电视台和其他电磁波通讯设备所产生的微波和其他非电离辐射；医用和军用原子能和放射性核素机构所排出的放射性废弃物和飘尘；自然灾害如火山爆发、洪水泛滥、森林大火、地震等也可造成环境污染。

考点：环境污染的来源

2. 环境污染物的种类　进入环境并引起环境污染或环境破坏的物质，称为环境污染物。环境污染物按其属性可分为生物性污染物、化学性污染物和物理性污染物三大类。

（1）化学性污染物：有害气体（二氧化硫、氯气、氮氧化物、一氧化碳、硫化氢等）、重金属（铅、汞、镉等）、农药（有机磷农药、有机氯农药等）及其他无机或有机化合物等。

（2）物理性污染物：如噪声、振动、电离辐射、非电离辐射及热污染等。

（3）生物性污染物：如病原微生物、寄生虫和各种有害动植物。

由于工业生产的发展，化学性污染成为重要的污染。由污染源直接排入环境的、其物理和化学性状未发生变化的污染物，称一次污染物。一次污染物在物理、化学或生物因素的作用下发生变化或与环境中其他物质发生反应而形成的新污染物，称二次污染物。无论是一次污染物或二次污染物，都可直接经过一系列生物转化和逐级富集,通过呼吸道、消化道和皮肤进入人体,危害健康,甚至可危及生命。

(三) 环境污染的特点

1. 广泛性　表现在两方面,一方面是影响范围广,即环境污染可使大气、土壤、水、食物都被污染。由于大气的环境扩散、海潮的搬运、生物的传递等作用,高山、海洋,甚至两极地区,都可遭受污染。环境污染不分国界地区,如酸雨可因地区排放二氧化硫与氮氧化物等污染物质而形成。另一方面是影响人群面广,接触的人群不仅是青壮年,还包括老、弱、病、幼、甚至胎儿。因为有些毒物可自母体通过胎盘进入胎儿,如氟和甲基汞等。

2. 长期性　环境污染对人群健康的影响时间长。一是接触者长时间不断地暴露在被污染的环境中,有的人甚至终生暴露;二是指某些污染物作用时间长,如有机氯农药、重金属、多氯联苯等污染物质,在环境中很难消除。有机氯农药 DDT 在土壤中消失 50% 的时间可长达 20 年。一些湖泊被汞污染后,若要恢复,需要 40~100 年。有些污染物质如汞及多氯联苯已造成全球污染。而有些放射性物质半衰期非常长,长期停留在环境中,通过空气、土壤、水及食物,进入人体,危害健康。

3. 复杂性　污染物进入环境后,经大气、水体等稀释、扩散,一般浓度较低。但由于污染物种类多,成分复杂,它们对人体的影响,既可以单独发生作用,又可以产生联合作用。联合作用包括相加作用(指几种环境因素联合作用的影响是各单项因素影响的总和),如高温和一氧化碳;协同作用(指几种环境因素联合作用时,其中某一因素可使其他因素的影响或毒性加剧,且其影响后果超过两者之和),如吸烟又接触石棉可显著增加肺癌死亡率;拮抗作用(指某种环境因素可使其他环境因素的危害作用减弱),如卤代苯类化合物(1,2,4-三氯苯)能明显地诱导有些有机磷化合物(马拉硫磷、对硫磷)的代谢,使其毒性降低。

4. 多样性　污染物对人体的影响可以多种多样,如二氧化硫可对人体黏膜产生刺激作用,严重者可致全身中毒。某些污染物既有近期危害,又可有远期危害,且可遗传下一代,或致畸、致突变、致癌等。另外,从经济上来说,一旦造成环境污染,治理环境的经济代价是非常高的。

考点:环境污染的特点

(四) 环境污染对健康的损害

由于环境污染的多样性和广泛性,对健康的损害表现极为复杂,归纳起来主要有特异性危害和非特异性危害,其中特异性危害包括急性危害、慢性危害和远期危害等。

1. 急性危害　由大量的环境污染物于短时间内进入机体所致。世界上发达国家在发展过程中由于环境遭到严重污染引起的急性中毒和死亡事件曾不断发生。现就 20 世纪 50 年代以来最突出的几起事件介绍如下。

(1) 英国伦敦烟雾事件:又称煤烟污染事件。世界著名的工业城市伦敦,在未治理前每天最多要向大气排放 200 万吨煤烟尘。当市区上空产生逆温层,再加上特大浓雾降临时,高度集中的工业区排放出来的二氧化硫和烟尘被浓雾笼罩,长时间扩散不开,就造成烟雾事件。伦敦在 1873~1965 年共发生烟雾事件 12 次,其中发生在 1952 年 12 月 5~9 日的一次令世界为之震惊,当时伦敦连日大雾、无风,时值城市冬季大量燃煤,排放的煤烟粉尘和二氧化硫在城市上空蓄积不散,许多人都感到呼吸困难,眼睛刺痛,流泪不止。伦敦医院由于呼吸道疾病患者剧增而一时暴满,伦敦城内到处都可以听到咳嗽声。仅仅 4 天时间,死亡人数就达 4000 多人。就连当时举办的一场盛大的得奖牛展览中的 350 头牛也惨遭劫难。一头牛当场死亡,52 头严重中毒,其中 14 头奄奄待毙。2 个月后,又有 8000 多人陆续丧生。这就是骇人听闻的"伦敦烟雾事件"(图 3-3)。

链接:逆温现象

一般情况下,在低层大气中,气温是随高度增加而降低的。但有时在某些层次可能出现相反的情况,气温随高度的增加反而升高,这种现象称为逆温。出现逆温现象的大气层称为逆温层。在逆温层中,较暖而轻的空气位于较冷而重的空气上面,形成一种极其稳定的空气层,就像一个锅盖一样,笼罩在近地层的上空,严重阻碍着空气的对流运动。由于这种原因,近地层空气中的水汽、烟尘及各种有害气体不能及时扩散开去,加重大气污染,给人们生命财产带来危害。

（2）洛杉矶光化学烟雾事件：美国第三大城市洛杉矶，有 300 万～400 万辆汽车，每天用汽油近 $2250m^3$（500 万加仑）。在内燃机中燃烧不完全产生的尾气，整日积聚于该市上空。每当夏秋季节，阳光充足时，特别是中午时分又受海陆风的影响，就会出现逆温天气。此时，汽车排出的碳氢化合物、氮氧化物及一氧化碳等污染物，经太阳紫外线照射，发生光化学反应，生成具有强刺激性的浅蓝色烟雾。其主要成分是臭氧、醛类、各种过氧乙酰硝酸酯和过氧化氢等，属二次污染物。光化学烟雾使人发生急性中毒，表现为眼睛红肿疼痛、上呼吸道刺激、血压下降及呼吸困难等，严重时患者可昏迷。该市在 1955 年的一次光化学烟雾事件中，65 岁以上的老人非正常死亡近 400 人。纽约、东京、大阪等城市也曾多次发生过这种光化学烟雾事件。

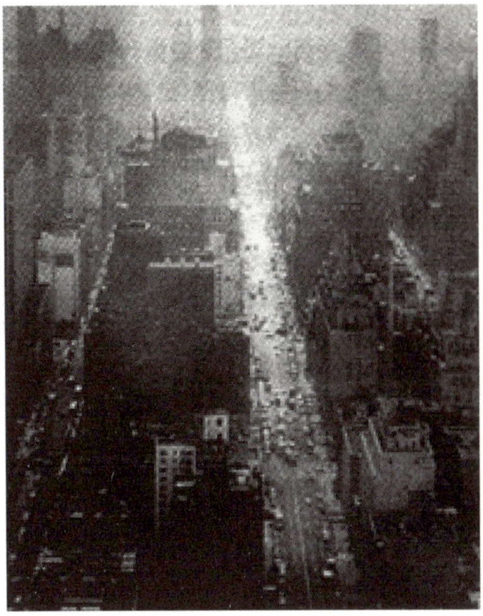

图 3-3　伦敦烟雾事件

（3）日本森永奶粉中毒事件：1955 年日本森永乳粉厂生产的奶粉被三氧化二砷污染，使食用这种奶粉的小儿发热、咳嗽、顽固腹泻、皮肤色素沉着、脱屑、肝大、贫血等。此事件造成 2000 多名小儿受害，131 名死亡。

链接：雾霾

2013 年，“雾霾”成为年度关键词。这一年的 1 月，4 次雾霾过程笼罩多个省（区、市），在北京，仅有 5 天不是雾霾天。2013 年底，上海、南京等华中地区遭遇最严重的雾霾天气。此外，广东甚至海南地区同样遭遇雾霾侵袭。雾霾天气时，空中浮游的大量尘粒和烟粒等有害物质，对人体的呼吸道造成伤害，空气中飘浮的大量的颗粒、粉尘、病毒等污染物，一旦被人体吸入，就会刺激并破坏呼吸道黏膜，使鼻腔变得干燥，破坏呼吸道黏膜防御能力，细菌进入呼吸道，容易造成上呼吸道感染。

（4）印度博帕尔毒气泄漏事件：1984 年 12 月 3 日凌晨，印度中央邦首府博帕尔市一家农药厂发生异氰酸甲酯毒气外泄，酿成了一场震撼世界的大悲剧。这次事件使 2500 多名居民死亡，近 20 万人中毒，5 万人失明，食物和水源受到污染，大批动物死亡。这是世界历史上最为严重的一次工业事故性环境污染灾难。

（5）乌克兰切尔诺贝利核电站核泄漏事件：1986 年乌克兰切尔诺贝利核电站发生核泄漏事件，致使当地放射性污染水平达正常允许量 1500 倍，因急、慢性放射病死亡的人数达 237 人。

由此可见，随着近代工业高速发展，在工业城市及乡镇企业的周围地区，如不注意环境保护工作，可造成严重的污染，对人类危害极大。此外，在生产环境中，在设备事故等原因形成的厂房空气污染，也可能引起急性职业中毒。

2. 慢性危害　环境污染物低浓度、长时间、反复地作用于机体所产生的危害，称为慢性危害。日本四日市哮喘病是由大气污染引起的慢性公害病。由水体污染所引起的慢性危害，最典型的是日本水俣病和痛痛病。

（1）水俣病：水俣是日本九州南部熊本县的一个小镇，西面是水俣湾。位于该地的日本氮肥公司私营厂生产氯乙烯的同时，把大量含汞的废水排入水俣湾，汞经过微生物作用转化为甲基汞，通过食物链的作用富集到鱼贝类体内，人长期食用这种鱼贝后引起甲基汞中毒（图 3-4）。其主要损害神经系统，出现头痛、头晕、肢体麻木和疼痛、肌肉震颤、步态不稳、运动失调等。1953～1960 年，此病造成 111 人残疾，并使其中 43 人死亡，当地实际受害人数有 1 万人。美国、加拿大、瑞典均有类似中毒事件。我国松花江也发现过汞污染。

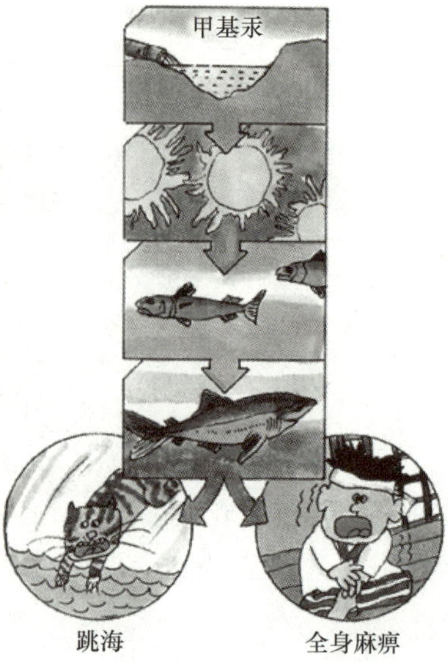

图 3-4 水俣病的发病机制

（2）痛痛病：该病首先发生在日本富山县神通川流域，因患者患病后全身非常疼痛，整日喊痛不止而得名。痛痛病是由镉污染环境所造成的慢性中毒，污染源是开采和冶炼铅锌矿排放的含镉废水，其污染河水和农田，致使水稻和大豆中含镉量增加，人吃了含镉的粮食而中毒。慢性镉中毒主要影响肾脏，使人出现糖尿、蛋白尿和氨基酸尿等症状，并使尿钙和尿酸的排出量增加，使骨骼的生长代谢受阻碍，从而造成骨质疏松及骨骼萎缩、变形等。到 1972 年 3 月，日本痛痛病确诊人数已超过 280 人，死亡 34 人，尚有 100 多人出现可疑症状。

此外，在生产环境中，由各种生产性毒物引起的慢性职业中毒更多见，如铅、汞、苯等生产性毒物慢性中毒是我国职业病防治工作的重点。

3. 远期危害　指此种危害作用并不在短期内表现出来，是一种特殊的慢性中毒。例如，某些环境因素可以致癌；某些危害并不是在亲代表现，而是作用于遗传物质，在子代表现，或是作用于正在发育的胚胎，使出生的婴儿发育有缺陷。这就是医学界和生物学界所称的“三致”作用：致突变作用、致癌作用和致畸作用。

（1）致突变作用：突变是指机体的遗传物质在一定条件下发生突然的变异。突变可表现在两个方面：染色体畸变，即染色体数目和结构的异常；基因突变，即 DNA（脱氧核糖核酸）分子上的损伤。突变是生物进化的基础，然而人类在长期进化中经过自然淘汰，只有那些有利的基因才被选择性地保留下来，由突变产生更有利基因的机会极少，所以一般认为致突变作用是一种对人体健康的损害作用。突变若发生在体细胞，则常导致体细胞的异常增殖而形成肿瘤；突变如发生在生殖细胞，则可能导致不孕、早死、死胎或畸形、遗传性疾病。现已证明，绝大部分致癌物都是致突变物，而许多致突变物也是致癌物，两者有着密切的关系。

环境中有许多因素能诱发突变，这种诱发突变的因素统称为诱变原。最常见的诱变原有以下几种。

1）化学诱变原：工业“三废”如烟尘中的苯并(a)芘等；工业毒物中的苯、甲醛、铬等；食品添加剂如亚硝酸盐，某些人工甜味剂、着色剂等；农药如有机磷农药、有机氯农药、除草剂等，以及药物如烷化剂等抗癌药，都有诱变作用。化学诱变原在三大诱变原中占重要地位。

2）生物诱变原：主要是病毒（如麻疹、风疹、肝炎等病毒）感染，可直接影响 DNA 代谢，引起基因突变。真菌和细菌虽不能直接引起突变，但它们的毒素或代谢产物可有诱变作用（如黄曲霉毒素等）。

3）物理诱变原：X 线，α、β、γ 射线，中子等电离辐射及紫外线等都有很强的诱发突变作用，可导致基因突变，也有较强的致染色体畸变的作用。人体内的淋巴细胞和生殖细胞对紫外线的诱变作用很敏感。

（2）致癌作用：肿瘤的病因学问题至今虽尚未完全阐明，但有些学者认为人类癌症的 70%～80% 与环境因素有关。据估计环境致癌因素中，80%～90% 为化学物质所引起，病毒等生物因素引起的占 5%，放射性等物理因素引起的也占 5%。

1）化学致癌物：人类在生产、生活过程中所接触的环境污染物，主要是化学性的，全世界现有化学物质 50 多万种，已知报道约有 1100 余种化学物质能诱发实验动物产生肿瘤，通过流行病学调查证实对人类有致癌作用的达 30 多种，如砷、铬、镍及其某些化合物，石棉、多环芳烃、乙萘胺、联苯胺、4-氨基联苯、苯、氯乙烯等。

2）物理致癌因素：最主要的是电离辐射、紫外线和机械性刺激。各类电离辐射，不论 α、β、γ 射线和 X 线或中子，体外或体内照射，在一定条件下都有诱发癌症的可能。长期受强烈紫外线的照射，在皮肤暴露部位可以发生皮肤癌。此外，锐齿、龋齿、错牙等机械性与外伤性长期刺激，黑痣受摩擦，都有可能造成恶变。

3）生物致癌因素：主要是某些病毒和真菌。在人类肿瘤中，鼻咽癌与 EB 病毒、人类乳头状瘤病毒与宫颈癌的关系比较肯定，乙型肝炎病毒和丙型肝炎病毒与原发性肝癌有关。

（3）致畸作用：一般是指引起胎儿形态结构上异常的作用，表现为体表四肢畸形和内脏器官缺陷。据统计，美国的新生儿畸形率约为 2%。我国新生儿的先天畸形率约为 1.28%。因此，每年全国先天性畸形儿的数目相当可观，这还未包括先天性愚型病。

致畸的因素有两大类，即遗传因素和环境因素。先天性畸形绝大多数是与染色体或基因异常有关，有人推测大约 10% 的先天性畸形与环境因素有关。人类胚胎在器官发育期对致畸物最敏感，称敏感期。人体各器官分化有早有迟，因此，各器官的敏感期也不尽相同，一般敏感期从受精后第 18～20 日开始，第 30 日达高峰，第 55～60 日后敏感性大大降低。

常见的环境致畸物有以下几种。

1）化学性致畸物：①有毒化学物质，如铅、甲基汞、磷、氯、氯乙烯、2,4,5-T 落叶剂等。日本的水俣病流行区，有些母亲并无水俣病的症状，其婴儿却出现了先天性麻痹痴呆、小头怪胎或其他畸形，这是由于甲基汞能通过胎盘影响到胎儿的结果。美国在越南战争中曾使用过的 2,4,5-T 落叶剂，使散布区域内孕妇的流产、死胎、死产和畸形儿的发生率增高。此外，也有报告氯乙烯污染地区畸形儿增多。②药物，很多低分子药物尤其是抗生素类药物、抗癌药物及激素类药物均可通过胎盘。西欧、日本等国 20 世纪 60 年代初曾经有孕妇服用沙利度胺（反应停）治疗呕吐，而发生 8000 多个“海豹短肢”畸形胎儿的事件（图 3-5）。

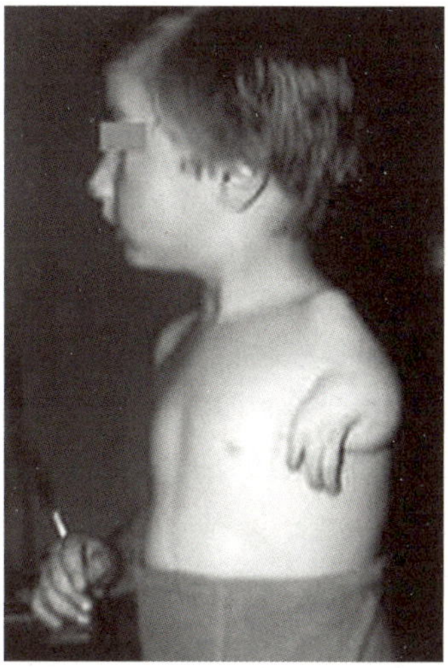

图 3-5　“海豹短肢”畸形儿

2）物理性致畸物：主要有 X 线、γ 射线、高频和超声波等。一般认为怀孕 3 个月内照射的危险性较大。例如，日本广岛、长崎市因受原子弹爆炸的影响，胎儿畸形率高达 18.9%，出现白内障、小头症等。

3）生物性致畸物：主要有病毒感染，如风疹病毒、埃可病毒、柯萨奇病毒，其中以风疹病毒对胎儿的危害最大，怀孕前 3 个月（尤以第 1 个月末），感染风疹最易引起畸形。

4. 非特异性损害　环境污染物对人类健康的损害除表现为上述特异性作用外，还可表现一系列非特异性损害，表现为多发病的发病率增高、人体抵抗力下降、劳动能力降低等。

考点：环境污染的危害

二、常见的环境问题

（一）温室效应

人类在近 1 个世纪以来大量使用矿物燃料（如煤、石油等），排放出大量的二氧化碳等多种温室气体。由于这些温室气体对来自太阳辐射的短波具有高度的透过性，而对地球反射出来的长波辐射具有高度的吸收性，导致全球气候变暖。近 100 多年来，全球平均气温经历了冷—暖—冷—暖两次波动，总的看为上升趋势。进入 20 世纪 80 年代后，全球气温明显上升。1981～1990 年全球平均气温比 100 年前上升了 0.48℃。全球变暖的后果，会使全球降水量重新分配、冰川和冻土消融、海平面上升等，既危害自然生态系统的平衡，更威胁人类的食物供应和居住环境。另外还导致病原体和传染病媒介生物的迅速繁殖，会使传染病、寄生虫病、生物性地方病的发病率明显上升。

（二）臭氧层破坏

在地球大气层近地面 20~30km 的平流层里存在着一个臭氧层，其中臭氧含量占这一高度气体总量的十万分之一。臭氧含量虽然极微，却具有强烈地吸收紫外线的功能。因此，它能挡住太阳紫外辐射对地球生物的伤害，保护地球上的一切生命。然而人类生产和生活所排放出的一些污染物，如冰箱空调等设备制冷剂的氟氯烃类化合物等，其受到紫外线的照射后可被激化，形成活性很强的原子与臭氧层的臭氧（O_3）作用，使其变成氧分子（O_2），这种作用连锁般地发生，臭氧被迅速耗减，使臭氧层遭到破坏。南极的臭氧层空洞，就是臭氧层破坏的一个最显著的标志。到 1994 年，南极上空的臭氧层破坏面积已达 2400 万平方公里。南极上空的臭氧层是在 20 亿年里形成的，可是在 1 个世纪里就被破坏了 60%。北半球上空的臭氧层也比以往任何时候都薄，欧洲和北美上空的臭氧层平均减少了 10%~15%，西伯利亚上空甚至减少了 35%。因此科学家警告说，地球上空臭氧层破坏的程度远比一般人想象的要严重得多。

（三）酸雨

酸雨是由于空气中二氧化硫（SO_2）和氮氧化物（NOx）等酸性污染物引起的 pH 小于 5.6 的酸性降水。受酸雨危害的地区，出现了土壤和湖泊酸化，植被和生态系统遭受破坏，建筑材料、金属结构和文物被腐蚀等一系列严重的环境问题。酸雨在 20 世纪 50~60 年代最早出现于北欧及中欧，当时北欧的酸雨是欧洲中部工业酸性废气迁移所致，70 年代以来，许多工业化国家采取各种措施防治城市和工业的大气污染，其中一个重要的措施是增加烟囱的高度，这一措施虽然有效地改变了排放地区的大气环境质量，但大气污染物远距离迁移的问题却更加严重，污染物越过国界进入邻国，甚至飘浮很远的距离，形成了更广泛的跨国酸雨。此外，全世界使用矿物燃料的量有增无减，也使得受酸雨危害的地区进一步扩大。全球受酸雨危害严重的有欧洲、北美及东亚地区。我国在 20 世纪 80 年代，酸雨主要发生在西南地区，到 90 年代中期，已发展到长江以南、青藏高原以东及四川盆地的广大地区。

考点：常见环境问题

三、环境保护

（一）治理工业“三废”

工业“三废”是环境污染的主要来源，治理“三废”是防止环境污染的主要措施。为此，应对工业、企业设计和生产过程采取有效措施，力求做到不排放或少排放“三废”，在排放前要进行适当的净化处理，使其达到国家颁布的排放标准。治理“三废”的基本措施主要有以下三种。

1. 工业、企业合理布局　对可能产生“三废”危害的工矿企业，应按照城镇功能分区，安排在生活居住区主导风向的下风侧和水流的下游，并与居民区保持一定的距离。居民区内，不准设立污染环境的工厂。一切新建、扩建、改建的工矿企业要将防治“三废”污染的工程项目和主体工程同时设计、同时施工、同时投产。

链接：环保“4R”

环保“4R”是四个以“R”为首的环保守则，它们是：①Reduction at the source—减少污染量，如买你真正需要的用品，减少包装从而减少垃圾量；②Reuse—再使用，如把家里用过的塑胶袋洗净后重复使用；③Recycling—再生，即把用过的物品经处理后成为新的产品，如再生纸、再生玻璃等；④Recovery of resources from waste—从垃圾中找回可利用的资源，如猪、牛等动物的排泄物可以制成肥料或燃料。环保“4R”的最终目的就是要减少污染，让地球永远保持干净，这是大家的责任，让我们一起加油吧。

2. 改革工艺、综合利用　这是治理“三废”的根本性措施。采用无污染或低污染的原材料，改革生产工艺，如无氰电镀新工艺代替过去的含氰电镀，消除了含氰废水对环境的污染；厂矿企业要“一业为主，多种经营”大搞综合利用，将生产过程中排放的“三废”回收利用，化害为利，如造纸厂排出的废液中可以回收大量苛性钠(烧碱)、脂肪酸和木素等多种产品。石油化工厂排出的硫化氢和二氧化硫尾气可以回收利用制成硫酸等。

3. 净化处理　对于暂时还没有适当方法进行综合利用的“三废”，为了避免排放后污染环境，应采取经济、有效的方法加以净化。常用的净化方法有：筛滤、沉淀、浮选等物理方法，加混凝剂、氧化剂、还原剂等化学方法及其他生物方法。

(二) 预防农业污染

1. 合理使用农药、减少农药残留　农药是消灭虫害的有效药物。但在农村，使用农药品种多，用量大，缺乏使用农药知识，因而造成滥施乱用农药的现象。因此预防农药污染已成为农村环境污染的一个重要问题，其主要预防措施有：

(1) 安全用药：使用农药要严格按照规定，控制使用范围，执行一定间隔期，控制用量，以减少农药在农作物上的残留量。防止滥施乱用农药，特别是一些毒性大、残留期长或有致癌作用的农药，要尽量不用或禁止使用。

(2) 大力推广高效低毒低残留的农药：选用在环境中容易分解，且不易在生物体内富集的高效低毒的新农药，以代替毒性大、残留期长的农药。

(3) 采取综合防治措施：将化学农药、生物防治(利用害虫天敌)和物理防治方法(如电离辐射能使雄性害虫绝育)等配合起来，联合或交替使用，既能减少农药用量，又能提高杀虫效果。

2. 加强污水灌溉农田的卫生管理　利用城市及乡镇企业污水灌溉农田，既解决了污水处理问题，又为农业生产提供了不可缺少的水和肥料。要求在引灌前对污水进行预处理，使其达到灌溉标准后才能使用。

(三) 预防生活污染

生活性污染主要指垃圾、粪便、污水对环境的污染。垃圾是生活中经常性排放的固体废弃物，其中往往含有许多有用的物质，可以回收综合利用。粪便中富含氮、磷、钾等肥料，目前仍然是我国农业生产中重要的肥料之一。但是，垃圾、粪便中含有各种寄生虫卵和病原微生物，必须经过无害化处理才可施用。

值得特别强调的是医院污水及垃圾的妥善处理，因为医院的污水、垃圾中含有许多病原微生物，应当经过专门的消毒处理才能排放。有些医疗机构产生的一些放射性废弃物，需要经过特殊处理。

(四) 防止噪声污染

凡是干扰人们休息、学习和工作的声音，即不需要的、使人厌烦的声音，都称为噪声。噪声主要有：工业噪声、交通噪声、社会生活噪声等。噪声的强度可用声级表示，单位为 dB(A)(分贝、A 声级)。一般噪声级为 30~40dB(A)，是比较安静的正常环境，超过 40~50dB(A)的噪声就会影响休息和睡眠，长期工作或生活在 85~90 dB(A)以上的噪声环境里，会造成听力损伤，严重时可引起噪声性耳聋、爆震性耳聋。噪声还能导致其他疾病，如神经衰弱、高血压、消化性溃疡等。

防止噪声污染的主要措施有：

1. 贯彻执行环境噪声标准　我国规定环境噪声容许范围如表 3-2 所示。表中理想值是噪声无任何干扰，可作为高标准要求；最高值是容许有一定的干扰和危害，可作为低标准要求。

表 3-2　环境噪声容许范围

[单位：dB(A)]

人的活动	最高值	理想值
体力劳动(保护听力)	90	70
脑力劳动(保证语言清晰度)	60	40
睡眠	50	30

2. 控制噪声声源和防止噪声的传播　防止噪声最根本的措施是减少和减弱噪声源。工矿企业可用无声或低噪声的工艺和设备代替高噪声的工艺设备。交通噪声的控制关键在于控制汽车、摩托车、拖拉机

等机动车的噪声，除加强交通管理控制噪声外，我国还规定生产各种机动车辆的噪声标准。

防止噪声的传播也是控制噪声的重要措施，如在产生声源的设备周围采取某些隔声装备，以控制噪声的传播。此外，在交通干道两旁、工厂、施工现场周围建立隔声屏障，如利用植树造林合理配置绿化带来隔声，也是减轻噪声干扰的经济而有效的措施。

（五）制订完善的环境保护法律、法规、条例、标准等保证体系

我国先后颁布了《环境空气质量标准》、《大气污染防治法》、《污水综合排放标准》等，明确了经济建设、城乡建设、环境建设要同步规划、同步实施、同步发展，实施经济效益、社会效益和环境效益统一的环境保护战略方针，为落实可持续发展战略，应当采取一系列较大规模的、实质性的环境保护行动，主要包括：①加快环境保护方法的推广步伐；②加大环境保护执法力度；③增加环境保护投入；④“实施绿色计划”；⑤加强环境保护的监测监督和管理。这样才能尽快使我国的环境问题得到控制和改善。

小结

人类生命始终处于一定的自然环境及人为环境中，环境中的各种因素无时无刻不在影响着人类的生活与健康。良好的环境有益于人类的健康，环境污染会给人类的健康带来一系列的危害。本章通过介绍环境的概念、生态系统与生态平衡、人与环境的关系及环境污染的来源、危害和保护环境的措施，让学生认识到人与环境既对立又统一的关系，充分利用环境中的有益因素，消除和控制环境中的有害因素，达到提高生活质量、维护和促进健康的目的。

自 测 题

一、名词解释

1. 环境　2. 自然环境　3. 社会环境　4. 原生环境
5. 次生环境　6. 生态系统　7. 生态平衡　8. 食物链
9. 生物富集　10. 污染物　11. 二次性污染物

二、选择题（A_1 型题）

1. 下列公害事件中属于慢性中毒的是（　　）
   A. 印度毒气泄漏事件
   B. 洛杉矶光化学烟雾事件
   C. 日本森永奶粉中毒事件
   D. 水俣病
   E. 伦敦烟雾事件
2. 基因突变的危害是（　　）
   A. 引起流产和死胎　B. 引起癌症
   C. 引起遗传性疾病　D. 引起胎儿畸形
   E. 以上均是
3. 下列污染物中属于二次性污染物的是（　　）
   A. 二氧化硫　B. 一氧化氮
   C. 一氧化碳　D. 光化学烟雾
   E. 二氧化碳
4. 下列因素中不属于自然环境因素的是（　　）
   A. 大气　B. 水
   C. 食物　D. 土壤
   E. 文化教育
5. 环境污染引起的非特异性损害是（　　）
   A. 伦敦烟雾事件
   B. 洛杉矶光化学烟雾事件
   C. 水俣病
   D. 人体免疫力下降
   E. 痛痛病
6. 下列各项中，哪项不是环境污染的特征（　　）
   A. 环境污染影响范围广
   B. 污染物对人体作用时间长
   C. 污染物种类多
   D. 污染有地区性和季节性
   E. 污染一旦形成，消除困难
7. 生活污染来源不包括（　　）
   A. 生活污水　B. 垃圾
   C. 人畜粪便　D. 工业“三废”
   E. 医院污水
8. 痛痛病是镉污染环境所造成的慢性中毒，镉主要是通过________进入人体（　　）
   A. 饮水　B. 吃鱼
   C. 蔬菜　D. 粮食
   E. 空气
9. 环境中汞的甲基化是（　　）
   A. 环境的自净作用
   B. 生物富集
   C. 生物转化

D. 生物代谢

E. 以上都不是

10. 伦敦烟雾事件危害居民健康的主要污染物是(　　)

A. 烟尘和二氧化硫

B. 一氧化碳和氮氧化物

C. 二氧化硫和碳氢化物

D. 光化学烟雾

E. 有毒化工气体

11. 造成洛杉矶事件的污染物是(　　)

A. 煤烟　　B. 核污染

C. 光化学烟雾　　D. 农药

E. 重金属

12. 引起水俣病的原因是(　　)

A. 铅　　B. 镉

C. 甲基汞　　D. 苯

E. 砷

三、简答题

1. 举例说明生态系统的结构与功能。
2. 举例说明生态平衡如何遭到破坏。
3. 简述人与环境的关系。
4. 环境污染有哪些特点?
5. 简述常见的环境问题及危害。
6. 环境污染对健康的损害表现在哪些方面?

(富淑芳)

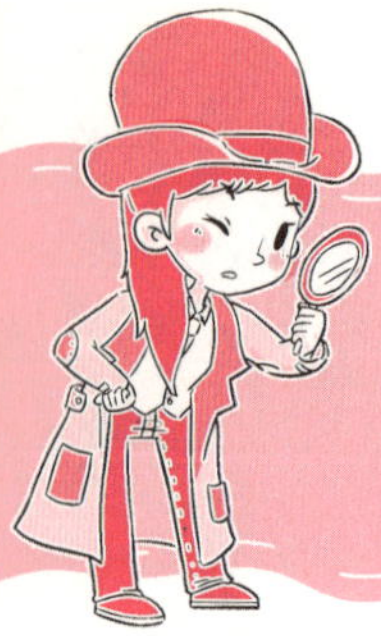

第 4 章 地质环境与健康

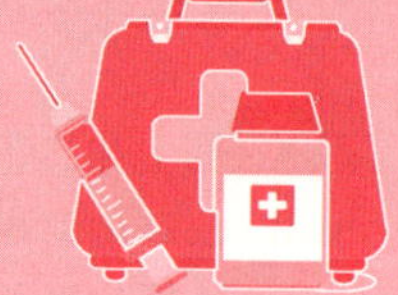

引言：地球上的各种生物都是地壳物质演化到一定阶段的产物，这些生物与地壳物质始终保持着一定的动态平衡，即生物通过自身的新陈代谢与周围环境不断地进行物质循环与能量交换。从某种意义上来说，人类及其他生物其实是由各种化学元素共同组成的有机体。因此，人类的健康与地质环境密切相关。

第 1 节 概 述

地质环境是由岩石圈（表层）、水圈、大气圈和生物圈组成，是地球几十亿年来演化的结果，又称为原生环境。地球上的人类和其他生物都必须依赖地质环境才能生存和发展，同时人类与其他生物的活动又不断地改变着地质环境。生命的出现需要一定的化学环境，一些化学元素经过多种地质作用成为生命过程中必不可少的元素，我们称它为“地球生命元素”。地球生命元素的绝大部分是依靠岩石的风化作用释放出来，进入土壤和水体循环，有的被当地植物吸收，最终又被人和其他动物摄取。由于各地的成土母岩性质、地形地貌和气候条件的不同，使得一些区域土壤中的化学元素含量和比例分布不均匀，造成某些化学元素过多或过少，当地居民通过饮水、食物等途径摄入这些元素过多或不足，就会引起某些特异性疾病，这些疾病就称为地球化学性地方病，如碘缺乏病、地方性氟中毒和地方性砷中毒等。

链接：地方病的概念

地方病是指具有一定地区局限性和依存性的一大类疾病。按病因可分为化学元素性（地球化学性）和自然疫源性（生物源性）两类。大多发生于广大农村、偏远山区和牧区等相对贫穷和落后地区。我国有 70 余种地方病，其中鼠疫、血吸虫病、布鲁菌病、碘缺乏病、地方性氟中毒、克山病、大骨节病和地方性砷中毒等 8 种自 20 世纪 90 年代以来被列为国家重点防治的地方病。

考点：地球化学性地方病概念

第 2 节 碘缺乏病及防制

案例 4-1

某地方病普查，发现无自觉症状的甲状腺肿患者 1320 人，尚有 52 人个子矮小，并有聋哑，甚至痴呆、瘫痪现象。

问题：

1. 上述疾病和现象的主要原因是什么？
2. 最方便有效的预防措施是什么？

碘为合成甲状腺激素的必需成分，是人体必需的微量元素，与人体生长及智力发育密切相关，有“智力元素”之称。碘缺乏时，可出现胎儿早产、死产、先天畸形、单纯聋哑、痴呆、矮小、先天性甲状腺功能低下即甲状腺肿大等，这种由于碘缺乏而对机体造成的一系列损害，统称为碘缺乏病（IDD）。碘缺乏病是世界上分布最广、危害人数最多的一类地方病。据 2000 年世界卫生组织（WHO）统计，全球受 IDD 威胁的国家有 130 个，人口达 22 亿，其中患病人数约占全世界人口的 10%。我国除上海市以外，全国各地均有不同程度的流行。流行特征是：山区多于平原、内陆多于沿海、农村多于城市、女性稍高于男性。

考点：碘缺乏病流行特征

一、地方性甲状腺肿

（一）发病原因

环境缺碘是引起本病的根本原因。碘及碘的化合物都溶于水，受自然因素的影响，冰川融化、长期的雨水冲刷，导致碘由陆地迁移入海，使海洋成为碘的储存库，并造成全球陆地大范围的缺碘环境。而人体碘的摄入主要来源于食物和饮水，导致生长在缺碘地区的人处于缺碘状态。此外，高钙饮食可抑制碘的吸收；低蛋白、低热能饮食影响甲状腺激素合成；芥菜、卷心菜、甘蓝、木薯、玉米等食物中含有促使机体缺碘的物质。这些因素在 IDD 的发病过程中也起到一定的辅助作用。

（二）临床表现

地方性甲状腺肿俗称“大脖子病”（图 4-1），患者除颈部逐渐变粗外，并无明显症状。严重时，肿大的甲状腺可产生压迫症状，出现呼吸困难、吞咽困难、声音嘶哑等。临床上根据甲状腺肿大的情况分为弥漫型、结节型、混合型三种。

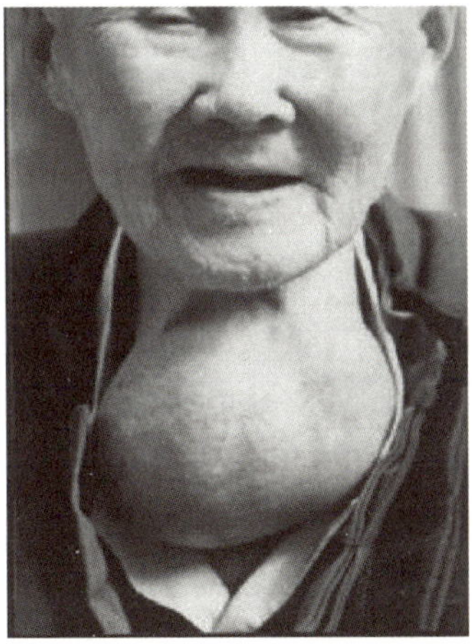

图 4-1　地方性甲状腺肿

（三）防制措施

碘缺乏病防制的主要手段是补碘，缺碘地区补碘应遵循长期补碘、微量补碘、全民补碘的原则。

1. 碘盐　食盐加碘是补碘的主要措施，安全经济、简便易行，群众乐于接受并能长期食用。我国现行的碘盐含量为 2000 年国家技术监督局正式颁布的“食用盐新标准中规定的每公斤 35±15mg”。

链接：碘盐标志（图 4-2）的含义

图中间为化学元素碘符号 I 的小写字母 i，象征健康人；健康人身上有一“碘”字，表示身体不能缺“碘”，外有一代表食盐晶体的正方形，正方形的两角有“食盐”二字。

图 4-2　碘盐标志

2. 碘油　口服或注射碘油是一种长效、经济、方便、不良反应小的防治办法，特别适用于育龄妇女和偏僻地区。

3. 食物补碘　对婴幼儿、儿童、青少年、孕妇、乳母等重点人群提倡多食用含碘丰富的海产品，如海带、紫菜、海鱼等，以满足生理需要。

4. 加强监测监督与健康教育　专业人员应监测碘盐含碘量、碘油的注射与口服，严厉打击制造和销售私盐的犯罪活动。应动态监测碘缺乏病病情，分析、预测和评估流行趋势。此外，深入碘缺乏病病区，开展健康教育活动，指导居民自觉食用加碘食盐，积极预防碘缺乏病。

考点：地方性甲状腺肿

二、地方性克汀病

地方性克汀病是碘缺乏病的一种表现形式，是缺碘对健康最为严重的一种危害，多见于长期严重缺碘的地区。患儿的母亲往往患有严重的地方性甲状腺肿。

（一）发病原因

主要原因是胚胎期和出生后早期严重缺碘所致。由于缺碘使母体和胎儿的甲状腺竞争性摄取有限的碘化物，结果同时影响母体和新生儿的甲状腺激素合成。

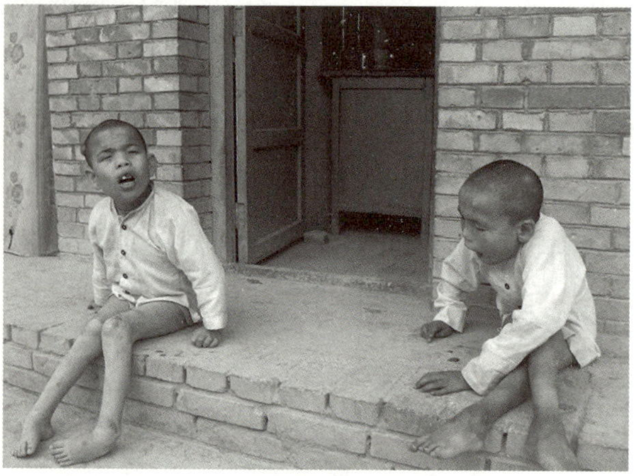

图 4-3　地方性克汀病

（二）临床表现

本病是胚胎时期和出生后早期碘缺乏与甲状腺功能低下所造成的中枢神经系统发育分化障碍的结果。其临床表现主要为呆、小、聋、哑、瘫，又称“呆小症”（图 4-3）。

1. 呆　这是克汀病的主要特点。患儿由于精神发育迟滞而导致智力落后。

2. 小　由于甲状腺发育不良，体内甲状腺素不足，影响了生长发育，包括性发育。

3. 聋　这是由听神经发育障碍引起。

4. 哑　为耳聋继发言语障碍所致。

5. 瘫　是由于神经系统受损造成肢体运动功能障碍的结果，以下肢表现最为突出。

考点：地方性克汀病临床特征

（三）防制原则

该病应该以预防为主。通过大力推广食用碘盐以消灭地方性甲状腺肿，从而达到防制地方性克汀病的目的。在该病流行区，孕妇妊娠末 3～4 个月可加服碘化钾（1%溶液每天 10～12 滴），或肌内注射碘油 1 次 2ml。多吃含碘食物。有甲低表现者应自出生后 3 个月内开始补充甲状腺素片等，聋哑者应受专门训练。

第 3 节　地方性氟中毒及防制

氟是人体必需的微量元素之一，适量的氟能促进牙齿和骨骼钙化，从而保证牙齿、骨骼的正常生长和发育，但超过一定范围就会造成各种损害。氟在自然界的分布广泛而不均匀，由于外环境中氟元素过多，使生活在该环境中的居民长期摄入过量氟所引起的以氟斑牙和氟骨症为特征的全身性慢性疾病称为地方性氟中毒，简称地氟病。地方性氟中毒分布广泛，流行于世界五大洲的 50 多个国家和地区，我国除上海市以外的各省、市、自治区都有不同程度的流行。病区人口约有 3.3 亿，氟斑牙人数 4060 万，氟骨症 260 万。

一、发病原因

自然环境氟含量过高是地方性氟中毒的主要病因。环境中的氟可通过水、食物、空气等途径进入人体，使人体内的钙、磷代谢平衡受到破坏，从而导致慢性中毒发生。在我国，地方性氟中毒有三种类型。

1. 饮水型　该型患者数量最多，分布最广泛。许多调查表明，饮水型氟中毒病区居民的患病率和饮水含氟量呈正相关，即随饮水含氟量的增加，氟斑牙及氟骨症的患病率也增加。

2. 燃煤污染型　这种类型是我国存在的“独有”的一种病区，主要集中在云南、贵州、四川交界的山区。当地居民长期使用“无排烟道”的土炉、土灶，以燃烧含氟量较高的石煤来取暖、做饭或烘烤食物等，导致食物及室内空气受到严重的氟污染，引发慢性氟中毒。

3. 饮茶型　这种类型是近年来才被引起重视的一种病区类型，主要分布在四川、青海、西藏、新疆、内蒙古、云南等少数民族聚集地区。它是由于居民习惯饮用砖茶或用砖茶泡成的奶茶或酥油茶所致。由于砖茶的含氟量很高，长期大量饮用，易造成体内氟大量蓄积，而引起慢性氟中毒。

二、临床表现

氟中毒的临床表现是以氟斑牙和氟骨症为特征，损害程度与摄入氟量呈正相关。

1. 氟斑牙　是地方性氟中毒最早出现、最易识别的体征。氟斑牙(图 4-4)主要发生在恒牙生长期,6~10 岁多发,无性别差异。当恒牙形成后再迁入高氟地区的人一般不患氟斑牙。氟斑牙出现从中切牙开始,直到 16 岁左右第三磨牙牙釉质钙化完成为止。根据临床表现将氟斑牙分为三种类型。

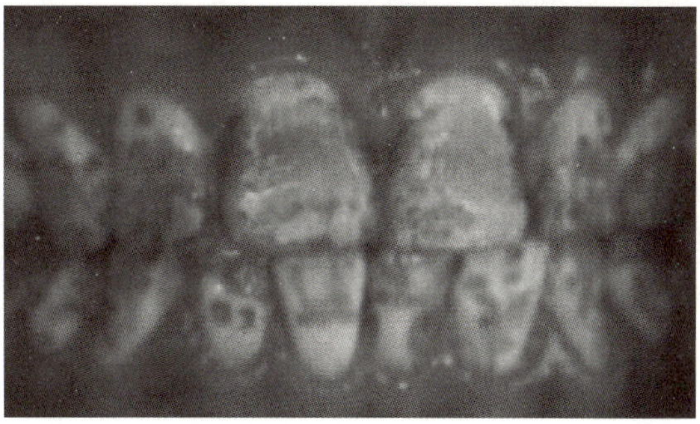

图 4-4　氟斑牙

(1) 白垩型:牙齿表面失去光泽,粗糙似粉笔。

(2) 着色型:表面出现微黄色,逐年加重变为黄褐色或黑褐色。

(3) 缺损型:牙釉质损害脱落,呈点状或片状凹陷,即呈浅窝或斑样缺损。

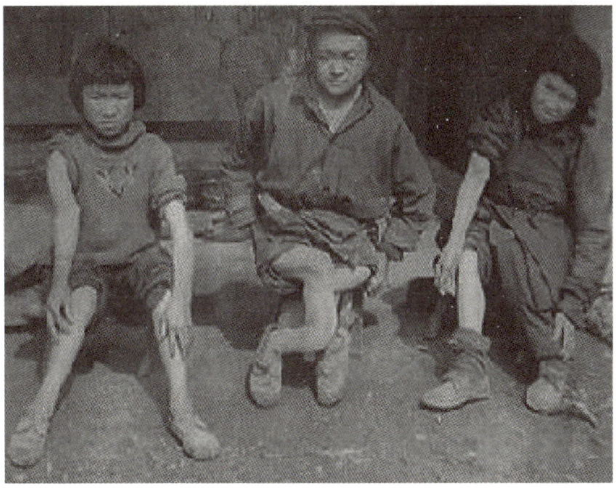

图 4-5　氟骨症

2. 氟骨症　该病发病缓慢,发病年龄多在 20 岁以后,病情一般是女性比男性严重,非病区迁入病区人群发病时间一般短于病区人群,病情也比较重。氟骨症(图 4-5)主要表现为腰背酸痛、关节僵硬、骨骼变形,出现上下肢弯曲、驼背等,严重时可致四肢及躯干关节固定,甚至瘫痪。

考点:地方性氟中毒的临床类型

三、防制措施

控制氟的来源、减少氟的摄入量是防制本病的根本性措施。

1. 饮水型地方性氟中毒的防制　①改用低氟水源,如饮用江河、水库的地面水,打低氟深井或收集、储存天然降水(水泥池或地窖),修建池旁滤过井等。②降低原水含氟量。常用降氟方法有:明矾法、三氯化铝法、过磷酸法等。

2. 燃煤型地方性氟中毒的防制　改炉改灶降氟。采用新型炉灶代替传统落后燃煤方式,将燃煤产生的煤烟及氟化物排至室外稀释,可以大大降低室内空气中氟的浓度。改进食物干燥方法,避免烟气接触食物,防止食物被氟污染。

3. 加强个人防护与自我保健　病区居民改变不良饮食习惯,不吃或少吃熏烤的食物,少饮或不饮劣质高氟茶,高氟地区的人不用含氟牙膏与含氟药物;改善营养,增强体质,提高抗氟能力。

小结

人类和其他生物依赖地质环境而生存和发展,并且地质环境的化学成分和结构特征也影响着人类和其他生物的健康。由于地球表面各种化学元素分布不均匀,造成某些地区的水和土壤等自然环境中某些化学元素过量、缺少或比例失调,从而引起生活在该地区的人类产生不良反应甚至疾病。常见的有碘缺乏病、地方性氟中毒等。碘缺乏病是由于环境缺碘而对人体造成的一系列损害,主要表现为甲状腺肿大和克汀病,预防碘缺乏病要加强监测监督,开展健康教育活动,指导居民自觉食用加碘食盐。地方性氟中毒的主要原因是环境中氟含量过高,对人体健康的损害主要表现是氟斑牙和氟骨症,减少氟摄入量是防制地方性氟中毒的根本性措施。

自 测 题

一、名词解释

1. 地球化学性地方病　2. 碘缺乏病
3. 地方性氟中毒

二、填空题

1. 碘缺乏病流行区补碘应遵循________、________、________原则。

2. 地方性氟中毒可分为________、________、________三种类型。
3. 氟斑牙根据临床表现可分为________、________、________三种类型。

三、选择题（A_1 型题）

1. 因地理地质化学因素的区域性差异而造成的疾病称为（　　）
   A. 公害病
   B. 地区性营养缺乏病
   C. 某维生素缺乏症
   D. 地球化学性地方病
   E. 传染病
2. 氟摄入过量可引起下列哪种疾病（　　）
   A. 克汀病　B. 龋齿
   C. 脚气病　D. 氟斑牙
   E. 佝偻病
3. 地方性甲状腺肿的主要病因是（　　）
   A. 钙、磷摄入不足　B. 碘摄入不足
   C. 饮水硬度过高　D. 氟摄入不足
   E. 甲状腺功能亢进
4. 地方性克汀病的主要发病原因是（　　）
   A. 缺钙　B. 缺硒
   C. 缺铁　D. 缺碘
   E. 缺锌
5. 在下列哪期缺碘可引起地方性克汀病（　　）
   A. 胚胎期　B. 幼儿期
   C. 儿童少年期　D. 青春发育期
   E. 青年期
6. 预防地方性氟中毒根本性的措施是（　　）
   A. 选择低氟饮用水源
   B. 从低氟区调送食品
   C. 无低氟饮用水源则采用药物降氟
   D. 减少氟的摄入量和促进氟的排泄
   E. 大量补充钙剂
7. 预防碘缺乏病最常用的措施是（　　）
   A. 口服碘化物　B. 碘化饮水
   C. 碘化食盐　D. 注射碘化钾
   E. 碘化食用油

四、简答题

1. 简述碘缺乏病的流行特征和防制措施。
2. 简述地方性氟中毒的临床类型和防制措施。

（陈　雯）

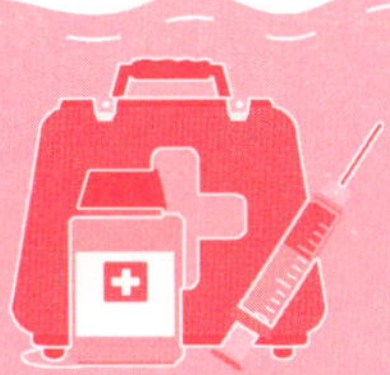

第 5 章 社会环境与健康

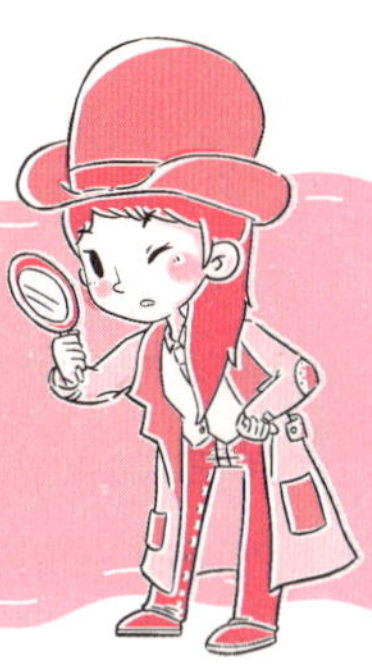

引言：社会是人们交互作用的产物。作为社会的一员，人依赖社会生存，参与各种社会活动，因此，其健康除了受自然环境因素与遗传因素的影响外，也受社会环境中的各种因素影响。近年来，随着社会的进步和发展，社会环境对健康的影响，越来越受到人们的关注。研究社会环境因素对健康的影响已成为医学、社会学、伦理学中最重要的课题之一。

第 1 节　社会因素与健康

社会因素是人们在生产、生活和社交等活动中形成的外部条件，是一系列与社会生产力、生产关系有密切联系的各种因素，包括社会制度、经济状况、文化教育、人口家庭、科学技术、卫生服务等。社会因素对健康的影响非常广泛，可以影响疾病的发生、发展、转归和疾病的防治过程，也可以通过影响人们的生活环境和社会条件等，进而影响到人体或人群的健康状况。

一、社会政治制度与健康

社会政治制度对健康的影响起着关键性的作用。社会政治制度是一个国家卫生事业发展的出发点和立足点，是人民健康的根本保证。新中国成立以来，我国所制定的各种方针、政策、法律、法规，保障了人民在社会经济中的地位，保证了人民能够享受必需的生活资源和基本的医疗卫生服务，生活水平和健康水平不断提高。我国是发展中国家，虽然目前我国的国民生产总值、人民物质生活水平及卫生事业费用的投入与发达国家相比还有较大的差距，但主要健康指标却已接近或达到了经济发达国家的水平。平均期望寿命从改革开放之初的 68 岁提高到了 2014 年的 75 岁，达到中等发达国家水平。孕产妇死亡率、婴儿死亡率明显下降，2013 年，全国孕产妇死亡率下降至 23.2/10 万，较 2000 年降低了 56.2%。全国婴儿死亡率、5 岁以下儿童死亡率分别下降至 9.5‰和 12‰，较 2000 年分别降低了 70.5% 和 69.8%。三项指标的城乡差距进一步缩小，孕产妇死亡率城乡差距基本消除，5 岁以下儿童死亡率已提前达到联合国千年发展目标。

目前我国正在实施的“健康中国 2020”战略，体现了国家对卫生保健服务事业的高度重视，人民的健康将得到更好的保障。

二、社会经济与健康

社会经济是人类赖以生存和保持健康的物质基础。社会经济的发展与人群健康存在着相互依存、相互促进的关系。社会经济发展是提高人群健康水平的根本保证，人群健康又是社会经济发展的先决条件。

（一）经济发展促进健康水平的提高

随着社会经济的迅速发展，人们的工作、生活条件得到改善，营养水平提高，用于教育和医疗保健的投资增加，人们能够接受更多的卫生保健知识，人群健康状况有了很大的改善，各种慢性病、传染病、寄生虫病和地方病的发病率明显下降，平均期望寿命显著延长。经济的发展加大了各级财政对医疗卫生事业支持的力度，使公共卫生设施和卫生保健更趋完善，提高了处置突发公共卫生事件的能力，促进了人群健康水平和人口质量的不断提高。

（二）健康水平对经济发展的促进作用

人群健康水平的提高对社会经济的发展也起到推动作用。平均期望寿命的延长，有助于延长劳动力的工作时间，创造更多的财富。人群健康水平的提高可减少劳动者因病缺勤，增加国民收入。身体健康有助于提高劳动效率，促进社会经济的高速发展。

（三）经济发展带来的新问题

经济发展在促进健康水平提高的同时，也给人类带来了新的健康问题。例如，现代工业发展造成的环境污染和破坏，给人类健康造成持续的、广泛的、潜在的危害，甚至威胁到人类的生存。丰富的物质生活使人们的生活方式改变，经济的发展使得人们生活节奏加快，工作紧张，竞争激烈，导致心理紧张，给人们的身心健康带来不良影响。例如，高血压、冠心病、糖尿病、肥胖症等相关的健康问题日趋突出。

三、文化教育与健康

文化是物质文化和精神文化的总和，思想意识、文学艺术、科学技术、宗教信仰、风俗习惯、教育、法律、道德规范等均属于文化范畴。文化水平的高低决定了人群的生活方式、求医行为和途径，以及自我保健服务的意识和行为，因此，文化的特征决定了它对健康影响的持久性、广泛性、重要性。常常持续于人生命的整个过程，甚至几代人。

链接：风俗习惯与健康

风俗习惯是社会长期以来形成的社会风尚、礼节、行为模式。良好的风俗习惯有益于健康。例如，中国历史流传下来的喝开水、饮茶的习惯，避免了饮水可能带来的危害；西方人的分餐进食方式避免或减少了许多疾病传播的机会。相反，不良的风俗习惯可以危害身心健康。例如，我国封建时代妇女崇尚的裹脚习俗和西欧的纹身活动等都是以损害健康为代价的。再例如，我国广东、福建一带有食生鱼的习惯，造成该地肝吸虫病流行。

教育通过培养人的文化素质来指导人的生活方式。研究表明，教育水平与人群健康状况呈正相关。教育水平的提高必然伴随着科技的进步和经济的发展，从而改变了人们的生产、生活环境，为维持居民的身体健康提供了充分的物质基础。受过良好教育的人，有良好的社会适应能力和文明的生活方式，在处理人际关系方面表现出良好的修养，身心较为健康。文化水平高的人自我保健意识强，懂得较多的卫生保健知识，善于利用社会提供的卫生保健服务，从而有效地预防和控制疾病，促进健康。此外，受教育水平的高低，还会影响到下一代人的健康，13 个非洲国家在 1975～1985 年的资料表明，妇女识字率提高 10%，儿童死亡率下降 10%，可见，儿童死亡率随母亲教育水平的提高而下降。

四、人口、家庭与健康

人口是指生活在特定社会制度、特定地域的具有一定数量和质量的人的总称。人口的增长应该与社会经济的增长相协调。按经济学家估计，社会人口每增长 1%，就要消耗国民生产总值的 3%～4%，因此，人口过多就意味着生产积累部分的减少，从而引发一系列的社会问题。例如，带来就业困难，使社会和个人的经济负担过重，教育和卫生投入不足，卫生服务不能满足人群的实际需求，人口密度过大为疾病传播流行提供有利条件等，从而降低整个人群的健康水平。

家庭是以婚姻和血缘关系为基础的一种社会生活组织形式，是人们日常活动的主要场所，也是人们寻求安慰、身心得到休息的最好处所。家庭的结构主要指家庭人口结构，由父母和未成年子女组成的核心家庭是最常见、最基本的家庭类型。家庭的功能主要有养育子女、赡养老人、生产和消费、提供休息和娱乐环境等。结构、功能和关系处于完好状态的“健康”家庭有利于家庭成员的身心健康，而“缺陷”家庭则有损于身心健康。例如，离婚、丧偶、子女死亡造成的单亲家庭、残缺家庭，对健康的损害尤为突出。家庭功能失调主要是通过破坏提供物质及文化生活的微环境对人体健康产生影响。多子女家庭，父母精力和情感投入不够，即家庭生育功能失调，会对儿童健康产生不利影响。家庭关系和谐、相互支持、充满关爱等均有助于调节情绪、消除疲劳，对保持良好的心情和心理状态产生积极的作用。反之,家庭关系失调如夫妻关系失调、父母和子代关系失调等,会使人心理状态改变,情绪紧张,长期的紧张状态必然会导致健康的损害。

考点:影响健康的社会因素

第 2 节　心理因素与健康

案例

一个女孩曾经因为车祸吓得无法站立。经过全面检查发现她的躯体没有问题。这时,医生对她说,你的病只有一种特效药才能治好。然后医生给她服用和注射了一些维生素。过了几天,医生说,你的腿已经康复了,她疑惑地试了试,发现自己真的站起来了。

问题:

1. 她躯体正常,为什么却无法站立?
2. 为何医生只是给她用了与治疗无关的维生素,就能消除她的功能障碍?

人作为社会的一员,其心理活动的变化受到社会因素的影响,社会因素主要通过心理感受来发挥作用,因此,常将心理因素称为社会心理因素。社会心理因素是指在特定的社会环境中,导致人们心理行为乃至身体器官状态发生变化的因素。社会心理因素涉及的内容非常复杂,它包括人格心理特征,如气质、性格;心理活动过程的变化及影响因素,如情绪、紧张刺激等。随着社会政治、经济、文化及科学技术的发展,社会心理因素对人类健康与疾病的影响越来越明显。

一、情绪与健康

情绪是指人们对客观事物是否符合自己需要所产生的态度和体验,是人对环境刺激表现的一种复杂反应,所有的心理活动都是在一定的情绪基础上进行的。情绪是基本的心理过程之一,与健康有密切的关系。积极乐观的情绪有利于健康,消极情绪影响健康,长期的负性情绪作用可导致产生心身疾病。

链接:情绪致病的原因

情绪致病主要包括两个方面,一是作为疾病发作或复发的诱发因素;二是直接作为致病因素或疾病促发因素。实际上情绪作为一些疾病的诱发因素在临床已肯定。例如,急剧的情绪变化被认为是心肌梗死、脑出血、精神病发作等的重要诱发因素。

流行病学调查和实验医学研究证明:愉快、满意、乐观等积极的情绪可对人体的生理功能起到良好的调节作用,使机体各器官系统活动处于高水平的协调一致,充分发挥机体潜能,提高脑力、体力劳动的效率,有利于健康。相反,消极的情绪与多种疾病有密切的联系,如焦虑、恐惧、抑郁等消极情绪,会使人的心理活动失去平衡,身体器官会发生一系列生理、生化的变化,如血压升高、心率改变、消化功能受到抑制,还会使激素分泌紊乱,免疫功能低下而容易发生疾病。

二、心理障碍

心理障碍是指一个人由于生理、心理或社会原因而导致的各种异常心理过程、异常人格特征的异常行为方式。心理障碍也称为精神障碍。

日常生活中许多因素均可造成人的心理平衡严重失调,导致心理障碍。例如,失恋、离婚、家属亡故、下岗等重大事件的发生或处境的改变,会使人产生悲伤、焦虑等不良情绪;不良的人际关系,容易使人产生愤怒、抑郁、孤立等心境;过强的挫折,超过了人的耐受力,则可引起紧张状态、情绪紊乱,致使心理障碍、行为偏差和发生身体或精神疾病。而现代化的都市生活也造成了一些不利于健康的心理障碍因素,如人口密集、交通拥挤、住房紧张、社会关系复杂等,都容易导致各种异常的心理过程。另外,个体的人格特点与心理障碍的出现也有一定的关联。具有健康人格的人,有和谐的人际关系和良好的社会适应能力,能正确认识自我,有良好的情绪控制能力和乐观向上的生活态度,所以对健康有利。相反,人格不健全的人,容易发生各种身体和心理的疾病。

第3节　心身疾病的防制

一、概　　念

心身疾病是指以社会心理因素为主要致病因素的躯体疾病和躯体功能障碍的总称。由于它具有生理上的障碍,因此心身疾病又称为心理生理疾病。现代医学和心理学的研究证明,很多种疾病都能找到其致病的心理因素。

链接:心身疾病与身心疾病

心身疾病是指人的精神受到某些刺激,或在生活、学习和工作中,面对突如其来的变化,致使自身的认识发生了改变,导致心理失衡;心理失衡又影响到生理的改变,导致心身转换。心身疾病是心理疾病在前,因为心理问题长期得不到解决,逐渐以躯体疾病的形式表现出来,也称作"躯体化"。身心疾病的发生发展过程正好与心身疾病相反,身心疾病是身体疾病在前,由身体疾病而引起心理或行为的改变。例如,车祸导致身体残疾,心灵受到重创,出现抑郁情绪,甚至会发生自杀行为。

考点:心身疾病概念

二、影响因素

心身疾病的形成十分复杂,既有社会因素,又有心理、生理因素。

(一)社会因素

现代化的社会对个人能力的要求越来越高,生活在现代社会的人面临着复杂的社会环境因素,要做出极大的努力去适应社会。社会适应良好的个体,往往能保持身心健康,而社会适应不良的个体,当面临一些不良的社会刺激因素如现代化城市的拥挤、交通拥挤、噪声、紧张复杂的人际关系时,容易引起应激性情绪反应和交感神经-肾上腺素系统功能亢进,从而产生多种心身障碍。

(二)心理因素

生活在复杂多变的社会中,每时每刻都处于心理社会因素的刺激中。当个人的愿望、要求等受到阻抑或因不适应,均会引起心理上的矛盾冲突,从而引起精神紧张和情绪压抑。如果精神紧张、压抑的情绪得不到疏导和宣泄,时间过长,就会使人心理状态失衡,造成自主神经功能失调,导致组织、功能病变,继而引发心身疾病。

临床调查统计资料证实心身疾病与人格特征有关,心身疾病患者往往存在多种性格缺陷,不同疾病常表现出不同的性格特征,如冠心病与A型性格的关系已被公认。一般来说,容易焦虑、易于激动、行为带有冲动性等性格特点的人易患高血压;保守、不好交往,情绪不稳定的人易患消化性溃疡等。

(三)生理因素

1. 生理基始　即心身疾病患者在患病前的生理特点。同样的心理社会刺激(地震、战争、洪水等),大多数人只引起正常范围内的生理反应,只有其中的少数人发生心身疾病,且患上的又并非是同一种疾病,如有人患高血压,有人患冠心病,有人却患溃疡病,这主要是由患者的生理特点不同所致,使他们对不同心身疾病有着不同的易感性。

2. 中介机制　心理-社会因素以各种信息影响大脑皮质的功能,而大脑皮质则通过自主神经系统、内分泌系统、神经递质系统和免疫系统这些重要的生理中介机制,影响内环境的平衡,使相应的组织器官产生病变。

此外,情感障碍、人格类型、遗传也是心身疾病的影响因素。

考点:心身疾病的影响因素

三、防制措施

心身疾病是多种心理、生理和社会因素长期作用的结果，它的预防应从个体和社会两方面采取综合性措施，增进个体的心理健康水平，提高人们对社会生活的适应能力。

（一）个体预防

心身疾病是通过每一个体而发生的，首先需要从个体的角度采取预防措施。个体预防包括提高自我认知能力，通过努力学习现代科学知识，提高辨别能力，学会从不同角度观察问题。增强体质，陶冶情操，心胸宽阔，心境乐观，培养健全的性格。改善社会适应能力，有目的地丰富个人生活经历，学会缓解心理应激的技巧，如自我解脱和安慰等，提高个人的社会忍耐力。建立友善的人际关系，理解他人，团结互助。培养个人良好的情绪防御机制，保持良好的情绪。

（二）社会预防

社会预防主要是通过改善个体生活的社会环境，达到预防心身疾病的发生。置于社会中的个体，无论自身条件、工作性质、经济状况和社会地位如何，都难免遇到各种心理应激，从而影响心身健康。社会预防的目的就是通过全社会各阶层的力量，创造一个良好的工作环境和条件，形成优良的社会氛围，减轻社会不良刺激因素对个体的影响，从而降低心身疾病的发生。

小结

随着社会的发展与进步，社会环境中的各种因素与人类健康的关系越来越密切，现代社会在带给人们丰富多彩的物质和精神生活的同时，也给人们带来各种各样的新的健康问题。因此我们要注意培养健全的人格，保持积极乐观的生活态度，心胸宽阔，理解他人，团结互助。建立良好的人际关系，注意家庭和社会间的人际交往。不断进行自我调节，增强社会的适应能力。预防和减少心身疾病的发生。

自　测　题

一、名词解释

1. 心理障碍　2. 社会心理因素

二、填空题

1. 心身疾病的影响因素有________、________、________。
2. 家庭的功能主要有________、________、________、提供休息和娱乐环境等。

三、选择题（A_1 型题）

1. 健康人应具备（　　）
   A. 身体健康　B. 心理健康
   C. 道德健康　D. 社会适应能力良好
   E. 以上都是
2. 青少年心理健康主要指标有（　　）
   A. 学习态度积极　B. 人际关系和谐
   C. 善于适应周围环境　D. 开朗乐观
   E. 以上都是
3. 心理健康最重要的是（　　）
   A. 争强好胜
   B. 保持情绪稳定愉快
   C. 遇到不顺心的事闷在心里
   D. 只关心自己
   E. 妒忌别人
4. 以下哪种不是消极情绪（　　）
   A. 悲伤　B. 痛苦
   C. 恐惧　D. 兴奋
   E. 抑郁
5. 生理因素不包括（　　）
   A. 体型　B. 血型
   C. 性别　D. 种族
   E. 年龄

四、简答题

1. 影响健康的社会因素有哪些？
2. 什么是心身疾病？如何防制心身疾病？

（陈　雯）

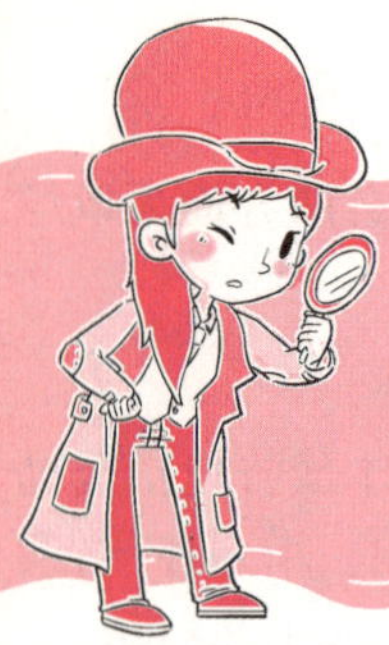

第 6 章 生产环境与健康

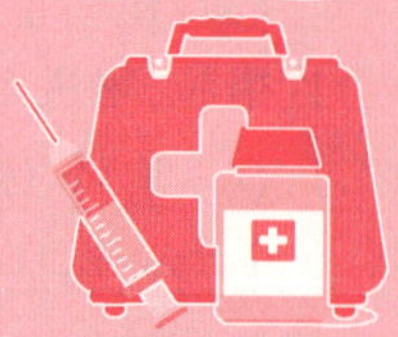

引言：生产可以改善人民群众的生活，促进社会的发展。生产环境与劳动者的健康有着密切关系，充分认识生产环境和劳动过程中存在的各种因素对劳动者健康的影响，有效地控制和消除职业性有害因素，有利于促进劳动者的健康，提高劳动能力。

第 1 节　职业性有害因素与职业性损害

案例 6-1

2005 年 6 月 1 日上午，某鞋厂有 8 名工人因头晕、乏力、皮下瘀斑等症状到当地卫生院就医，当地卫生疾病预防控制中心接报后到现场调查发现：该厂工人使用和接触标签为“甲苯”的清洁剂、黄胶、白乳胶和快干剂。经追踪观察，该厂有 37 人被诊断为职业性苯中毒。该中毒事故的原因是该厂使用的“甲苯”清洁剂和胶水中含苯量高，生产车间布局不合理，通风不良，导致苯浓度严重超标。

一、职业性有害因素

在生产环境中存在及劳动过程中产生的可危害劳动者健康的因素称为职业性有害因素，按其性质可分为以下三类。

(一) 化学因素

1. 生产性毒物　来源于生产过程的各个环节。常见的有铅、汞、苯、一氧化碳、刺激性气体、有机磷农药等。

2. 生产性粉尘　种类繁多，来源广泛，如矽尘、石棉尘、煤尘、有机粉尘等。

(二) 物理因素

1. 异常气象条件　如高温、高湿、低温、强气流等。
2. 异常气压　如高气压、低气压等。
3. 噪声、振动。
4. 非电离辐射　如紫外线、红外线、可见强光、激光、微波等。
5. 电离辐射　如 X 线、γ 射线、β 粒子等。

(三) 生物因素

从事农业、林业、畜牧、卫生等工作时可被病原微生物、寄生虫感染而导致相应的疾病。例如，处理动物尸体、兽毛、皮革等作业，可接触到布氏杆菌和炭疽杆菌；医务人员在工作中可接触到艾滋病病毒、SARS 病毒、埃博拉病毒等传染性病原。

二、职业性损害

职业性有害因素对劳动者健康的不良影响，统称为职业性损害。职业性损害包括：职业病、工作有关疾病和工伤。

考点：职业病的概念及特点

(一) 职业病

1. 职业病的定义　从医学角度看，凡是由职业性危害因素直接引起的疾病称为职业病。但从立法意义上，职业病是指政府所规定的法定职业病。由于职业病涉及劳动保险待遇或经济赔偿问题，世界各国依据本国的经济技术及科学水平的实际发展情况，以法令形式限制了职业病的范围。凡属法定职业病的患者，在治疗和休养期间及在确定为伤残或治疗无效而死亡时，均应按劳动保险有关规定给予劳保待遇。

2. 职业病的范围　根据 2013 年 12 月 23 日国家卫生与计划生育委员会、人力资源社会保障部、安全生产监督管理总局、全国总工会 4 部门联合修订的《职业病分类和目录》，公布了法定职业病共 10 类 132 种，包括职业性尘肺病（13 种）及其他呼吸系统疾病（6 种）、职业性皮肤病（9 种）、职业性眼病（3 种）、职业性耳鼻喉口腔疾病（4 种）、职业性化学中毒（60 种）、物理因素所致职业病（7 种）、职业性放射性疾病（11 种）、职业性传染病（5 种）、职业性肿瘤（11 种）和其他职业病（3 种）。

链接：我国《职业病防治法》赋予劳动者的 8 项权利

知情权、培训权、特殊保障权、检举与控告权、拒绝冒险作业权、参与决策权、职业健康权和损害赔偿权。

3. 职业病的特点

（1）病因明确：控制病因后可消除或减少发病。

（2）存在剂量-反应关系：职业性有害因素作用于劳动者的数量越多或强度越强、作用时间越长，其对劳动者的损害越大。

（3）群发性与个案性：在同一接触人群中可同时或先后多人发生同种职业病，此为群发性；但也存在个案发病的特异性，如慢性中毒常以个案出现。

（4）疗效不满意：多数职业病目前尚无特效的治疗方法，以对症治疗为主。如能早期发现、早期治疗，则预后较好。

（5）发病可以预防：只要有效地控制和消除病因，可预防职业病的发生。

4. 职业病的诊断和处理　职业病的诊断和处理是一项政策性和科学性很强的工作，必须根据国家颁布的职业病诊断标准及有关规定，力求诊断的准确性，防止漏诊、误诊或冒诊。为了防止诊断上的差错，职业病的诊断必须采取由诊断小组集体诊断的办法，其诊断应根据三方面的资料：①职业史，这是确定职业病的重要前提，没有职业史就不能诊断为职业病；②生产环境的劳动卫生调查，包括工艺流程、操作方法、环境卫生条件、防护措施及其使用效果等一般情况，以及接触方式、浓度（或强度）、时间等资料；③临床观察和实验室检查，可提供有害因素引起机体功能性或器质性病变的证据。

对已确诊为职业病的患者应及时给予治疗和休养，对可疑的患者应进行追踪观察。

5. 职业病的健康监护　健康监护是指以预防为目的，对接触职业性有害因素人员的健康状况进行系统地检查和分析，从而发现早期健康损害的重要措施。健康监护对职业病的防治有重要意义，其主要工作内容如下。

（1）就业前健康检查：是指对准备从事某种作业的人员在参加工作以前进行的健康检查。其目的在于掌握有关人员就业前的健康状况及有关基础资料和发现职业禁忌证。例如，从事铅、苯作业人员的神经系统和血常规检查，粉尘作业人员的胸部 X 线检查等，以确定该人员的健康状况能否从事该种作业，并可作为今后定期健康检查时的对照。

（2）定期健康检查：是指按一定时间间隔对已从事某种作业人员的健康状况进行检查。其目的是及时发现职业性有害因素对工人健康的早期损害或可疑征象，并为生产环境的防护措施效果评价提供依据。定期检查的时间间隔可根据有害因素的性质和危害程度、工人的接触水平及生产环境是否存在其他有害因素而定。一般认为，属于过量接触并可能引起严重后果的，每半年或一年检查一次；低水平接触或对健康影响不甚严重的，每 2～3 年检查一次；生产场所同时存在其他有害因素，则应相应地缩短间隔期。定期检查的项目，除一般检查外，应针对有害因素可能损害的器官或系统进行重点检查，通常与该作业就业前检查的项目相同。

(3) 职业病普查:是指对所有接触某种职业性有害因素的人群进行的健康检查,以检出职业病患者和观察对象。

为了搞好职业病防治工作,便于资料的整理和分析,应建立职工健康监护档案,每一人员设一健康监护卡(或册)。其项目包括:①职业史与病史;②接触水平;③家族史;④个人基础健康资料;⑤监护项目;⑥其他(嗜好、卫生习惯等)。

(二) 工作有关疾病

职业性有害因素还能使机体的抵抗力下降,使潜在的疾病显露或已患的疾病加重,从而表现为接触人群中某些常见病的发病率增高或病情加重,这类疾病与职业病不同,职业性有害因素不是唯一的直接病因,只是该病发生发展中的许多因素之一,故称为工作有关疾病。例如,教师的咽喉炎;纺织作业工人的上呼吸道炎症等。

(三) 工伤

工伤系指劳动者在从事职业活动过程中,由于各种原因引起的机体组织突发性的意外损伤。轻者误工误时,或一时性丧失劳动能力,影响劳动者健康,严重的工伤可致残或致死。

产生工伤的原因一般为:①生产设备质量差或维修不善,或缺乏安全防护措施;②生产组织制度不健全或管理不力;③职工的健康状况或心理素质不良等。

第 2 节 生产性毒物和职业中毒

案例 6-2

2003 年 8 月 23 日上午,无锡某建筑工程公司的 3 名工人在一主干道上的污水窨井进行工程施工。当工人王某在污水窨井内敲破旧污水管封头时,突然从管内冲出许多污水并伴有臭鸡蛋味,致使王某当即昏倒在井下,在场的另 2 名工人郭某和翟某下去救人也相继昏倒。一位居民见后奋不顾身下井救人,拉出了翟某一人,刚爬出井后也昏倒在地。上边的旁观者立即打 119 报警,火速赶到的 119 消防人员戴上防毒面具后下井将昏倒在窨井内的另 2 名工人救出,4 人均被送至锡山人民医院抢救。经无锡市疾控中心职业卫生人员对事故现场窨井中的有毒气体进行检测结果显示,该次事故为硫化氢中毒引起。

一、概 述

毒物是指较小剂量进入机体后,可造成生物体功能或器质性损害的化学物。生产环境中存在的有毒化学物称为生产性毒物。劳动者在从事生产劳动过程中,由于接触毒物而发生的中毒称为职业中毒。生产性毒物主要来源于工业生产的原料、辅助材料,生产过程中的中间产物、半成品、成品、副产品或废弃物。其主要以气体、蒸气、雾、粉尘和烟的形式存在于生产环境中。粉尘、烟和雾统称为气溶胶。生产性毒物是最重要的一类职业性有害因素,接触机会十分广泛,职业中毒是一类常见的职业病。

(一) 生产性毒物进入人体的途径

生产性毒物主要经呼吸道进入人体,皮肤次之,也可经消化道进入,但实际意义不大。

1. 呼吸道　凡呈气体、蒸气和气溶胶形态的毒物都可经呼吸道进入人体。整个呼吸道都能吸收毒物,特别是肺泡的总表面积很大($50\sim100m^2$),肺泡壁很薄,肺泡间又有丰富的毛细血管,所以肺泡对毒物的吸收极为迅速。空气中的毒物浓度越高,分散度越大,在体液中的溶解度越大,经呼吸道吸收的量越快越多。毒物经肺吸收后,不经过肝脏转化、解毒即直接进入血液循环,分布至全身。

考点:毒物进入人体的途径

2. 皮肤　有些生产性毒物可通过完整的皮肤进入人体。经皮肤吸收的毒物必须具有良好的脂溶性和水溶性,吸收的量还与接触皮肤的面积、部位、毒物浓度及生产场所的气温、气湿等有关。经皮肤进入体内的毒物也不经肝脏即直接进入血液循环。

3. 消化道　生产性毒物经消化道进入体内引起职业中毒的事例很少。主要吸入时黏附在鼻咽部、口腔中的粉尘状态的毒物，可被吞入消化道。个人卫生习惯不好时，也可因污染食物、饮水而通过消化道吸收。经消化道吸收的毒物，大部分经肝脏转化后再进入血液循环。

（二）毒物在体内的过程

1. 分布和蓄积　毒物被吸收进入血液后，随血循环分布到全身。毒物的分布很大程度上取决于其通过细胞膜的能力和与体内各组织成分的亲和力。一般情况下，毒物在体内各组织和器官的分布是不均匀的，常表现出某种毒物对某些组织和器官具有选择性的亲和力。例如，铅早期分布在肝、肾，最后主要储存在骨骼中；汞早期多分布于肝，后期主要储存在肾；苯主要分布在骨髓等。某些毒物长期接触可在体内蓄积，即储存在体内某些组织和器官内毒物的量逐渐积累。毒物的蓄积作用，是产生慢性危害的基础。

考点：毒物的蓄积

2. 生物转化　毒物进入机体后，参与体内的生化过程，使其化学结构发生一系列的变化，称为生物转化。化学毒物在体内的生物转化过程，包括氧化、还原、水解和结合反应。经过体内的生物转化，多数情况下可使外来化学物的毒性降低或消失。但有些毒物经生物转化后反而毒性增加，许多致癌物就是如此。

3. 排出　进入体内的毒物可经体内转化后或以原形态排出体外。排出的途径主要有以下几种。

（1）肾脏：是体内排出毒物的主要器官，大多数毒物经此途径排出。

（2）呼吸道：在体内不易分解或挥发性毒物主要通过呼气排出，如苯、一氧化碳、氰化氢等。

（3）消化道：许多进入体内的毒物可经胆汁排入肠道随粪便排出。粪便中的毒物还包括经口摄入而未被吸收的部分。

（4）其他：铅、汞、砷等毒物还可经毛发、汗腺、唾液、乳汁和月经排出。

毒物在排出过程中，也可损害排泄器官和组织，如汞经肾脏排出，引起肾近曲小管损害，经唾液排出时引起口腔炎；砷从汗腺排出时引起皮炎。

（三）影响毒物毒作用的因素

1. 化学结构　毒物的化学结构对毒物的毒性大小和毒作用性质有决定性的影响。

2. 物理特性　主要与毒物粒子的大小、溶解度、挥发性等密切相关。毒物粒子大小可影响其进入呼吸道的深度和吸收速度；毒物的水溶性和脂溶性对其进入机体的途径、吸收速度、体内分布有很大的影响；挥发性好的毒物吸入中毒的危险性大。

3. 毒物的剂量　毒物进入机体并达到一定剂量才会引起中毒。在生产条件下，毒物进入人体的剂量，常与毒物在生产场所空气中的浓度和接触时间有密切关系。

4. 毒物的联合作用　生产环境中多种毒物同时存在而作用于机体，引起的毒作用称为毒物的联合作用，这种联合作用主要表现为相加作用、相乘作用、拮抗作用和独立作用。

5. 个体状态　接触同一剂量的毒物，不同个体出现的反应可有很大的差异，引起这种差异的因素很多，如性别、年龄、个体的健康状态、生理变动、营养、免疫状态、遗传等。

（四）职业中毒的预防

预防职业中毒，领导、工人、工程技术人员和医务人员必须共同努力，采取综合措施，才能收到良好的效果。其基本措施如下所述。

1. 消除和控制生产环境中的毒物

（1）采用无毒或低毒的物质代替有毒物质，限制化学原料中有毒杂质的含量。例如，油漆生产中用锌白或钛白代替铅白等。

(2) 改革工艺过程:电镀作业镀锌时采用无氰电镀工艺;制造水银温度计采用真空灌汞法;喷漆作业采用静电喷漆新工艺等。

(3) 生产过程尽可能机械化、自动化和密闭化:要加强生产设备的管理和检查维修,防止发生意外事故;防止有毒物质的跑、冒、滴、漏,减少工人接触毒物的机会。

(4) 厂房建筑和生产过程的合理安排:产生有毒物质的车间、工段或设备,应尽量与其他车间、工段隔开,合理配置,以减少影响范围。存在有毒物质的厂房的墙壁、地面应以不吸收该毒物和不易被腐蚀的材料制成,表面力求平滑和易于清刷,以便经常保持清洁。

(5) 加强通风排毒:厂房内产生有毒气体、蒸气和气溶胶的地点,可采用局部抽出式机械通风系统排除毒物,以降低作业场所空气中的毒物浓度。局部抽出式机械通风系统由排气罩、通风管、通风机和净化回收装置组成。排毒效果主要决定于排气罩的正确选择和控制风速。控制风速是为使有害气体、蒸气或粉尘不致向外逸散而在排气口所必须保证的最小风速。

2. 合理地使用个体防护用品　在生产设备的防护和通风措施不够完善,特别是在事故抢修或进入设备内检修时,个体防护用品具有重要的作用。个体防护用品主要有防毒面具、防护服装及防护油膏等。

(1) 防毒面具:根据作用原理有过滤式和隔离式两种类型。①过滤式防毒面具:主要作用是使含有毒物质的空气过滤净化后,再进入呼吸道。可根据毒物的种类选用不同型号。②隔离式防毒面具:主要作用是呼吸道与含有毒物质的空气隔离,另行供给新鲜空气或氧气。在作业场所空气中毒物浓度很高或氧含量在16%以下时适用。

(2) 防护服装:主要用于防止酸、碱等对皮肤的刺激或腐蚀作用及毒物经皮肤吸收。常用的防护服装包括工作服、手套、围裙、长筒靴等。防护服装应根据其防护目的,选用相应的质料和式样。对毒物溅入眼内有灼伤危险的作业,应给予防护眼镜。

3. 加强健康教育和做好卫生服务工作

(1) 加强卫生宣传教育,普及职业卫生知识:制订和遵守安全操作规程,建立健全卫生制度,养成良好的卫生习惯;对接触有毒工种工人进行职业安全卫生宣传教育,增强健康保护意识,预防和减少毒物对健康的危害。

(2) 定期和经常进行生产环境的卫生检查和空气中有毒物质浓度的监测:及时发现和查明有毒物质造成污染的原因、程度和变化规律,以便采取有效措施降低车间空气中有毒物质的浓度,使之不超过国家规定的最高允许浓度。

(3) 做好健康监护工作:根据国家规定项目和时间,认真做好就业前和定期健康筛检,建立职工健康监护档案,及时发现高危人群,及早预防。

(4) 合理供应保健食品:根据所接触毒物的毒作用特点,在保证平衡膳食的基础上,选择某些特殊需要的营养成分(如维生素、无机盐、蛋白质),予以补充。

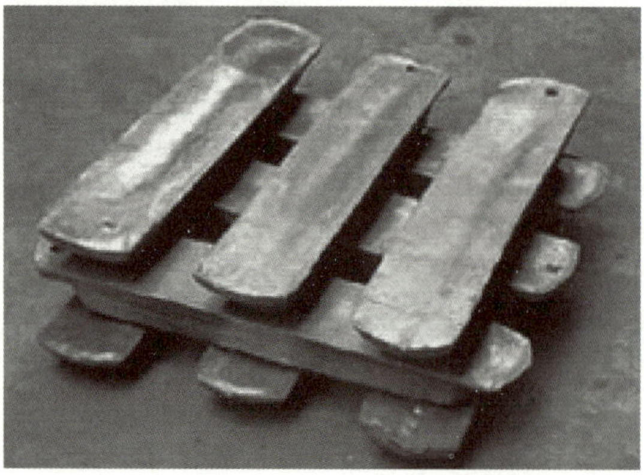

图6-1　铅

二、常见职业中毒

(一) 铅中毒

1. 理化特性　铅(图6-1)是一种柔软略带灰白色的重金属,相对密度11.3,熔点327℃,沸点1525℃,加热到400~500℃时即有大量铅蒸气逸出,在空气中迅速氧化、冷凝为铅烟。金属铅不溶于水,但可溶于弱酸。

2. 主要接触作业　铅矿的开采及冶炼；蓄电池及颜料工业的熔铅和制粉；含铅油漆的生产与使用；印刷业中的铸字和浇板；制造电缆和铅管；铅的化合物的生产和使用，如制药、汽油防爆剂、塑料稳定剂。

3. 毒理　在生产环境中铅及其化合物主要以粉尘、烟的形式经呼吸道进入人体，少量经消化道摄入。铅的无机化合物不能通过完整皮肤吸收。血液中的铅初期分布于肝、肾、脾、肺等器官中，以肝、肾浓度最高，数周后约有 95% 的铅以磷酸铅的形式沉积于骨骼中。铅在人体内代谢与钙相似，当食物中缺钙或因感染、饮酒、外伤和服用酸碱药物而造成酸碱平衡紊乱时，均可使骨内不溶性的磷酸铅转化为可溶性磷酸氢铅进入血液，引起铅中毒症状发作。铅主要随尿排出，小部分随粪、胆汁、乳汁、唾液、汗液和月经排出。血铅可通过胎盘进入胎儿，影响子代，乳汁内的铅可影响婴儿。

铅对全身各系统或器官均有毒性作用。目前认为，铅对机体最突出的影响是引起卟啉代谢障碍。铅通过抑制卟啉代谢过程中一系列酶的活性，导致血红素的合成障碍，从而导致贫血。

此外，铅可致肠壁和小动脉壁平滑肌痉挛，引起腹绞痛、暂时性的高血压、铅容等。

铅使大脑功能失调，最终导致垂腕、垂足。

考点：铅进入人体的主要途径及铅中毒的典型临床表现

4. 临床表现　铅中毒是常见的职业中毒之一，生活性铅中毒也屡有发生。生产性接触多为慢性中毒，其主要临床表现为对神经系统、消化系统和血液系统的损害。

（1）神经系统：神经衰弱综合征是铅中毒的早期常见症状，主要表现为头痛、乏力、肌肉关节酸痛、失眠和食欲减退等。随着病情的进展，可出现周围神经炎，有感觉型、运动型和混合型，即表现为肢端麻木，呈手套或袜套样感觉障碍；伸肌无力，握力下降，重者可出现伸肌瘫痪，即腕下垂、足下垂。严重铅中毒病例，可出现铅中毒性脑病，主要表现为癫痫样发作、精神障碍或脑神经受损的症状。

（2）消化系统：口内有金属味、食欲下降、恶心、腹胀、腹痛、腹泻或便秘是常见症状。口腔卫生较差者可在牙齿出现蓝黑色的“铅线”。中等或较重中毒病例，可以出现铅绞痛，多为突然发作，呈持续性绞痛，阵发性加剧，部位多在脐周，少数在上腹部或下腹部，发作时患者面色苍白，出冷汗，多伴有呕吐、烦躁不安，手压腹部疼痛可缓解；检查时腹部柔软平坦，可能有轻度压痛，但无固定压痛点，肠鸣音减弱。

（3）血液系统：低血色素性贫血，多属轻度，周围血中可见点彩红细胞（图 6-2）、网织红细胞及碱粒红细胞增多。

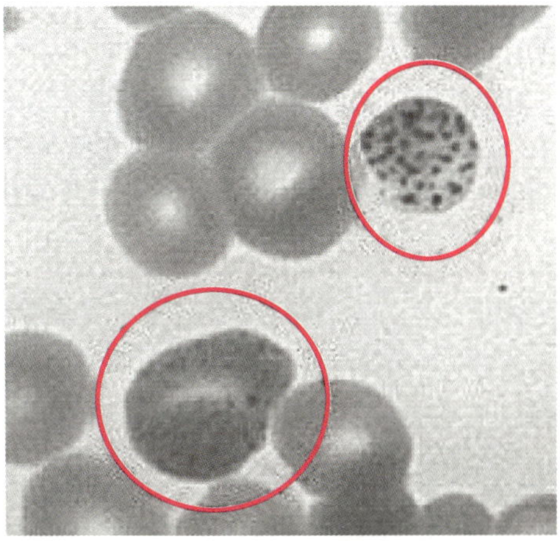

图 6-2　点彩红细胞

此外，铅尚可引起肾的损害，表现为尿中可出现蛋白、红细胞及管型。女性患者有月经不调、流产及早产等。哺乳期妇女可通过乳汁影响婴儿，甚至引起母源性铅中毒。

5. 诊断及治疗　铅中毒诊断必须依据职业史、劳动条件、临床症状及实验室检查结果进行综合分析诊断。

（1）驱铅治疗：首选药物为依地酸二钠钙（$CaNa_2$-EDTA），0.5～1.0g 加入 10% 葡萄糖溶液 250～500ml 静脉滴注，每天一次，3～4 天为 1 个疗程。间隔 3～4 天重复用药。根据驱铅情况决定疗程。

（2）对症治疗：铅绞痛发作时，可静脉注射葡萄糖酸钙或肌内注射阿托品。

（3）一般治疗：适当休息，合理营养，补充维生素等。

（二）汞中毒

1. 理化特性　汞，又称水银，银白色液态金属，常温下即可蒸发，汞蒸气较空气重 6 倍。金属汞表面张力大，溅洒地面或桌面后立即形成许多小汞珠，增加蒸发的表面积。汞蒸气易被墙壁、地面、天花板、工作台、工具及衣服所吸附，成为持续污染空气的来源。

2. 主要接触作业　汞矿开采及冶炼；仪器、仪表和电气器材的制造或维修，如水银温度计、气压计、荧光灯等；口腔医学中也用银汞合金补牙。

3. 毒理　金属汞主要以蒸气形式经呼吸道进入人体。金属汞经消化道吸收量极少，约为摄入量的 0.01%。汞盐除以气溶胶形式经呼吸道吸收外，还可经完整皮肤和消化道吸收。有机汞由肠道吸收可达 90%，同时也易经呼吸道和皮肤吸收。

由于汞蒸气的高度扩散性及亲脂性，故其易透过血脑屏障及胎盘，因此金属汞对中枢神经系统及胎儿的毒性远较无机汞为强。进入脑组织的汞不易排出。

汞进入血液后，大部分与血浆蛋白结合，分布于全身各器官中，以肾含量最高，可对肾产生毒害。

汞主要经肾由尿排出，约占总排出量的 70%。少量汞随唾液、汗液、乳汁、粪便、月经等排出。

汞中毒的机制目前尚未完全清楚。

考点：汞的主要接触作业及慢性汞中毒的主要临床表现

4. 临床表现　在生产环境中一般以慢性中毒出现，主要为长期接触汞蒸气所致。

(1) 易兴奋症：开始主要表现为神经衰弱综合征，如乏力、头痛、头昏、记忆力下降、多梦等；然后出现精神症状，表现为易激动、不安、失眠、无故烦躁、易发怒、爱哭等；或呈抑郁状态，表现为胆小、害羞、感情脆弱、忧虑、沉默等。

(2) 汞性震颤：主要为神经性肌肉震颤，早期见于眼睑、舌、手指，以后可发展至腕、上肢甚至下肢。一般为非对称性的无节律细微震颤，逐渐发展成为粗大的意向性震颤，即在集中注意力做精细动作时震颤明显，而在安静或睡眠时震颤消失。全身性震颤出现较晚，是病情加重的表现。

(3) 口腔炎：表现为流涎、牙龈酸痛、牙齿松动或脱落，口腔黏膜、舌肿胀及溃疡，牙龈红肿、压痛、溢脓、易出血，沿牙龈可见暗蓝色色素沉着，即汞线，但口腔卫生好的不一定出现。

5. 诊断及治疗

(1) 诊断：急性中毒的诊断一般不难。慢性中毒需根据职业史、临床表现和尿汞含量进行综合判定。

(2) 治疗：驱汞治疗的药物主要为巯基络合剂，既可保护人体含巯基酶不受汞的毒害，又可解救与汞作用而失去活性不久的酶。药物中巯基与汞结合后，可由肾排出。首选的药物是二巯基丙磺酸钠，剂量为 0.25g，每天肌内注射 1~2 次，连用 3~4 日，间歇 3~4 日，再重复用药。二巯基丁二酸钠剂量为 0.5~1.0g，每天静脉注射 1~2 次，疗程同上。该药应现用现配，不能久置空气中。

（三）苯中毒

1. 理化特性　苯在常温下是无色透明的具有芳香气味的易燃液体。沸点 80.1℃，易挥发，蒸气相对密度 2.7。苯微溶于水，易溶于乙醇、乙醚、氯仿、汽油、丙酮和二硫化碳等有机溶剂。

2. 主要接触作业　苯主要由煤焦油提炼或石油裂解而获得。苯的工业用途很广，主要用作制造酚、氯苯、燃料、药物、农药、塑料、合成纤维、合成洗涤剂、合成染料、化肥、炸药等的原料；在油漆、橡胶、制革、制鞋业中用作溶剂和稀薄剂。在上述生产和使用苯的过程均可接触到苯。

3. 毒理

(1) 吸收与代谢：苯在生产环境以蒸气状态存在于空气中，主要通过呼吸道进入人体，皮肤仅能吸收少量。吸收的苯大部分以原形由呼吸道重新排出。40% 左右在肝内氧化生成酚类，部分与硫酸根和葡糖醛酸结合随尿排出，部分蓄积在体内，主要分布在骨髓、脑及神经系统等富含类脂质的组织，尤以骨髓中含量最多，约为血液中的 20 倍。

(2) 中毒机制：苯的毒作用机制目前仍不完全清楚。苯的急性毒作用主要表现为对中枢神经系统的麻醉作用。苯的慢性毒作用，目前多认为主要是苯的多种代谢产物联合作用所引起。

4. 临床表现

（1）急性中毒：短时间内吸入大量苯蒸气所致。轻者表现为兴奋、面部潮红、眩晕等酒醉状，中毒进一步发展，出现恶心、呕吐、步态不稳以至意识丧失，对光反射消失，脉细速，呼吸浅表，血压下降，严重的可因呼吸和循环衰竭而死亡。实验室检查可见白细胞先轻度增加，后降低，尿酚升高，轻度中毒者经治疗可恢复正常，无任何后遗症。

（2）慢性中毒：以造血系统的损害为主。早期出现不同程度的神经衰弱综合征，主要是头痛、头晕、记忆力减退、失眠、感觉异常、食欲缺乏等。对造血系统的损害是慢性苯中毒的主要特点，早期表现为白细胞总数降低及中性粒细胞减少，而淋巴细胞相对增多；中性粒细胞中，常观察到中毒性颗粒或空泡。随后可发生血小板减少，皮肤、黏膜出血及发绀，出血时间延长；女性有月经增多。出血倾向不一定与血小板减少相平行。苯中毒早期红细胞由于补偿作用及其寿命较长，故其数量未见明显减少；中毒晚期可出现全血细胞减少，甚至再生障碍性贫血。苯中毒检出率最高的为皮鞋和油漆行业。

苯所致白血病以急性粒细胞白血病较多见，根据流行病学调查统计，苯接触作业人群白血病发病率比一般人群高约 20 倍。

苯的皮肤接触可因脱脂而变得干燥、脱屑，以至皲裂，敏感者可发生过敏性湿疹（图 6-3）。

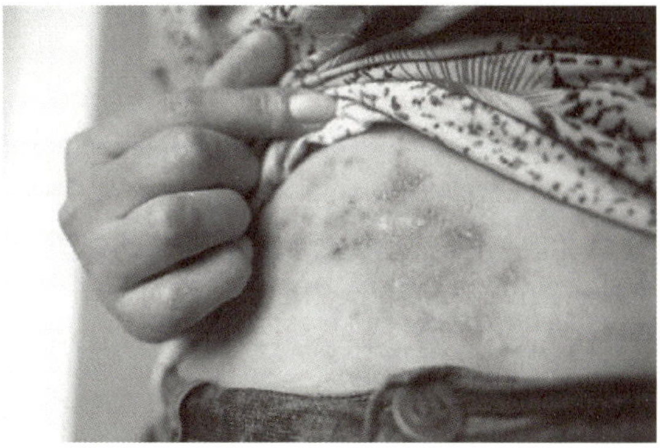

图 6-3　苯中毒皮肤糜烂

5. 诊断及治疗

（1）诊断：在生产环境下，苯中毒以慢性为主。慢性苯中毒的诊断，主要从职业史和临床表现进行综合分析，并注意个体的特异性。首先应该从生产环境调查和空气苯蒸气浓度测定，肯定患者有过量苯接触史；再结合患者在接触一定时期后才发生明显的、持续的、进行性的神经衰弱症状；继之以白细胞减少，且经一定时期内多次复查证明白细胞确实降低或持续下降，并能排除其他内科疾病者，即可诊断为慢性苯中毒。急性苯中毒并不多见，根据短期接触大量苯引起麻醉作用的特征进行诊断并不困难。

（2）治疗

1）急性苯中毒：应迅速将患者移至空气新鲜的场所，立即脱去被污染的衣服，清洗皮肤，注意安静和保暖。中毒较重者予以氧气吸入，并可静脉注射高渗葡萄糖和维生素 C。

2）慢性苯中毒：重点是恢复造血功能，可采用中西药物，如给予多种维生素、核苷酸类药物及升血细胞药物。

苯中毒一经诊断，则应调离接触苯的作业，除积极治疗外，还应根据病情适当安排休息。

（四）一氧化碳中毒

一氧化碳（CO）是一种窒息性气体，进入机体后，使血液的运氧能力和组织利用氧的能力发生障碍，导致组织缺氧而引起窒息。

1. 理化特性　一氧化碳为一种无色、无臭、无味、无刺激性的气体，相对密度为 0.967，微溶于水，易溶于氨水。空气中含量达 12.5% 时可发生爆炸。

2. 接触机会　含碳物质的不完全燃烧均可产生 CO。由于含碳燃料的广泛应用，在工农业生产中容易发生生产性 CO 中毒；另外，家庭用煤炉、燃气热水器和汽车发动机尾气产生 CO，在通风不良或气体泄漏时也可发生生活性 CO 中毒。

3. 毒理　CO 通过呼吸道吸收，80%～90% 与 Hb 进行可逆性的结合，形成碳氧血红蛋白（HbCO）。从而使 Hb 的运氧能力下降，影响组织中氧释放，导致组织缺氧。由于 CO 与 Hb 的亲和力比氧与 Hb 的亲和力大 240 倍，且 HbCO 的解离速度比氧合血红蛋白（HbO_2）慢 3600 倍，同时 HbCO 的存在还影

响 HbO_2 的解离，阻碍氧的释放和传递，导致低氧血症和组织缺氧。由于中枢神经对缺氧最为敏感，因此最先受到损害。

4. 临床表现

（1）急性 CO 中毒：是我国工业生产和日常生活中常见的中毒性疾病。临床上以急性脑缺氧的症状与体征为主要表现，如头痛、头昏、心悸、恶心等。在吸入新鲜空气后症状很快消失。中毒的程度主要取决于空气中 CO 浓度、接触时间，一般可分为三级。

轻度中毒主要表现为剧烈的头痛、头昏、心跳、眼花、四肢无力、步态不稳、恶心、呕吐、烦躁、意识模糊，但无昏迷，HbCO 可达 10% 以上。脱离现场，吸入新鲜空气或氧气数小时后，症状逐渐消失。

中度中毒除上述症状外，出现面色潮红、多汗、脉搏快、全身无力、浅至中度昏迷。血中 HbCO 可达 30% 以上。如及时脱离现场和抢救，一般无明显的并发症和后遗症。

重度中毒时，意识障碍严重，呈深度昏迷状态。离开现场后，昏迷仍可持续数小时甚至几昼夜。可出现阵发性或强直性痉挛，牙关紧闭，大小便失禁。可并发脑水肿、休克或严重的心肌损害、肺水肿等。血中 HbCO 可达 50%。

考点：CO 中毒的急救措施

（2）慢性影响：长期接触低浓度的 CO 是否可引起慢性中毒，至今尚无定论。近来的研究表明，长期反复接触低浓度的 CO 可引起神经衰弱综合征和对心血管系统有不良的影响。

5. 急救与治疗　迅速将患者移至通风处，解开衣领，注意保暖，密切观察意识状态。轻度中毒者，可不必给予特殊治疗；中度中毒者可给予对症治疗或吸氧；重度中毒者，如呼吸停止，立即施行口对口人工呼吸，否则应给予常压口罩吸氧，有条件时进行高压氧治疗。对重度中毒者还应酌情积极防治脑水肿，促进脑血液循环，维持呼吸循环功能和解痉等对症与支持治疗。加强护理，积极防治各种并发症，预防迟发性脑病。

（五）刺激性气体中毒

1. 刺激性气体的概念　刺激性气体是对皮肤、眼、呼吸道黏膜有刺激性作用的一类有害气体的统称，它是工业生产中最常见的有害气体，在许多生产过程中常可遇到。由于刺激性气体多具有腐蚀性，在生产过程中，常因设备、管道被腐蚀或意外事故而发生跑、冒、滴、漏现象，致使气体外逸通过呼吸道进入人体，造成急、慢性中毒。

2. 刺激性气体的毒作用　刺激性气体对机体作用的共同点是对眼、呼吸道黏膜及皮肤有刺激作用，常以局部损害为主，但在刺激作用过强时可引起全身反应。损害程度主要与毒物的浓度和接触时间有关；而病变的部位和临床表现，却与毒物的水溶性有关。水溶性大的氯、氨、二氧化硫等，接触眼和上呼吸道黏膜，立即产生化学刺激性炎症反应；高浓度吸入则累及全呼吸道，引起化学性肺炎和肺水肿；突然吸入高浓度时可引起喉痉挛、支气管痉挛或反射性呼吸中枢抑制，出现昏迷和休克。水溶性小的二氧化氮、光气，通过上呼吸道黏膜时，很少溶解，故刺激作用较轻，吸入后往往不易发觉，继续深入呼吸道深部后逐渐与水分作用而对肺产生刺激和腐蚀作用，引起肺水肿。

3. 临床表现

（1）急性中毒

1）局部刺激症状：出现流泪、畏光、结膜充血、流涕、喷嚏、咽部充血疼痛、发音嘶哑、呛咳、胸闷、局部皮肤灼伤等。

2）喉头痉挛水肿：突然出现喉痉挛或水肿，表现为高度呼吸困难，由于缺氧、窒息而发生发绀及猝死。

3）化学性气管炎、支气管炎及肺炎：剧烈咳嗽、胸闷、气促，可发生黏膜坏死脱落，突然出现呼吸道阻塞而窒息。

4）中毒性肺水肿：表现为剧咳、吐粉红色泡沫痰、气促、呼吸困难、恶心、呕吐、烦躁。体检可见患者明显发绀，两肺可闻湿啰音，血压下降、血液浓缩、白细胞增高。

（2）慢性中毒：长期接触低浓度刺激性气体，可致慢性结膜炎、鼻炎、咽炎、支气管炎等。有人在急性中毒后遗留支气管哮喘，如氯气中毒。

4. 急救与治疗　刺激性气体中毒最严重的危害是肺水肿。临床上一旦出现肺水肿，病情急、变化快，因此积极防治肺水肿是抢救刺激性气体中毒的关键。

考点：抢救刺激性气体中毒的关键措施

（1）阻止毒物继续吸收：立即将患者撤离现场到空气新鲜处，有条件者可采用中和剂进行雾化吸入，如为酸性气体，可用 5% 碳酸氢钠溶液；碱性气体，可用 2%～4% 硼酸或 5% 乙酸溶液；并注意保暖、静卧。

（2）预防肺水肿：早期应用激素。

（3）限制静脉补液量：要保持出入量为负平衡（相差 500～1000ml）。补液量以不加重肺水肿为原则。

（4）对症治疗：镇静、解痉、止咳、化痰。

（5）肺水肿的治疗：及早吸氧，应用去泡沫剂，早期足量短期应用肾上腺糖皮质激素，预防和控制感染，维持水、电解质及酸碱平衡。

（六）有机磷农药中毒

有机磷农药是目前使用最为广泛的一类农药。中毒主要发生在农药厂工人及施用农药的人员中。在农药的合成、加工、包装等过程中，特别是出料、分装及检修时，车间空气中农药的浓度较高，皮肤接触的机会也较多，易于发生中毒。在施用农药的过程中，特别是在配药、喷药及检修施药工具时，皮肤、衣服可能被农药沾染；在田间喷药、拌种及在仓库内熏蒸时，可吸入农药雾滴、蒸气或粉尘。在装卸、运输、供销、保管过程中，如不注意防护，也可能受到农药的危害。由于管理不严、保管不当，还可造成误服、误用或污染食物、水源等。

链接：农药

农药是指用于防治危害农作物的害虫、病菌、鼠类、杂草及其他有害动植物和调节植物生长的药剂。

各种农药的毒性大小相差悬殊。有些制剂（如微生物杀虫剂、抗生素等）实际无毒或基本无毒。多数品种为中等毒或低毒，但也有一些品种属于剧毒或高毒。有些品种毒性虽不大，但因有明显的蓄积作用，对人体可能有慢性影响。

1. 理化性质　有机磷农药除少数品种（如敌百虫）外，多为油状液体，工业品呈淡黄色至棕色，具有类似大蒜特殊臭味。一般不溶于水，而溶于多种有机溶剂及动植物油，对光、热、氧较稳定，遇碱易分解破坏。敌百虫为白色结晶，能溶于水，在碱性溶剂中，可变成毒性较大的敌敌畏。

2. 毒理　有机磷农药能通过消化道、呼吸道及完整的皮肤和黏膜进入人体。吸收后迅速分布到全身各器官与组织。其中以肝的含量最大，肾、肺、脾次之。至于脑内含量则主要取决于不同化合物穿透血脑屏障的能力。进入体内的有机磷农药一般都能较迅速地分解破坏，故体内没有明显的蓄积。排泄途径主要是通过肾，有一小部分可随粪便排出。

有机磷化合物的毒作用主要是抑制胆碱酯酶，使其失去分解乙酰胆碱的能力，造成乙酰胆碱积聚，引起神经功能紊乱。

3. 临床表现　急性中毒临床表现可分为三类。

（1）毒蕈碱样症状：早期即可出现，主要表现为食欲减退、恶心、呕吐、腹痛、腹泻、多汗、流涎、视物模糊、瞳孔缩小、呼吸道分泌物增多；严重者可形成肺水肿。

（2）烟碱样症状：病情进一步发展或较大剂量时，除上述症状加重外，出现全身紧束感，动作不灵活，发音含糊，胸部压迫感，肌纤维震颤（多见于胸部、上肢和面颈部）等。

（3）中枢神经系统症状：一般表现为头昏、头痛、乏力、失眠或嗜睡、多梦、言语不清，重症病例出现昏迷、抽搐,往往因呼吸中枢或呼吸肌瘫痪而危及生命。

根据病情轻重程度尚可分为轻度、中度和重度中毒。轻度中毒的主要表现为一般中枢神经系统症状和轻度毒蕈碱样症状。中度中毒时,上述症状加重,并有明显的烟碱样症状。重度中毒的突出表现为昏迷,并可发生肺水肿、呼吸极度困难、呼吸肌麻痹、大小便失禁等。重度中毒主要见于经口大量吸收时;生产性中毒一般属轻度或中度。

有机磷农药对皮肤的局部损害一般不明显。马拉硫磷对皮肤、黏膜有轻度刺激作用。对硫磷、内吸磷、敌百虫等有时可引起皮炎。敌敌畏乳剂所致的皮肤损害较常见。通常在接触后不久出现局部瘙痒或灼痛、皮肤潮红、肿胀,继而发生大小不等的水疱,并可形成糜烂。长期反复接触,可引起湿疹样变化。

4. 诊断　有机磷农药中毒的诊断一般不难。根据接触史和临床特征及患者体表、呼出气或呕吐物中所具有的特殊气味,基本可以确诊。如能进行血液胆碱酯酶活性或尿中有机磷代谢产物的测定或胃内容物中有机磷的定性分析,则对诊断和鉴别诊断有很大帮助。必要时,可在严密观察下,采用阿托品或胆碱酯酶复活剂试验治疗加以鉴别。

5. 治疗

(1) 清除毒物:立即使患者脱离现场,脱去污染衣服。全身污染部位(包括皮肤、头发、指甲等处)用肥皂水彻底洗净,以防止继续吸收。忌用热水或乙醇之类擦洗。眼部污染时,应立即用2%碳酸氢钠溶液、生理盐水或清水反复冲洗。如系经口中毒者,应先用胃管抽出胃液和毒物,并立即以2%碳酸氢钠溶液或清水反复彻底洗胃,直至洗出液没有有机磷农药特殊气味为止。洗胃后,可注入50%硫酸镁溶液50~60ml导泻。神志清醒而能合作的患者,亦可先服大量盐水或2%碳酸氢钠溶液或稀肥皂水,然后催吐。

(2) 解毒药物:有机磷中毒的解毒药物有抗胆碱药和胆碱酯酶复活剂。最常用的抗胆碱药为阿托品。阿托品能拮抗乙酰胆碱对副交感神经和中枢神经系统的作用,消除和减轻毒蕈碱样症状和呼吸中枢抑制。但阿托品对烟碱样症状没有作用,且不能使被抑制的胆碱酯酶恢复。有机磷中毒患者对阿托品的耐受性较高,用药量常超过一般剂量,但应严格掌握,注意避免过量用药。轻度中毒可用硫酸阿托品0.5~1.0mg皮下或肌内注射。必要时,可重复给药,每1~2小时一次。中度中毒可用1~2mg肌内或静脉注射,隔30~60分钟一次,病情好转后,应酌情减量。重度中毒可用1~3mg静脉注射,隔15~30分钟一次,根据病情逐渐减量,改用肌内注射,延长间隔时间。如出现口干、心率加快至100次/分左右,即应减为维持量或暂停用药。阿托品不能用于预防有机磷中毒。

一般说来,对轻度中毒者可单独给予阿托品或复活剂;中度和重度中毒时,两者并用可以发挥协同作用,但阿托品用量应酌减。

使用解毒剂时,既要尽快足量给药,又要根据中毒程度、病情演变和个体差异适当掌握用药量,病情缓解后,应逐渐减至维持量,同时注意严密观察。如出现阿托品中毒症状,应即停药。必要时,可用毛果芸香碱拮抗阿托品的作用,并可酌情给予镇静剂。

(3) 对症治疗:在治疗过程中,必须特别注意及时清除呼吸道分泌物,保持呼吸道畅通,注射呼吸中枢兴奋剂;必要时,作气管切开或插管,进行人工呼吸,给氧。如有肺水肿,应及时处理。抽搐时,可用水合氯醛灌肠。

第3节　生产性粉尘与硅沉着病

一、生产性粉尘

(一) 生产性粉尘的概念、来源

1. 生产性粉尘的概念　生产性粉尘指在生产中形成的,并能较长时间悬浮在生产环境空气中的

固体微粒，是常见的职业性有害因素之一。

2. 生产性粉尘的来源　在工农业生产过程中很多作业可能产生粉尘，其主要来源按生产方式不同，有以下几种。

（1）固体物质的破碎或机械加工。

（2）可燃性固体物质的不完全燃烧。

（3）某些物质加热时产生的蒸气在空气中冷凝或氧化。

（4）粉末状物质的混合、过筛、包装、搬运等。

（二）生产性粉尘对人体健康的影响

（1）局部刺激作用：吸入的粉尘颗粒首先作用于呼吸道黏膜，可引起鼻炎、咽炎、喉炎、气管和支气管炎等呼吸道炎症。

（2）中毒作用：吸入砷、锰、铅等粉尘，可引起全身中毒。

（3）变态反应：棉、麻、对苯二胺等粉尘，可引起支气管哮喘、湿疹等。

（4）光感作用：沉着于皮肤的沥青粉尘，在日光的照射下产生光化学作用，可引起光照性皮炎等。

（5）感染作用：谷物和兽毛等粉尘能携带病原菌（如真菌和炭疽杆菌），可引起肺真菌病或炭疽病等。

（6）致癌作用：放射性物质、镍、铬酸盐等的粉尘可引起肺癌；石棉粉尘可引起支气管肺癌和间皮瘤。

（7）致纤维化作用：长期吸入矿物性粉尘，如矽尘、石棉尘等可引起肺组织进行性、弥漫性的纤维组织增生而发生肺尘埃沉着病。

长期吸入生产性粉尘而引起的以肺组织纤维化为主的全身性疾病，称肺尘埃沉着病，又称尘肺。这类疾病是我国危害最大的职业病。

二、硅沉着病

硅沉着病（又称矽肺）是一种最常见的尘肺，是由于长期吸入含游离二氧化硅粉尘（矽尘）而引起的以肺组织纤维化为主的全身性疾病。

游离二氧化硅是地壳的主要成分，大约 95% 的矿石中含有数量不等的游离二氧化硅，其中石英是最常见的一种，含游离二氧化硅 99%。接触矽尘的作业非常广泛。

考点：矽肺的概念

（一）主要接触作业

主要接触作业（图 6-4）包括：①矿山开采；②开山筑路挖隧道；③石英粉的加工（如石英粉碎，玻璃、耐火材料的配备、焙烧）；④陶瓷、建筑材料生产；⑤机械铸造中的喷砂、砂轮抛光。

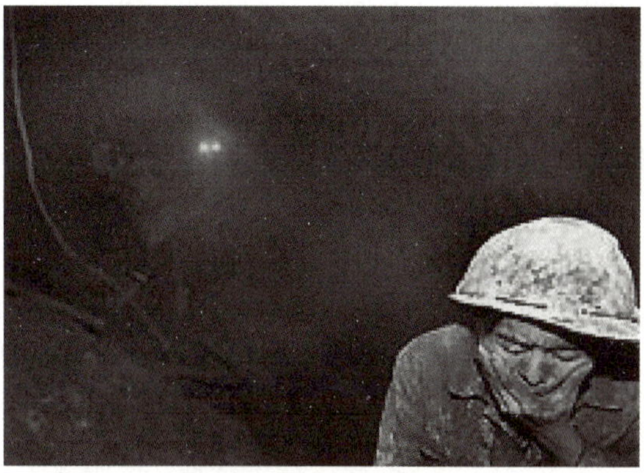

图 6-4　尘肺工作环境

（二）发病情况

矽肺一般在持续吸入矽尘 5~10 年发病，有的长达 15~20 年以上。但持续吸入高浓度的矽尘，有的 1~2 年甚至半年即可发病，称为速发性矽肺。有些矽尘作业工人在脱离矽尘作业以后才发病，称为晚发性矽肺。

矽肺的发生发展与生产场所空气中粉尘的浓度、游离二氧化硅的含量、粉尘的分散度、二氧化硅的类型、从事矽尘作业的工龄、防护措施及个体因素等有关。

链接：矽肺发病机制的过程

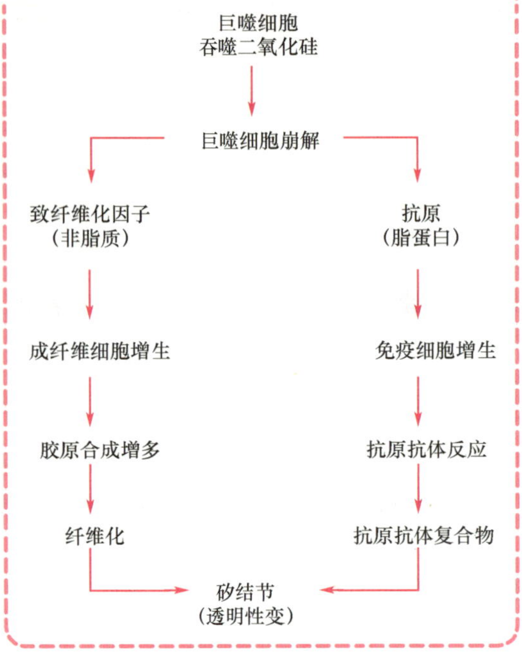

矽肺是尘肺中发展最快、危害最大的一种职业病，一旦发生，即使脱离接触，病情仍可缓慢进展，迄今无满意的治疗方法，随着乡镇和个体企业的迅速发展，矽尘作业的人数增多，且不少企业设备简陋，劳动条件差，无完善的防尘措施，使矽肺新病例不断发生。

（三）发病机制

关于矽肺的发病机制，各国学者曾提出了许多学说，如机械刺激说、化学中毒说、硅酸聚合说、免疫说、表面活性说等。但均未能圆满解释矽肺纤维化的机制。

（四）病理改变

矽肺的基本病理改变是肺组织弥漫性纤维化和矽结节形成。矽结节是矽肺的典型病变，其镜下可见由多层排列的胶原纤维构成，横断面似洋葱头状。早期矽结节胶原纤维细而排列疏松，间有大量的尘细胞和成纤维细胞。结节越成熟，胶原纤维越粗大密集，细胞成分越少，终至发生透明样变，形成典型的矽结节。相邻的小结节可相互融合成大结节，逐步形成团块状。

（五）临床表现

1. 症状和体征　矽肺患者早期无明显症状，随病程进展，或有合并症时才逐渐明显。最常见的症状是胸闷、胸痛、气急、心悸、咳嗽、吐痰，并随着病变进展而逐渐加重，但与胸部X线片表现不一定平行。

矽肺患者早期无明显体征。随病程进展，继发症和合并症增多，体征逐渐明显。

2. X线表现

（1）肺纹理：早期表现纹理增多、增粗、扭曲变形、中断；晚期由于类圆形小阴影的增多和肺气肿的明显，肺纹理反而显著减少或消失。

（2）肺门阴影：肺门阴影增宽，密度增高，结构紊乱，边缘模糊不清，甚至可见明显增大的淋巴结阴影。晚期矽肺时，可因肺组织的纤维化和团块的牵引而使肺门上举外移，肺纹理呈“垂柳状”。由于肺气肿加重，纹理相对减少，肺门阴影可呈“残根样”改变。

（3）小阴影：其病理基础为矽结节，一般直径为1~4mm，早期多出现在两肺中下野的内中带，逐渐扩展至全肺。

（4）大阴影：晚期矽肺由于矽结节增多、严重的间质纤维化，出现长径超过10mm的阴影，其形状有长条形、圆形、椭圆形。多出现在两上、中肺野，少数在两下肺野。其病理基础是团块状纤维化。

（5）胸膜改变：胸膜因广泛纤维性变而肥厚。先在肺底部出现，以肋膈角变钝或消失最常见。

（6）肺气肿：表现为弥漫性、局限性、边缘性及泡性肺气肿和肺大疱。

3. 肺功能改变　早期矽肺患者常有肺功能损害，但因肺组织的代偿功能很强，临床上常无明显表现。晚期则明显，表现肺活量降低，肺气肿时，用力呼气量降低，最大通气减少。

（六）并发症

1. 肺结核　是矽肺最常见、危害最严重的并发症，其并发率与矽肺的严重程度一致。矽肺患者机体抵抗力降低，使结核菌易生长、扩散；矽肺合并结核后，可促使矽肺恶化，是造成矽肺患者死亡的主要原因。

2. 肺部感染　矽肺患者由于抵抗力下降，易引起细菌和病毒的感染，并发支气管炎、肺炎等。

3. 自发性气胸　多见于晚期矽肺，由于肺气肿、肺大疱，特别在靠近胸膜的部位，当剧烈咳嗽时肺大疱破裂所致。结核病灶破裂时也可引起。

4. 肺心病　由于肺组织广泛纤维化，肺动脉压增加，右心负担加重，逐渐使右心肥大产生心脏病，严重时可发生心力衰竭。

考点：矽肺的并发症

（七）诊断及治疗

1. 诊断　根据职业接触史、病史、临床表现和 X 线检查，结合现场环境的劳动卫生调查，尤其是工作环境空气中粉尘浓度和游离二氧化硅的含量及操作方式和防尘措施的调查等。参照我国 1997 年颁布的尘肺 X 线诊断标准（GB5906-1997）作出诊断和分级。一旦确诊，立即脱离接触，并做劳动能力鉴定。

2. 治疗　目前尚无特效治疗方法，主要采取综合措施。例如，加强营养，提高患者的抗病能力，适当的体育锻炼，积极防治并发症，消除和改善症状，预防肺结核。药物治疗主要有克矽平、汉防己碱、柠檬酸铝、哌喹等，有改善症状、延缓病情进展的作用。

近年来国内部分地区使用肺灌洗术冲洗沉积在肺内的粉尘、尘细胞及各种致纤维的介质，可缓解临床症状，阻止病变的进展。

（八）预防措施

矽肺是一种不可逆的病理改变，一经发生，病变呈进行性发展。因此矽肺的预防应以一级预防为主，采取综合性的防尘措施。根据国情，我国总结出预防粉尘危害的八字经验："革、水、密、风、护、管、查、教"。

考点：预防粉尘危害的八字经验

1. 革　指技术革新。主要通过改革工艺过程和革新生产设备，从根本上消除粉尘危害。

2. 水　指湿式作业。对使用和产生粉尘的作业或工序，尽可能用湿式操作替代干法作业。这是一种经济易行的有效的防尘措施。

3. 密　指密闭尘源。产生粉尘的设备应尽可能加以密闭，以防止粉尘飞扬。

4. 风　指通风除尘。根据不同的工作环境，采用局部抽出式、局部送入式机械通风或全面通风等措施，减少生产环境中粉尘的浓度。

5. 护　指个人防护。接尘作业时，应选用滤尘率高、透气性好、便于携带的防尘口罩，有效阻止粉尘从呼吸道进入。必要时可穿戴防尘工作服，送风头盔等防护用具。

6. 管　指维护管理。建立健全必要的防尘设备管理制度和车间卫生清扫制度，从组织制度上保证防尘工作的经常化。

7. 查　指测尘检查和健康检查。定期检测车间空气中粉尘的浓度，一旦发现超过国家卫生标准时，应及时采取措施。健康检查包括：①就业前体格检查，严格掌握就业禁忌证（如活动性肺结核、呼吸道疾患、未成年人等）；②定期体格检查，能及早发现患者，及时治疗和处理。对从事过粉尘作业而调离者，也应随访检查。

8. 教　指健康教育。对广大职工进行防尘知识的卫生宣传和教育，增强个人防尘意识，从而发挥群众防尘防病的自觉性、积极性和创造性。

小结

通过对本章内容的系统学习，认识生产环境中存在的职业性有害因素对人体健康的影响规律和损害形式；并准确理解职业病的定义，掌握职业病的特点、诊断依据和防制原则；掌握职业性铅中毒、汞中毒、苯中毒、一氧化碳中毒、刺激性气体中毒、农药中毒和矽肺等常见职业病的临床特征和诊断处理原则及主要的预防措施。学会改善不良生产环境和劳动条件的基本方法，为保护劳动者健康，提高其劳动能力出谋献策。

自 测 题

一、名词解释

1. 职业性有害因素 2. 职业病 3. 矽肺

二、选择题(A_1 型题)

1. 职业性有害因素按性质可分为( )
   A. 毒物、粉尘和异常气象条件
   B. 放射线、化学毒物和致病微生物
   C. 化学性因素、物理性因素、生物性因素
   D. 化学因素、物理因素和不合理的规章制度
   E. 生产性毒物、不良的气象条件、病原微生物
2. 凡是由职业性有害因素直接引进的疾病,从广义上讲均称为( )
   A. 工作有关疾病 B. 职业中毒
   C. 职业性疾患 D. 法定职业病
   E. 职业病
3. 诊断职业病极为重要的前提是( )
   A. 生产环境现场调查
   B. 职业史
   C. 早期症状及典型症状和体征
   D. 临床表现
   E. 实验室检查
4. 飘浮在空气中的雾、烟尘、粉尘等,统称为( )
   A. 生产性毒物
   B. 职业性有害因素
   C. 气溶胶
   D. 混合物
   E. 工业“三废”
5. 机体发生毒物慢性中毒的基础是( )
   A. 毒物毒性大
   B. 毒物在体内的蓄积
   C. 毒物在体内的生物转化
   D. 排泄
   E. 毒物进入机体后生物半衰期延长
6. 生产环境中苯蒸气进入机体的主要途径是( )
   A. 消化道 B. 皮肤
   C. 呼吸道 D. 皮脂腺
   E. 汗腺
7. 铅中毒采用驱铅疗法,首选药物应是( )
   A. 依地酸二钠钙
   B. 二巯基丁二酸钠
   C. 喷替酸钙钠
   D. 亚甲蓝
   E. 葡糖醛酸
8. 长期吸入含有游离二氧化硅的粉尘可引起( )
   A. 炭尘肺 B. 矽肺
   C. 硅酸盐肺 D. 肺水肿
   E. 肺炎
9. 能引起口腔炎、震颤和精神改变这三大症状的毒物是( )
   A. 一氧化碳 B. 铅
   C. 汞 D. 苯
   E. 农药
10. 抢救刺激性气体中毒时最关键的措施是( )
    A. 迅速脱离现场到新鲜空气流通处
    B. 改善缺氧状态
    C. 进行人工呼吸
    D. 用解毒剂进行解毒
    E. 防止肺水肿
11. 刺激性气体中毒最严重的危害是( )
    A. 化学性气管炎 B. 支气管炎
    C. 肺炎 D. 喉炎
    E. 肺水肿
12. 矽肺最常见、危害最严重的并发症是( )
    A. 肺结核 B. 支气管炎
    C. 肺炎 D. 自发性气胸
    E. 肺心病

三、简答题

1. 职业病有何特点?其诊断的主要依据有哪些?
2. 生产性毒物以哪几种形态污染生产环境?其进入机体的途径有哪些?
3. 矽肺预防措施中防尘“八字”方针是什么?

(戚 林)

第7章
食物与健康

引言：构成人体成分的物质主要来自食物，食物中的营养成分是人们赖以生存的物质基础。要维持机体良好的健康状态，需要科学合理的膳食，实现合理营养，以满足机体正常的生长发育、维持各种生理功能、延年益寿等所需的营养物质。同时为保证食物对健康的促进作用，食物的食用安全一定要得到保障，避免造成污染、变质等危害健康，做好食物中毒的防控。

第1节　人体需要的营养素

案例7-1

一3岁幼儿，体重偏轻，肌肉松弛，精神委靡，抵抗力低，双脚水肿明显。医生对其采用营养疗法2个月后，该幼儿体重明显上升，精神状态良好，双脚水肿已消退。

问题：

1. 该幼儿为何种营养性缺乏症？
2. 幼儿双脚水肿的病因是什么？
3. 如何从营养学角度给予饮食指导？

营养素是指食物中含有的对人体具有营养功能且安全的有效成分。这是用以维持生命，促进机体生长、发育和健康的化学物质。食物的营养物质按化学性质或生理功能可分为六大类：蛋白质、脂类、糖类、无机盐和微量元素、维生素和水。营养素的生理功能主要表现以下三个方面：①构成细胞组织，供给生长、发育和自我更新所需的材料；②提供能量；③调节机体生理活动。

营养是指人体摄取、消化、吸收和利用食物中营养素维持生命活动的整个过程。这一过程是指维持正常的生理、生化、免疫功能及生长发育、新陈代谢等一系列生命活动。

一、蛋　白　质

蛋白质是生命的物质基础，是生命的存在形式，没有蛋白质就没有生命。其占人体体重的15%～18%。体内的蛋白质虽然种类繁多，性质、功能各异，但均由碳、氢、氧、氮等元素组成，其中含氮量为16%。蛋白质是人体氮的唯一来源，而糖类和脂肪中仅含碳、氧、氢，不含氮，所以不能代替蛋白质。因蛋白质含有氮元素，在适宜温度下细菌极易繁殖，所以，含有蛋白质的食品如果加工、储存不当，容易引起食物变质。

（一）生理功能

1. 构成和修复组织　人体的一切细胞组织都是由蛋白质组成的，组织的新陈代谢和损伤的修补，也必须依靠蛋白质。所以，每人每天都必须摄入一定量的蛋白质作为构成和修补组织的“建筑”材料。

2. 构成体内许多具有重要生理作用的物质　人体的新陈代谢是通过成千上万种化学反应来实现的，这些反应都需要酶的催化，而这些具有特异作用的酶本身就是蛋白质。另外，调节生理功能的一些激素，也是由蛋白质为主要原料构成的。

3. 免疫系统重要的物质基础　蛋白质是体内抗体及白细胞的重要组成部分，并参与对一些有毒物质的解毒作用，使机体对外来微生物和其他有害因素具有一定的抵抗力。机体摄入蛋白质不足，可使白细胞和抗体的数量减少，降低机体的抵抗力。

4. 维持体内的酸碱及体液平衡　血红蛋白和血浆蛋白是血液中缓冲系统的重要组成部分，能够调节机体的酸碱平衡。正常人血浆和组织液之间的水不停地进行交换，能经常保持平衡，这是由于人体血浆中蛋白质的胶体渗透压在起作用。

5. 供给能量　蛋白质可为人体提供能量，是三大产能营养素之一，每克蛋白质在体内氧化可释放能量 16.7kJ，机体每天所需能量的 10%～15% 由蛋白质提供为宜。此外，蛋白质还与遗传信息传递及许多重要物质的运输有关。

人体每天必须从食物中摄取一定数量的蛋白质，用于维持正常的生命活动和工作需要。如果蛋白质长期摄入不足，就会使婴幼儿生长发育迟缓、智力水平发育不良；成人缺乏蛋白质会出现体重减轻、肌肉萎缩、抵抗力下降等症状，严重缺乏时还会导致营养不良性水肿（图 7-1，图 7-2）。

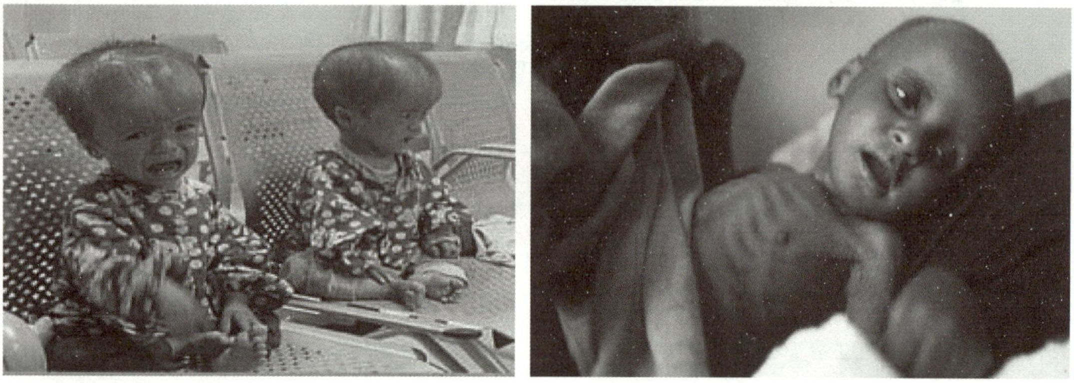

图 7-1　蛋白质热能营养不良

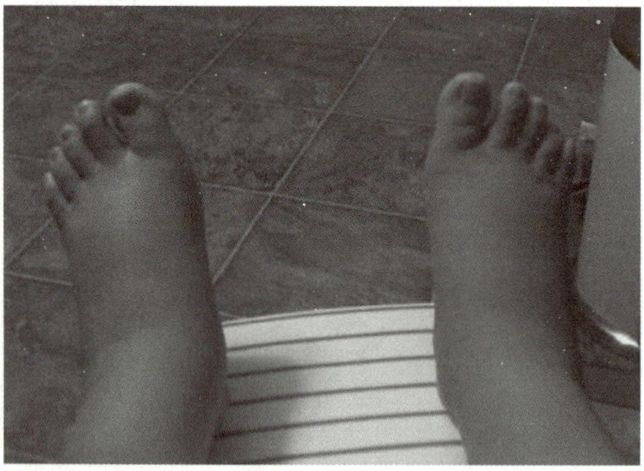

图 7-2　蛋白质营养不良性水肿

（二）必需氨基酸

1. 必需氨基酸的定义和种类　氨基酸的种类有 20 多种，大致可以分为三类：必需氨基酸、半必需氨基酸和非必需氨基酸。其中有些氨基酸人体内不能合成或合成速度比较慢，不能满足机体的需要，必须由食物供给，这些氨基酸称必需氨基酸。成人体内有 8 种必需氨基酸是：苯丙氨酸、蛋氨酸、色氨酸、苏氨酸、赖氨酸、缬氨酸、亮氨酸、异亮氨酸，婴儿体内合成组氨酸的能力弱，故婴儿的必需氨基酸有 9 种。此外，人体合成精氨酸、组氨酸的能力不足于满足自身的需要，需要从食物中摄取一部分，我们称之为半必需氨基酸。其余的氨基酸，人体可以自己合成，不必靠食物补充，我们称为非必需氨基酸。

考点：必需氨基酸

2. 氨基酸模式　蛋白质中各种必需氨基酸之间的构成比例称为氨基酸模式。通常根据蛋白质中必需氨基酸含量，以含量最少的色氨酸为 1 计算出的其他氨基酸的相应比值。几种食物蛋白质和人体蛋白质氨基酸模式比较见表 7-1。

表7-1　几种食物蛋白质和人体蛋白质氨基酸模式

氨基酸	全鸡蛋	牛奶	牛肉	大豆	面粉	大米	人体
异亮氨酸	3.2	3.4	4.4	4.3	3.8	4.0	4.0
亮氨酸	5.1	6.8	6.8	5.7	6.4	6.3	7.0
赖氨酸	4.1	5.6	7.2	4.9	1.8	2.3	5.5
蛋氨酸	3.4	2.4	3.2	1.2	2.8	2.8	2.3
苯丙氨酸	5.5	7.3	6.2	3.2	7.2	7.2	3.8
苏氨酸	2.8	3.1	3.6	2.8	2.5	2.5	2.9
缬氨酸	3.9	4.6	4.6	3.2	3.8	3.8	4.8
色氨酸	1.0	1.0	1.0	1.0	1.0	1.0	1.0

为了保证人体合理营养的需要，一方面要充分满足人体对必需氨基酸所需要的数量，另一方面还必须注意各种氨基酸之间的比例。因为组成人体各种组织细胞蛋白质的必需氨基酸有一定比例。凡是蛋白质氨基酸模式与人体蛋白质氨基酸模式接近的食物，在体内被利用的程度就高，这些蛋白质称为优质蛋白质。从表7-1可见，动物性食物蛋白质的氨基酸模式与人体蛋白质氨基酸模式比较接近，其营养价值就高。由于全鸡蛋蛋白质的氨基酸模式很接近人体的氨基酸模式，故其蛋白质在评价食物蛋白质营养价值时常被作为参考蛋白质。如果一种必需氨基酸的数量不足，则其他氨基酸也不能被充分利用，蛋白质合成受限；相反，如果一种必需氨基酸过多，同样会影响氨基酸的平衡。所以，当必需氨基酸供给不足或失衡时，蛋白质合成均受到影响，可出现蛋白质缺乏症状。

链接：蛋白质营养不良分型（表7-2）

表7-2　蛋白质营养不良分型

衡量指标	Ⅰ度（轻）	Ⅱ度（中）	Ⅲ度（重）
体重低于正常均值	15%～20%	25%～40%	40%以上
腹部皮褶厚度	0.8～10px	10px以下	消失
肤张力	基本正常	弹性差、松弛	肌肉萎缩，肌张力低下
精神状态	稍不活泼	委靡或烦躁不安	呆滞，反应低下抑制与烦躁交替

（三）食物蛋白质的营养评价

1. 食物蛋白质的含量　食物蛋白质含量是评价食物蛋白质营养价值的一个重要方面。蛋白质含氮量比较恒定，平均约为16%，故测定食物中的总氮量乘以蛋白质折算系数6.25，即得蛋白质含量。各类食物中，蛋白质含量以大豆类为最高（30%～40%），肉类为16%～20%、蛋类为12%、鱼类为10%～12%、奶类为4%。粮谷类为6%～8%，蔬菜、水果含量很低，只有1%～2%。

链接：蛋白质折算系数

蛋白质是人体氮的唯一来源，而且各种蛋白质的含氮量相当接近，平均约为16%。因此，每克氮就相当于含有6.25g蛋白质，6.25则称为蛋白质折算系数。

2. 蛋白质消化率　指食物蛋白质被消化酶水解后的吸收程度。

蛋白质消化率，不仅能反映蛋白质在消化道内被分解的程度，还能反映消化后的氨基酸和肽被吸收的程度。蛋白质的消化率会在人体、食物及其相关的多种因素影响下，发生变化。例如，人的全身状态、消化功能、精神情绪、饮食习惯及食物的感官性状等；食物中诸如食物纤维素含量、烹调加工方式、食物与食物间的相互影响等。再例如，整粒进食大豆时，其所含蛋白质消化率仅为60%，若加工成豆腐，即可提高至90%；一般烹调中的蒸、煮等方法对食物中蛋白质的消化率影响较小；若采用高温煎炸的方法就可能破坏食物蛋白质中的部分氨基酸，还会降低蛋白质的消化率。

一般采用普通的烹调工艺加工时，动物类食物蛋白质的平均消化率高于植物类食物蛋白质；奶类及乳制品中的蛋白质消化率为97%～98%；肉类中的蛋白质为92%～94%；蛋类的为98%；米饭及面制品的为80%左右；马铃薯的为74%；玉米面窝头的为66%。

植物类食物蛋白质消化率偏低的原因，与其被粗纤维素包围，不能与消化酶充分接触有关；整粒大豆中含有的抗胰蛋白酶是妨碍蛋白质充分消化的重要因子。因此，运用特殊的加工工艺去除植物类食物中的纤维素，或破坏抗胰蛋白酶等，可有效提高植物类食物蛋白质的消化率。

3. 蛋白质生物学价值　亦称生物价，它表示蛋白质消化吸收后的利用程度。

蛋白质的生物学价值是用来评定食物蛋白质在体内被消化、吸收后利用程度的营养学指标。通常食物蛋白质中所含的必需氨基酸种类齐全、比例适当，与人体组织蛋白质相近似，少量即可满足机体需要。故表明这种食物蛋白质的品质优良，生物学价值高。若其所含必需氨基酸的种类不全，或含量不足，或含量尚可，但比例不当等，均表示其生物价值偏低，品质较差。

在临床上，食物蛋白质的生物价值对指导肝、肾患者的膳食尤为重要。生物学价值高的食物蛋白质中必需氨基酸都被用来合成人体蛋白，极少有过多的氨基酸需经肝、肾代谢而释放能量，或由尿排出多余的氮，故可大大减轻肝、肾的负担。生物学价值越高，说明蛋白质机体利用率越高，即蛋白质的营养价值越高，最高值为100。常见食物蛋白质生物学价值见表7-3。

表7-3　常见食物蛋白质生物学价值

蛋白质	生物价	蛋白质	生物价
鸡蛋蛋白质	94	大米	77
鸡蛋白	83	甘薯	72
鸡蛋黄	96	土豆	67
牛奶	85	小麦	67
鱼	83	扁豆	72
虾	85	白菜	76
猪肉	74	花生	59
白面粉	52	小米	57
玉米	60	蚕豆	58

（四）蛋白质的互补作用

蛋白质生物价高低取决于所含必需氨基酸种类和数量，若必需氨基酸种类齐全、且比例适合人体需要，则生物学价值就高，这种蛋白质又称为完全蛋白质。所含必需氨基酸种类不全的蛋白质称为不完全蛋白质，如动物胶蛋白、玉米胶蛋白等。许多植物性蛋白质虽然含8种必需氨基酸，但比例不适宜，生物学价值也不高。两种或两种以上食物蛋白质混合食用，其中所含有的必需氨基酸取长补短，相互补充，达到较好的比例，从而提高蛋白质利用率的作用，称为蛋白质互补作用。因此提倡粗粮和细粮、荤食与素食搭配食用。

（五）蛋白质的食物来源与推荐摄入量

1. 蛋白质的食物来源　蛋白质最好的食物来源是动物性食品和大豆及其制品。尤其是蛋类与奶类，两者含蛋白质较高，且易消化吸收，属于优质蛋白质。大豆及其制品是植物性食品中含蛋白质最高的，可达40%左右，且含赖氨酸较多，对粮谷类蛋白质有较好的互补作用。粮谷类蛋白质含量较少，为8%～10%，但因摄入量比较大，因此成为我国居民膳食中蛋白质的主要来源。

2. 蛋白质的推荐摄入量 我国居民主要以植物性食物为主，所以按能量计算，正常成年人以占总热能的10%～12%为宜，儿童、青少年以12%～15%为宜。当蛋白质营养正常时，人体内有关反映蛋白质营养水平的指标也相应处于正常水平。

考点：蛋白质的互补作用

二、脂 类

正常人体内脂类含量占体重的13%～19%，主要有中性脂肪和类脂。食物中的脂类95%是中性脂肪，5%是类脂。中性脂肪即三酰甘油，主要有动物脂肪和植物油。类脂包括磷脂、糖脂和类固醇等。

1. 生理功能

(1) 中性脂肪：主要存储能量和供给能量、提供必需脂肪酸；促进脂溶性维生素的吸收；保护内脏；增加饱腹感和改善食物感官性状。

(2) 类脂：主要参与生物膜、血浆脂蛋白的组成；参与体内多种(如胆固醇参与胆汁酸、肾上腺皮质激素、性激素、维生素D等)生理活性物质的合成。

2. 必需脂肪酸 是指人体不可缺少而自身又不能合成，必须由食物供给的多不饱和脂肪酸。人体的必需脂肪酸有亚油酸和α-亚麻酸两种。

其主要生理功能有参与构成线粒体、细胞膜的组成成分；参与脂质代谢；参与合成前列腺素、白三烯等生物活性物质的前体；参与组织的生长和损伤修复；与动物精子形成有关。

3. 膳食脂肪营养价值的评价

(1) 脂肪的消化率：植物油消化率为95%以上，动物油的消化率为85%左右，故植物油的吸收率高于动物油(表7-4)。

表7-4 几种常见油脂的消化率

名称	消化率(%)	名称	消化率(%)
花生油	98.3	猪油	97.0
芝麻油	98.0	奶油	97.0
大豆油	97.5	鸡油	96.7
玉米油	96.9	鱼油	95.2

(2) 必需脂肪含量：植物油中亚油酸含量明显高于动物油，故其营养价值优于动物油(表7-5)。

表7-5 几种常见食物中亚油酸含量

名称	亚油酸含量(%)	名称	亚油酸含量(%)
葵籽油	63.2	猪油	8.9
豆油	52.2	奶油	4.2
芝麻油	43.7	羊油	2.9
花生油	37.6	牛油	1.9
菜籽油	16.3	椰子油	6.0～10.0

(3) 脂溶性维生素含量：海鱼肝脏、奶类脂肪中富含维生素A、维生素D；大豆油、麦胚油中富含维生素E，其营养价值较高；其他动物脂肪几乎不含维生素。

4. 脂类的食物来源与推荐摄入量

(1) 脂类的食物来源：膳食中脂肪的来源有动物脂肪及植物油，动物脂肪如猪油、牛油、羊油等，为多饱和脂肪酸，不易被人体消化吸收；植物油如豆油、花生油、芝麻油、菜籽油、茶油等，为多不饱和脂肪酸，易被人体消化吸收，同时含有较多的维生素 A、维生素 D。另外，植物油还是必需脂肪酸的最好食物来源，所以在脂类的供应中，要求植物来源的脂肪不低于总脂肪量的 50%。

（2）脂类的推荐摄入量：脂肪摄入过多，可导致肥胖、心脑血管疾病、高血压和某些癌症发病率的升高。中国营养学会推荐成人脂肪摄入量为总热能的 20%～30% 为宜。

三、糖　　类

糖类也称碳水化合物，是由碳、氢、氧三种元素组成的一类化合物，根据分子结构可分为单糖、双糖、多糖三类。常见的单糖有葡萄糖、果糖、半乳糖、甘露糖等；双糖有蔗糖、乳糖、麦芽糖（甜度：果糖>蔗糖>麦芽糖>乳糖）等；多糖有三种，即糖原、淀粉和膳食纤维。其中糖原和淀粉可被人体消化吸收；而膳食纤维不能被人体消化吸收，但其有促进胃肠蠕动，防止便秘，有研究表明膳食纤维具有预防肠癌的作用。

糖类具有以下几项生理功能：

1. 提供能量　是糖类最主要的生理功能之一，人体 55%～65% 的能量来自糖类。

2. 机体组织的成分　糖蛋白参与构成神经和细胞的主要成分。

3. 抗生酮作用　脂肪在体内彻底分解代谢需要葡萄糖的协调作用。若糖类不足，脂肪酸不能被彻底氧化而产生酮体，过多的酮体则可引起酮血症，影响机体的酸碱平衡；而体内的糖类充足时就可以起到抗生酮的作用。

4. 节约蛋白质作用　当体内糖类供给不足时，机体为了满足自身对葡萄糖的需要，则通过糖原异生作用产生葡萄糖。由于脂肪一般不能转变成葡萄糖，所以要动用体内蛋白质，常常导致蛋白质消耗过大，影响其正常的生理功能。当摄入充足的糖类时，可以防止体内和膳食中的蛋白质转变为葡萄糖，这就是所谓的节约蛋白质作用。

5. 膳食纤维的功能　人体缺乏水解纤维素的酶，故不能被人体消化吸收。其有以下功能：吸收水分，软化大便；刺激消化液的分泌，促进肠蠕动，防止便秘；增加胃内的填充物，减缓胃排空时间，产生饱腹感而减少能量摄入，达到控制体重和减肥的作用。同时半纤维素、果胶为可溶性纤维，可在胃肠道形成很黏稠的物质，黏着一些致癌物，以起到一定的防癌作用。

四、热　　能

自然界中的热能是以多种形式存在的，但人体只能利用食物提供的热能。食物中的糖类、脂肪和蛋白质经体内氧化可以释放热能，称为“产能营养素”。每克糖类可产生 16.7kJ（4.0kcal）热能，每克脂肪可产生 37.7kJ（9.0kcal）热能，每克蛋白质可产生 23.6kJ（6.0kcal）热能。人体内每天热能的消耗主要由基础代谢、体力活动和食物特殊动力作用构成。

（一）能量的单位

目前国际上以焦耳（joule，J）为单位表示。营养学上，由于能量所用的数值大，故常以千焦（kJ）或兆焦（MJ）作为单位计算。营养学使用最多的是卡（cal）和千卡（kcal），两者的换算关系如下：

$1MJ = 1000kJ = 1\times10^6 J = 239kcal$，$1kJ = 0.239kcal$，$1kcal = 4.184kJ$。

（二）人体对热能的需要

人体对热能的需要取决于基础代谢、劳动和各种活动及食物特殊动力作用所消耗的能量。儿童生长期还要增加生长发育所需的能量。

1. 基础代谢　是指维持生命的最低能量消耗，即机体在安静和恒温条件下，清醒、空腹、安静状态下维持体温、心跳、呼吸、各器官组织和细胞生理活动所需的能量。基础代谢易受性别、年龄、体表面积、内分泌、气候、疾病等因素的影响。女性比男性约低 5%；儿童少年比成人高，成人比老人高；寒冷气候比温热气候时高。

2. 体力活动　日常体力活动所消耗的热能是人体总能量消耗的主要因素，也是人体控制能量消耗和保持能量平衡的重要部分。而能量消耗的多少与体力活动的强度、持续时间、环境及气候等因素有关。

3. 食物特殊动力作用 是指人体摄食过程中引起的额外能量消耗。人体摄取食物的种类不同其能量消耗也不同，其中蛋白质的食物特殊动力作用最大，为其产能的30%～40%，糖类为5%～6%，脂肪为4%～5%。一般摄入混合食物，每天由于食物特殊动力作用而额外增加的能量消耗相当于基础代谢的10%左右。

4. 生长发育 婴幼儿和儿童阶段生长发育需要的能量还包括机体生长发育中形成新的组织所需的能量，以及进行新陈代谢所需的能量。

（三）来源和参考摄入量

我国居民饮食习惯中热能的主要来源是粮谷类，其次为食用油脂、动物性食品。中国营养学会建议居民膳食中的糖类供给热能应占总热能55%～65%，脂肪占20%～30%，蛋白质占10%～15%为宜。机体摄入的热能应与消耗的热能保持平衡。摄入过多引起体重过重或肥胖，摄入过少导致体重减轻。能量的来源和参考摄入量（RNI）见附录1（中国居民膳食能量和蛋白质的RNI及脂肪供能比）。

五、无 机 盐

构成人体的元素中除碳、氢、氧、氮以外，其余的元素均称为无机盐，包括常量元素和微量元素两类。常量元素在体内含量大于体重的0.01%，需要量相对较多，如钙、镁、钾、钠、磷、硫、氯等。微量元素在体内含量小于体重的0.01%，需要量也相对较少，如铁、钴、铬、锰、铜、锌、钼、碘、氟、硒等。

（一）钙

钙是人体含量最多的无机盐，成人体内含钙总量约为1200g，相当于体重的2.0%，其中99%集中在骨骼和牙齿中；1%分布在体液及软组织中，并与骨骼、牙齿中的钙保持动态平衡。

1. 钙的生理功能 钙的主要功能是构成骨骼和牙齿的重要成分；同时也参与维持神经与肌肉兴奋性的正常传导、心脏的搏动等；促进血液凝固；促进体内某些酶的活动和体液酸碱平衡等。

2. 钙的缺乏与过量 我国居民膳食中易缺乏钙，儿童长期缺钙可引起生长发育迟缓，骨骼变形，严重缺钙可引起佝偻病（图7-3、图7-4）。成人随着年龄的增长，尤其是育龄期妇女，缺钙易发生骨质软化；老年人钙摄入不足，易患骨质疏松症。

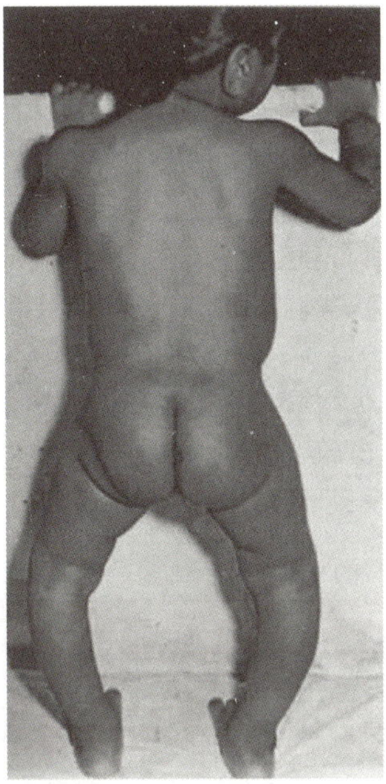

图7-3 佝偻病（O型腿）

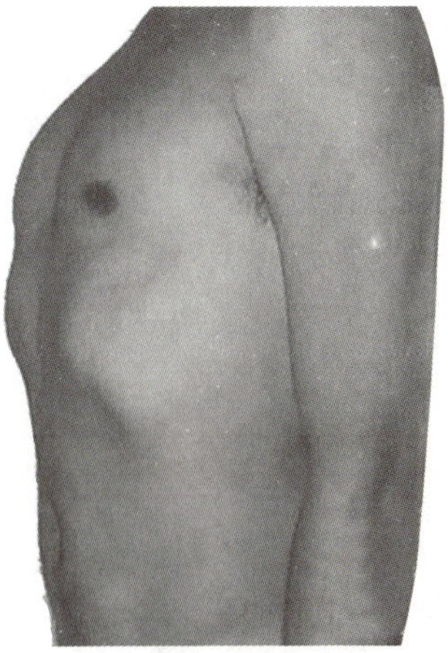

图7-4 佝偻病（鸡胸）

当人体摄入过量的钙可能增加肾结石的危险性，钙与一些矿物质存在干扰和拮抗作用，高钙饮食可抑制铁、磷的吸收和降低锌的生物价值。

3. 钙的吸收和利用　通常食物中的钙有 20%～30% 在肠道内吸收，而大部分随粪便排出。同时食物中的植酸、草酸和脂肪酸等阴离子可与钙形成不溶性钙盐。含草酸较多的蔬菜如菠菜、红苋菜、竹笋等，其本身的钙也不能被吸收；当脂肪消化不良时，未被吸收的脂肪酸与钙结合形成脂肪酸钙，可影响钙的吸收。相反，充足的维生素 D、乳糖、蛋白质中的某些氨基酸（如赖氨酸、色氨酸、组氨酸、亮氨酸等）可促进钙的吸收。

4. 食物来源　钙最好的来源是奶和奶制品，其钙含量丰富，且含有乳糖和氨基酸，可以促进钙的吸收；豆类、豆制品海带、小虾皮、芝麻酱和绿色蔬菜含钙也较丰富。含钙较多的食物见表 7-6。

表 7-6　含钙丰富的食物　（mg/100g）

食物	含量	食物	含量
虾皮	991	黑芝麻	780
虾米	555	花生仁	284
河虾	325	紫菜	264
全脂牛乳粉	676	黑木耳	247

（二）铁

铁是人体含量最多的必需微量元素之一，一般人体含铁总量为 3～5g，60%～75% 的铁储存于血红蛋白，3% 在肌红蛋白，1% 在含铁酶类、辅助因子及运铁载体中，称为功能性铁。另外的 25%～30% 的铁作为体内储存的铁，主要存在于肝、脾和骨髓中。

1. 铁的生理功能　铁主要参与构成血红蛋白、肌红蛋白、细胞色素及某些呼吸酶的组成成分；也参与维持正常的造血功能；另外，有研究发现铁还参与维持正常的免疫功能。

2. 铁的缺乏　膳食中长期出现铁的摄入量不足，可出现体内铁缺乏，甚至引起缺铁性贫血，人群中多见于婴幼儿、孕妇及乳母。铁缺乏症是最常见的营养缺乏症之一，被世界卫生组织列为全球预防和控制的疾病之一。

3. 铁的吸收和利用　人体中的铁主要在十二指肠和空肠被吸收，铁的吸收与食物中铁的形式有关。膳食中的铁有两种：血红素铁和高价铁，血红素铁主要存在于动物性食物中，不受植酸盐和草酸盐等的影响，可直接被肠黏膜上皮细胞吸收，吸收率较高。而高价铁主要存在于植物性食物中，在体内需转化为亚铁后方能吸收，且受植酸、草酸、碳酸等因素影响而吸收率较低。一般能促进铁吸收的因素有：氨基酸、维生素 C、乳糖等。抑制铁吸收的因素有：植酸、草酸和碳酸等。铁的吸收率还受体内的储存量、需要量的影响。如在生长发育期和怀孕期铁吸收率较高，体内储备丰富时吸收率低。一般正常人铁吸收率为 10% 左右，女性高于男性。

4. 铁的食物来源　动物性食物含有丰富的铁，如动物肝脏、全血、鱼类、鸡蛋和肉类食品等均是铁的良好来源。海带、紫菜、黑木耳、黑芝麻、黄豆含量也较高，大多数蔬菜和牛奶及奶制品中含铁量不高且生物利用率低（表 7-7）。动物性食品中铁吸收率高于 10%；植物性铁吸收率小于 10%。

表 7-7　含铁丰富的食物　（mg/100g）

食物	含量	食物	含量
鸭血	30.5	黑芝麻	22.7
鸡血	25.0	藕粉	41.8
猪肝	22.6	冬菜	11.4

（三）碘

正常人体内含碘20~50mg，其中有70%~80%存在甲状腺组织，其余的分布在骨骼肌、肺、肾、肝和脑组织。

1. 碘的生理功能　碘在体内主要参与甲状腺素的合成，其生理功能主要通过甲状腺素的作用表现出来。甲状腺素是人体重要的激素，其生理功能主要有以下几方面：①促进生物氧化，参与磷酸化过程，调节能量转换；②促进蛋白质的合成和神经系统发育，碘对胚胎和出生后早期生长发育，特别是智力发育尤为重要；③促进糖和脂肪代谢，包括促进三羧酸循环和生物氧化，促进肝糖原分解和组织对糖的利用，促进脂肪分解及调节血清中胆固醇和磷脂的浓度；④激活体内许多重要的酶，包括细胞色素酶系、琥珀酸氧化酶系等100多种酶；⑤调节组织中的水盐代谢，缺乏甲状腺素可引起组织水盐潴留而发生水肿；⑥促进维生素的吸收和利用，包括促进烟酸的吸收利用及β-胡萝卜素向维生素A的转化。

2. 碘缺乏与过量　食物中缺碘，可使甲状腺素分泌减少，降低机体能量代谢，影响儿童生长发育，同时发生甲状腺结构的改变，成人缺碘引起单纯性甲状腺肿，哺乳期妇女缺碘，可致婴幼儿甲状腺发育不全，发生克汀病。

长期摄入过量的碘可导致高碘性甲状腺肿。在山东部分地区的居民，曾因饮用深井高碘水，或高碘食物（腌海带的盐及其腌制的咸菜等）造成高碘甲状腺肿。

3. 碘的食物来源　海带、紫菜、海参等海产品碘含量丰富。我国在碘缺乏病防治中采取食盐加碘的方法取得很好的效果，一般每吨食盐中加50g碘酸钾，如每天平均摄入10g食盐，即可得到250~300mg碘（碘酸钾含碘量为59.3%），加碘食盐要注意调匀，不宜散装或曝光，也不宜长期储存，否则碘将受损失。对婴幼儿、孕妇和哺乳期妇女等特殊人群可适当服用碘油。

（四）锌

锌是人体重要的必需微量元素之一。正常人体内锌含量为2~2.5g，锌分布于人体所有的组织器官，以肝、肾、肌肉的含量为高。

1. 锌的生理功能　锌是金属酶的结构成分或激活剂，参与蛋白质、核酸的合成与代谢及骨骼的正常骨化，锌对于胎儿生长发育、促进生殖器官及性功能发育均有重要调节作用，锌能维护正常的味觉、嗅觉，促进维生素A代谢，有利于维持视觉和皮肤健康。此外，锌还参与免疫过程。

2. 锌缺乏的危害　膳食中的锌长期摄入不足，可以导致儿童食欲减退、异食癖、性发育障碍、生长发育迟缓，严重可导致侏儒症。成人长期缺锌可引起性功能减退、精子数减少、食欲减退、味觉迟钝甚至丧失、免疫力低下、伤口不易愈合、易感染等。孕妇缺锌，可引起胎儿畸形。

2. 锌的食物来源　动物性食品（牡蛎、鱼贝类、瘦肉、肝、蛋类等）含锌量丰富，吸收率高。干豆、粮食和蔬菜亦含有锌，但吸收率较低。

考点：无机盐缺乏症及其主要来源

六、维　生　素

案例7-2

有一航海员出海3个月归来，出现体重下降，感觉疲乏无力、关节疼痛，近来常出现牙龈出血，伤口不易愈合，身体各部位碰撞后容易出现瘀斑。据了解，航海员出海期间吃的食物均为各种罐头食品，很长时间没吃到新鲜的蔬菜和水果。

问题：

1. 该航海员患了什么病？
2. 其主要缺乏何种营养素？
3. 治疗时应补足哪些营养素？同时为了配合治疗，应建议其多吃哪类食物？

维生素是维持机体正常生理功能及细胞内特异代谢反应所必需的一类低分子有机化合物，以本体形式或前体形式存在于天然食品中。其在生理上既不参与构成机体组织，也不供给热能，只需少量就可满足需要。但体内不能合成或合成数量不能满足机体生理需要，必须从食物中获取。维生素按其溶解性可分为脂溶性维生素和水溶性维生素两大类。

脂溶性维生素包括维生素A、维生素D、维生素E、维生素K，在食物中它们常与脂类共存。这类维生素易溶于脂肪和有机溶剂而不溶于水，与脂类物质一同消化吸收，通过肝肠循环代谢，不易排出体外，储存于机体脂肪组织中，过量蓄积可引起中毒；摄入不足，则可出现缺乏症状。

水溶性维生素是指溶于水而不溶于有机溶剂中的维生素，体内不能大量储存。其包括维生素B族（维生素B_1、维生素B_2、维生素PP、维生素B_6、叶酸、维生素B_{12}、泛酸、生物素等）和维生素C，当机体组织内达到饱和后，摄入的维生素从尿中排出，一般不会出现中毒，但易出现缺乏症状。

（一）维生素A

维生素A又名视黄醇。胡萝卜素能在体内转化为维生素A，又称为维生素A原。大多数维生素A易溶于脂肪或有机溶剂，但易被空气氧化和紫外线照射所破坏。

1. 维生素A的生理功能　其功能主要参与视觉细胞感光物质视紫红质的合成与再生，以维持正常视力；同时也参与糖蛋白合成，保护上皮细胞完整；促进机体的正常发育，有增加机体免疫功能、抗氧化作用和抑制肿瘤生长的作用。

2. 维生素A缺乏与过量的危害　维生素A缺乏是许多发展中国家的一个主要公共卫生问题。婴幼儿和儿童维生素A缺乏的发生率远高于成人，这主要是由于孕妇血中的维生素A不易通过胎盘屏障进入胎儿体内，导致初生儿体内维生素A储存量不足。当膳食中维生素A摄入不足，最早可出现暗适应能力下降，严重可致夜盲症；可引起结膜干燥角化，形成眼干燥症；进一步角膜软化、穿孔而致失明；皮肤干燥，毛囊角化；儿童生长发育迟缓，易感染。长期过量摄入可引起急性、慢性中毒及致畸。急性中毒的早期症状为厌食、恶心、呕吐、头痛、视物模糊、肌肉失调、婴幼儿囟门突起。慢性中毒比急性中毒常见，常见症状为食欲降低、皮肤干燥瘙痒、毛发稀少、肝大、肢体活动受限。

3. 维生素A的食物来源　膳食中维生素A的最好来源是各种动物肝脏、禽蛋、奶类、鱼肝油、鱼卵等。富含胡萝卜素的有红黄色、深绿色的蔬菜和水果，如胡萝卜、西兰花、空心菜、辣椒、红心甜薯、菠菜、苋菜、芒果等。

维生素A过去通常用国际单位（IU）表示，现通用视黄醇当量（RE）表示，即$1\mu g$ RE=3.33IU维生素A=$6\mu g$ β-胡萝卜素。

（二）维生素D

维生素D以维生素D_2（麦角钙化醇）和维生素D_3（胆钙化醇）为最常见，分别由酵母菌或麦角中的麦角固醇和人皮肤中7-脱氢胆固醇经日光或紫外线照射转变而成。

1. 维生素D的生理功能　维生素D主要促进钙、磷吸收；促进骨与软骨及牙齿的钙化；并与甲状旁腺激素共同作用调节血钙水平稳定。维生素D还可促进皮肤表皮细胞的分化并阻止其增殖，对皮肤病有一定的潜在的治疗作用。

2. 维生素D缺乏与过量的危害　维生素D缺乏可导致肠道吸收钙、磷减少，影响骨钙化，造成骨骼和牙齿的矿物质异常。儿童缺乏维生素D可患佝偻病，表现为囟门闭合延迟、形成“X”形或”O”形腿，胸骨外凸呈“鸡胸”，肋骨与肋软骨连接处形成“肋骨串珠”。成人可患骨质软化症和骨质疏松症，多见于孕妇、哺乳期妇女和老年人。严重者血钙明显下降，可引起肌肉痉挛、小腿抽筋、惊厥等。但摄入过多可在体内蓄积，引起维生素D过多症，常见症状有：食欲缺乏、体重减轻、恶心、呕吐、腹泻、多尿、烦渴等，严重维生素D中毒可导致死亡。预防维生素D中毒最有效的方法是避免滥用。

3. 维生素D的来源　人体维生素D的主要来源是通过日照，其含量丰富的食物是鱼肝油，其他如肝脏、蛋黄、奶油和奶酪中维生素D的含量相对也较多。瘦肉、奶、坚果中仅含微量维生素D。

（三）维生素 B_1

维生素 B_1 也称硫胺素、抗脚气病因子和抗神经炎因子，在酸性条件下较稳定，在中性和碱性条件下遇高温极易破坏，故在煮粥、蒸馒头时加碱，会造成米、面中维生素 B_1 大量损失。

1. 维生素 B_1 的生理功能　维生素 B_1 是构成脱羧酶和转酮基酶的辅酶，参加糖类代谢；维持正常的神经功能和心脏功能，促进身体发育。

2. 维生素 B_1 缺乏　当体内的维生素 B_1 摄入不足时可引起糖代谢发生障碍，导致神经系统病变和心功能损害。典型的维生素 B_1 缺乏症为脚气病，临床表现可分为三类。①干性脚气病：以多发性神经炎症状为主；②湿性脚气病：多以水肿和心脏症状为主；③婴儿脚气病：多见于 2~5 月龄的婴儿，且多系维生素 B_1 缺乏的乳母所喂养的婴儿。其发病突然，病情急，早期症状为食欲缺乏、呕吐、心跳快、呼吸急促和困难；晚期有发绀、水肿、心脏扩大、心力衰竭和强直性痉挛，常在症状出现 1~2 天后突然死亡。

3. 维生素 B_1 的来源　广泛存在于天然食物中，含量丰富的食物有谷类、豆类和干果类，动物内脏（肝脏、心、肾）、瘦肉、禽蛋中含量也较多。日常膳食中维生素 B_1 主要来自谷类粮食，因它多存在于表皮和胚芽中，如米、面碾磨过于精白或过分淘洗，或烹调中加碱，均可造成维生素 B_1 大量损失，因此在烹调食物中值得注意这些问题。

（四）维生素 B_2

维生素 B_2 又称核黄素，耐热、在酸性条件下稳定，遇碱和光易分解破坏。

1. 维生素 B_2 的生理功能　维生素 B_2 是构成机体中许多黄素酶辅酶的成分，为生物氧化所必需。维生素 B_2 还能促进蛋白质、脂肪和糖类的代谢，维护皮肤黏膜的完整性。

2. 维生素 B_2 缺乏　当膳食中维生素 B_2 缺乏时可导致物质代谢障碍，影响细胞氧化作用而出现多种病变，如口角炎、口唇炎、舌炎、阴囊皮炎及脂溢性皮炎等。

3. 维生素 B_2 的食物来源　一般动物性食物中维生素 B_2 含量较高，含量较为丰富的食物为肝、肾、心、蛋类、奶类及鳝鱼、蟹等。植物性食物以绿叶蔬菜和豆类含量较多。

（五）维生素 C

维生素 C 又称抗坏血酸，在干燥、避光和酸性条件下稳定，遇光、热易分解破坏。一般食物在储存过程中，维生素 C 都有不同程度的损失，但在某些食物中如枣、刺梨中含有生物类黄酮，能增加其中维生素 C 的稳定性。

1. 维生素 C 的生理功能　维生素 C 是活性很强的还原物质，与谷胱甘肽构成氧化还原体系而发挥重要生理功能，如可清除自由基，防止脂质过氧化作用，改善铁、钙和叶酸的利用等。维生素 C 还参与体内胶原合成，能促进伤口愈合，维护骨、牙齿及血管壁的正常结构；促进胆固醇代谢、降低血清胆固醇含量；阻止黑色素生成；对一些重金属毒物具一定解毒作用。

2. 维生素 C 缺乏　维生素 C 长期摄入不足时，可导致毛细血管脆性增加，牙龈肿胀出血，全身点状出血，伤口不易愈合，骨骼钙化异常，严重时导致维生素 C 缺乏症即坏血病。

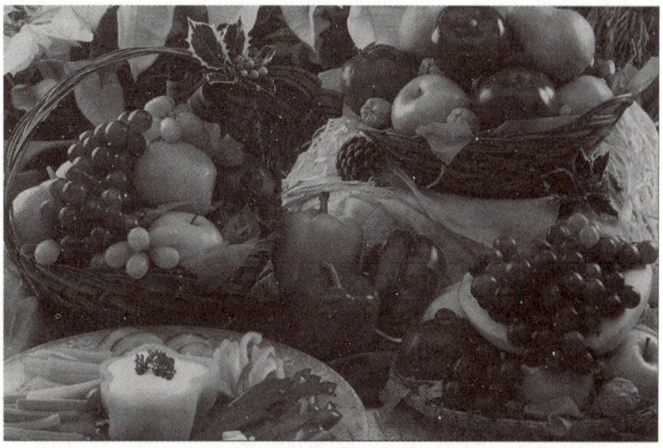

图 7-5　新鲜蔬菜水果

维生素 C 主要来源为新鲜蔬菜水果（图 7-5），一般叶菜类比根茎类多，酸味水果比无酸味水果含量多，含量较丰富的蔬菜有辣椒、油菜、卷心菜、菜花、芥菜等；含量较多的水果是青枣、山楂、柑橘、柚子和草莓等；一些野菜野果中维生素 C 含量尤为丰富，如苋菜、猕猴桃和酸枣等。

考点：各种维生素的缺乏症及食物来源

第2节 合理营养

合理营养是指平衡而全面的营养，即通过合理的膳食和科学的烹调加工，向机体提供足够数量的各种营养素和能量，并保持各营养素之间比例平衡，以满足人体的正常生理需要，保持人体健康。合理营养是通过合理膳食来实现的，也是保证身体健康的基本条件。

一、合理营养的基本卫生要求

（一）食物原料新鲜无毒害

食物要新鲜，不应有微生物污染，无农药或其他化学物质的污染，加入的食品添加剂应符合卫生标准要求。

（二）满足机体所需要的营养素和热能

膳食必须提供维持机体正常新陈代谢和生长发育等所需要的营养素和热能，而且能满足人体工作、生活的消耗需要，要防止营养素缺乏和过多症。既要求各类营养素来源组成合理，又要求热能来源比例合理。

（三）合理的烹调加工方法，减少营养素的损失

食物经过合理的加工烹调，可提高消化吸收率，具有良好的色香味，引起食欲，并杀灭病原微生物，预防食源性疾病。在加工烹调中应尽量减少营养素的破坏和损失。

（四）合理的膳食制度和良好的进食环境

合理的膳食制度是指每日餐次、间隔时间和各餐食物的数量及分配比例的制度。具体内容为：①每日餐次和间隔时间，按我国人民的生活习惯，一日三餐，两餐相隔4~6小时为宜，进餐时间应与生活、工作制度相配合。②各餐能量的分配，一日三餐能量分配要合理，早餐应占全天总热能的30%，午餐占40%，晚餐占30%。幼儿和中小学生可适当增加进餐次数，各餐能量分配也可适当调整。③良好的饮食习惯，如一日三餐定时定量，吃饭时细嚼慢咽，不挑食偏食，不暴饮暴食等。④良好的进餐环境，就餐环境应给人以整洁、安静，舒适的感觉，有利于增进食欲。

二、膳食结构与平衡膳食

（一）膳食结构

膳食结构又称食物结构、膳食模式，是指人群消费的食物种类及数量的相对组成。膳食结构是衡量一个国家或地区经济发展水平、社会文明程度和膳食质量的重要标志。当今世界的膳食模式主要有以下三种类型。

1. 动物性食物为主的模式　即富裕型模式，以欧美发达国家为代表。主要特征为高能量、高脂肪、高蛋白膳食的“三高”型饮食，这类模式膳食往往为低膳食纤维饮食，以动物性食物为主，谷物消费少。此类膳食人群容易发生营养过剩，其肥胖症、心脑血管疾病、糖尿病及肿瘤等较为多见。

2. 植物性食物为主的模式　即温饱型模式，以发展中国家为代表，我国基本上属于这一类型。以植物性食物为主，谷类、根茎类等食物提供的能量达到总能量的80%以上，动物性食物缺乏，蛋白质和脂肪摄入不足，能量基本能满足需要。这类膳食人群易出现营养不良、体质低下，易发生传染病、寄生虫病等，劳动能力下降。

3. 动、植物比例适当的模式 即营养型模式，以日本为代表。膳食以植物性食物为主，动物性食物占有一定的比重。要求植物性食物所供给的热能占总热能的50%~60%，蛋白质有40%~50%来源于动物性食物。这类膳食人群心血管疾病等发病率较低，营养缺乏病少见，是比较合理的膳食模式。

（二）平衡膳食

平衡膳食又称为合理膳食，是合理营养的核心。由多种食物构成的，能达到合理营养要求的膳食称为平衡膳食。各种食物合理搭配组合，才能达到合理营养的目的。平衡膳食的要求有以下几点。

1. 要求食物品种多样、数量充足　平衡膳食包括五大类食物：谷类及薯类、动物性食物、豆类及其制品、蔬菜水果类、烹调油类等。每天膳食应从这五大类食物中选用适量食物，组成平衡膳食，对同一类食物可更换品种和烹调方法，尽量做到主食有米有面有杂粮，副食有荤有素有菜汤。

2. 能量来源比例合理　首先能量来源构成比例要合理，一般粮谷类占60%～70%，薯类占5%～10%，豆类占5%，动物类占20%～25%。其次三大供能营养素的比例要合理，糖类、蛋白质、脂肪的摄入量各占供能总量的55%～65%、10%～15%、20%～30%。

3. 蛋白质来源搭配合理　膳食中优质蛋白和其他类蛋白各占50%。理想的膳食蛋白质应包含8种必需氨基酸，全蛋和奶是最好的氨基酸平衡食品。

4. 脂肪来源组成合理　膳食中植物性脂肪与动物性脂肪的比例为6∶4，以保证满足必需脂肪酸的需要量。饱和脂肪酸应不超过总量的10%。

5. 其他营养素的来源与摄入量要合理　膳食中的钙、磷应有适宜比例，各种维生素之间应保持平衡，摄入量应以达到营养素供给量的标准为宜。对铁、钙、锌等无机盐还应注意其来源和吸收率。维生素A和维生素B_2较易发生摄入量不足，应适当补充。维生素C往往因烹调而损失，导致实际摄入量不足。

（三）平衡膳食的配制

平衡膳食的配制是利用营养学知识，根据不同人群的营养素参考摄入量标准与平衡膳食的要求，推算出每天应摄入哪些食物，大约多少量，科学合理地安排每天三餐的食谱，以保证用膳者达到合理营养的目的。

1. 确定每人每天能量和各种营养素的需要量　根据用餐者的性别、年龄、劳动强度等从营养素参考摄入量表上查得，三大供能营养素按供能比例折算出每天需要量。

2. 根据能量和各营养素的每日需要量　安排主、副食的数量和品种，以及蔬菜、水果的数量和品种。

3. 计算各种食物提供的能量和营养素总量。

4. 定期进行膳食调查，对营养素的供给量作出评估，调整食物品种。

5. 合理烹调　为保证用膳者摄入营养素的实际含量与计算的供给量相近，必须注意合理清洗、科学切配、旺火急炒勤翻勺，主食多采用蒸、煮，热菜多采用熘、炒、爆的方法，以减少各种营养素的损失。

一日平衡膳食确定后，按照各类食物的基本消费数量，经常调换同类食物品种即可实现每天膳食多样化，而不必每天计算。

三、中国居民膳食指南和平衡膳食宝塔

（一）中国居民膳食指南

膳食指南是根据营养学原则结合国情而提出的一个通俗易懂、简明扼要的合理膳食的指导性意见。它的目的是指导人们平衡膳食，获取合理营养和促进身体健康。膳食指南的主要内容共有8条。

1. 食物多样、谷类为主　要实现合理营养，膳食必须由多种食物组成，才能满足人体对营养素的需求。提出以谷类为主是为了提醒人们保持我国膳食的良好传统，防止发达国家膳食的弊端。同时要注意粗细搭配，经常吃一些粗粮、杂粮等。大米、小麦不宜碾磨太精，否则谷粒表层所含的无机盐、维生素等营养素和膳食纤维大部分流失到糠麸之中。

2. 多吃蔬菜、水果和薯类　蔬菜与水果含有丰富的维生素、矿物质和膳食纤维。薯类含有丰富的淀粉、膳食纤维，以及多种维生素和矿物质。含丰富蔬菜、水果和薯类的膳食，对保持心血管健康、增强抗病能力、减少儿童发生眼干燥症的危险及预防某些癌症等方面，起着十分重要的作用。

3. 常吃奶类、豆类及其制品　奶类除含丰富的优质蛋白质和维生素外，含钙量较高，且利用率也很高，是天然钙质的极好来源。豆类是我国的传统食品，含丰富的优质蛋白质、不饱和脂肪酸、钙及维生素 B_1、维生素 B_2、烟酸等。为提高农村居民的蛋白质摄入量及防止城市居民中过多消费肉类带来的不良影响，应大力提倡食用豆类，特别是大豆及其制品的生产和消费。

4. 经常吃适量鱼、禽、蛋、瘦肉，少吃肥肉和荤油　鱼、禽、蛋、瘦肉等动物性食物是优质蛋白质、脂溶性维生素和矿物质的良好来源。动物性蛋白质的氨基酸组成更适合人体需要，且赖氨酸含量较高，有利于补充植物性蛋白质中氨基酸的不足。另外，肉类中铁、钙的吸收利用较好，鱼类特别是海产鱼所含不饱和脂肪酸有降低血脂和防止血栓形成的作用。

5. 食量与体力活动要平衡，保持适宜体重　进食量与体力活动是控制体重的两个主要因素。食物提供人体能量，体力活动消耗能量。如果进食量过大而活动量不足，多余的能量就会在体内以脂肪的形式积存而增加体重，久之发胖；相反若食量不足，劳动或运动量过大，可由于能量不足引起消瘦，造成劳动能力下降。所以人们需要保持食量与能量消耗之间的平衡。

6. 吃清淡少盐的膳食　吃清淡膳食有利于健康，即不要太油腻，不要太咸，不要吃过多的动物性食物和油炸、烟熏食物。流行病学调查表明，钠的摄入量与高血压发病率呈正相关，因而食盐不宜过多。

7. 限量饮酒　无节制地饮酒，会使食欲下降，食物摄入减少，以致发生多种营养素缺乏，严重时还会造成酒精性肝硬化。

8. 吃清洁卫生、不变质的食物　选择符合卫生要求的食物，严把病从口入关。进餐要注意卫生条件，集体用餐要提倡分餐制，减少疾病传染的机会。

（二）中国居民平衡膳食宝塔

中国居民平衡膳食宝塔是根据《中国居民膳食指南》、结合中国居民的膳食结构特点设计的。它把平衡膳食的原则转化成各类食物的重量，它以直观的“宝塔”形式告诉居民食物分类的概念及每天各类食物的合理摄入范围，即每天应吃食物的种类及相应的数量，对合理调配平衡膳食进行具体指导。中国居民平衡膳食宝塔见图 7-6。

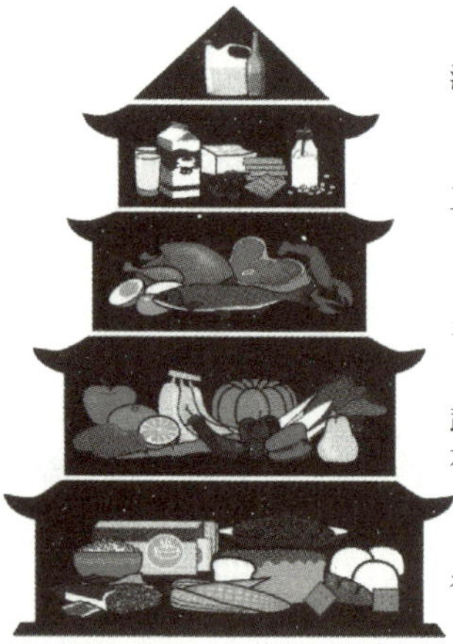

图 7-6　中国居民平衡膳食宝塔

考点：膳食结构和平衡膳食宝塔

第 3 节　食物中毒

一、食物中毒的定义

食物中毒是指健康人吃了正常数量可食状态的有毒食物后引起的非传染性急性中毒过程为主的疾病。其不包括因暴饮暴食而引起的急性胃肠炎及经食物而感染的肠道传染病和寄生虫病，也不包括因摄入有毒有害物质而引起的慢性中毒和致癌、致畸、致突变。

二、食物含毒的原因

正常可食状态的食物是如何变成含毒食物，根据不同的污染途径，常见的有以下五种。

（1）食物被致病菌或毒素污染。

（2）食物被有毒化学物质污染。
（3）外观与食物相似但本身含有毒成分，如毒蕈。
（4）食物本身含有毒成分，而加工、烹调不当未能将毒物去除，如河豚鱼、木薯等。
（5）食物由于储存不当产生有毒物质，如发芽的马铃薯、霉变粮食等。

三、食物中毒的特点

食物中毒发生的原因各不相同，症状各异，但通常具有以下共同特点。

1. 有共同的饮食史　中毒患者在发病前相近的时间内都食用过同样的有毒食物，未食用者不发病，流行波及范围与污染食物供应范围相一致，停止食用该食物后，流行即告结束，发病曲线无余波。

2. 潜伏期短　食用有毒食物后很快发病，集体食物中毒在短时间内达到发病高峰，来势急剧，呈爆发性，发病曲线呈突然上升趋势。

3. 临床表现相似　中毒患者的临床表现基本相似。以胃肠道症状为主，其表现为恶心、呕吐、腹痛、腹泻等。

4. 人与人之间不直接传染　停止食用有毒食物后发病很快停止。发病曲线在突然上升后又很快下降，无传染病具有的余波。

四、细菌性食物中毒

食物中毒一般分为细菌性食物中毒和非细菌性食物中毒两大类。

细菌性食物中毒系指因摄入被细菌或毒素污染的食物而引起的一类食物中毒，发病率较高，但多数细菌性食物中毒病死率低。其发病有明显季节性，以夏秋季节为多见。常见的致病菌有：沙门氏菌、副溶血性弧菌、葡萄球菌肠毒素、肉毒梭状菌毒素等。

（一）沙门菌属食物中毒

1. 病原体　沙门菌属为革兰阴性杆菌，存活力较强，在水、肉、乳制品中可生存数周至数月；但不耐热，在100℃时立即死亡，70℃ 5分钟、60℃ 15~30分钟可被杀灭。沙门氏菌不分解蛋白质，故被该菌污染的食品，多数没有感官的变化而容易被忽视。

2. 引起中毒的食品　主要为动物性食品，尤其是肉类、禽类，其次是蛋类、奶类、水产品等。畜肉类、禽肉类的沙门菌主要来自生前感染和宰后污染。蛋类可因家禽带菌而污染；奶类可因牛、羊等动物本身带菌而导致其奶中含有大量沙门菌，或因受带菌挤奶员、不卫生的容器而污染；水产品污染可因水源被污染所致。

3. 临床表现　潜伏期一般为12~48小时，最短6小时，最长72小时。潜伏期越短，病情越重。开始表现恶心、食欲缺乏，后出现呕吐、腹痛、腹泻。腹泻一日可达数次至十余次，主要为黄绿色水样便，有恶臭，有时带有黏液或脓血。多数患者体温可达38~40℃，重者可出现惊厥、抽搐、昏迷等中枢神经系统症状。轻者3~4天症状自行消失。但老年人、儿童、体弱者如急救治疗不及时可导致死亡，其病死率为1%左右。

沙门菌食物中毒有多种临床表现，可分为胃肠型、类霍乱型、类伤寒型、类感冒型和败血症型，其中以胃肠炎型最为常见。

4. 治疗　以对症处理为主，可采取催吐、洗胃、输液、止腹痛、抗循环衰竭等治疗措施，一般无需使用抗生素，仅重症患者可用抗生素。

（二）副溶血性弧菌食物中毒

1. 病原体　副溶血性弧菌为革兰阴性杆菌，主要存在于近岸海水、鱼贝类等海产品中。其在30~37℃、含盐3%~4%的培养基中生长最为旺盛，在无盐情况下不生长，但含盐达12%以上也不易繁殖。该菌不耐热，56℃加热5分钟、90℃加热1分钟可被杀灭。对乙酸敏感，1%乙酸或50%食醋处理5分钟，均可将其杀灭。

2. 引起中毒的食品　主要为鱼、虾、蟹和贝类等海产品或咸菜,亦可因食用与污染海产品接触过的肉、禽、凉拌菜等引起。

3. 临床表现　潜伏期2~40小时,多为14~20小时。发病初期有上腹部阵发性绞痛,继而恶心、呕吐、腹泻,体温一般为37.7~39.5℃。腹泻多呈洗肉水样便,后转为脓血黏液便,里急后重不明显,每日5~6次,多者达20次以上。重症患者可出现脱水和休克症状。病程一般为3~4日,预后良好。

4. 治疗　以对症治疗为主,除重症患者外,一般不用抗生素。

(三) 葡萄球菌肠毒素食物中毒

1. 病原体　葡萄球菌是革兰阳性球菌,广泛分布于空气、土壤、水及健康人的皮肤、鼻咽腔和皮肤脓性感染中。常见致病性葡萄球菌是金黄色葡萄球菌中的某些菌株。在条件适宜时如pH为7.4,最适宜温度为30~37℃、水分较多、含蛋白质及淀粉较丰富时,易产生肠毒素。葡萄球菌肠毒素为一种耐热性单链蛋白质,100℃需加热2小时方可破坏。

2. 引起中毒的食品　引起葡萄球菌肠毒素中毒的食物种类很多,主要是营养丰富且含水分较多的食品,如乳类及乳制品、肉类、剩饭等;其次为熟肉类,偶见鱼类及其制品、蛋制品等。国内报道以奶制品如奶油蛋糕、冰淇淋最为常见。剩米饭、糯米凉糕、凉粉等也有报道。

3. 临床表现　潜伏期短,一般为2~5小时,最短为1小时,极少超过6小时。主要症状为恶心、呕吐、腹痛、腹泻等,以剧烈而频繁的呕吐为显著。体温一般正常或低热。重者可因剧烈的呕吐、腹泻而导致虚脱和严重脱水。病程1~2日,一般预后良好。但儿童对肠毒素敏感,发病率高,病情较重。

4. 治疗　按一般急救处理的原则,以补充水和维持电解质平衡等对症治疗为主,一般不需使用抗生素。

(四) 肉毒梭菌毒素食物中毒

肉毒梭菌毒素食物中毒是由肉毒梭菌产生的外毒素即肉毒毒素引起的。肉毒毒素是一种强烈的神经毒素。

1. 病原体　肉毒芽胞梭菌(简称肉毒梭菌)广泛分布于自然界,特别是土壤中。其芽胞耐热性极强,干热180℃加热5~15分钟、湿热100℃加热5小时、高压蒸汽120℃ 加热30分钟才能将其杀灭。

肉毒梭菌在适宜条件下(无氧、18~30℃)可大量繁殖,同时产生一种以神经毒性为主要特征的可溶性外毒素,其毒性极强,1μg即可使人致死。肉毒毒素不耐热,80℃加热30分钟或100℃加热10~20分钟可完全破坏,pH>7.0时亦可迅速分解,暴露于阳光下迅速失去活力。肉毒毒素随食物进入胃内,对胃消化酶的抵抗力强,在正常胃液中24小时内不被破坏。

2. 引起中毒的食品　因饮食习惯、膳食组成和制作工艺的不同而有差异。国外多为火腿、香肠、罐头等食品;而我国多见于家庭自制发酵食品,如豆酱、面酱、臭豆腐、豆豉等。

3. 临床表现　潜伏期一般为1~4天,长者可达8~10天。主要症状为头痛、乏力、视物模糊、眼睑下垂、瞳孔散大、复视、眼球震颤,逐渐发展为言语不清、吞咽困难、声音嘶哑等。严重时出现呼吸困难,呼吸衰竭而死亡。多数患者意识清楚,体温不高,经4~10天的积极治疗可逐渐恢复健康,一般无后遗症。本病如得不到及时治疗,病死率较高,可达30%~70%。

4. 治疗　尽早使用多价抗肉毒毒素血清,这是最关键的措施,并及时应用排毒、补液、吸痰、吸氧、人工呼吸等支持疗法和有效护理,特别应注意预防呼吸麻痹和窒息。

(五) 细菌性食物中毒的预防

1. 防止食品污染　加强对污染源的管理,做好牲畜宰前和宰后的卫生检验,禁止病死禽畜肉上市出售。对海产品要加强管理,防止污染其他食品。

防止食品在加工、储存和销售等环节受到污染。食品加工场所、厨房、食堂要有防蝇、防鼠设备。食品容器、刀具等应严格做到生熟分开,并做好消毒工作,避免生熟食品交叉污染。严格遵守饮食行业和炊事人员的个人卫生制度。凡患化脓性皮肤疾病和传染病者，在治愈前不得参与接触食品的工作。

2. 控制病原体繁殖及外毒素形成　食品加工厂、饮食行业、食堂及食品商店应有冷藏设备，做到食品低温保存或放在低温通风处。此外，还可采用脱水、糖渍或盐腌等法保藏食品。

3. 彻底加热杀灭病原体和破坏毒素　要彻底杀灭食品中病原体，烹调时肉块不应太大，要使肉块内部温度达到 80℃，并持续 12 分钟。蛋类应煮沸 8~10 分钟。制作发酵食品的原料要高温灭菌，食用前还应再加热。

五、非细菌性食物中毒

非细菌性食物中毒包括有毒动植物食物中毒、真菌毒素和霉变食品中毒、化学性食物中毒等，发病无明显的地区性和季节性，病死率较高。

非细菌性食物中毒一般具有潜伏期短、不发热、神经症状明显、病死率高的特征。几种常见的非细菌性食物中毒概述如下。

（一）河豚鱼中毒

河豚鱼（图 7-7）是一种味道鲜美但含有剧毒的鱼类，民间有“拼死吃河豚”的说法，可见食用河豚要冒生命危险。其在我国沿海及长江下游均有出产，属无鳞鱼的一种，在淡水、海水中均能生活。

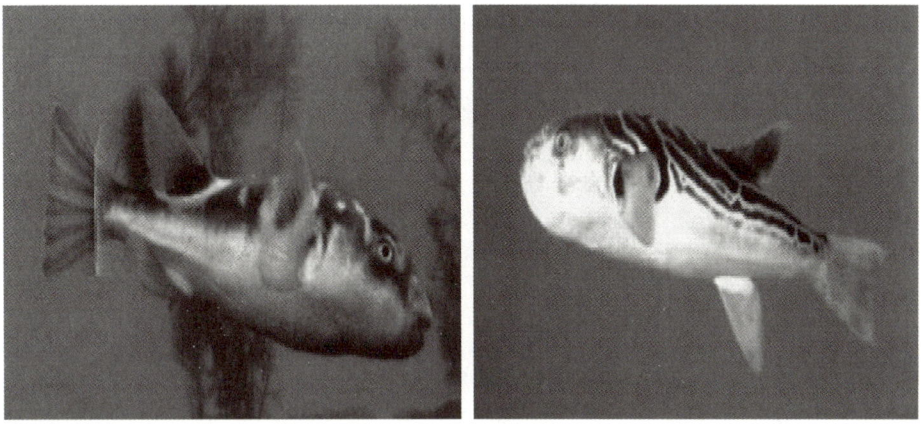

图 7-7　河豚鱼

1. 河豚毒素　是一种非蛋白质神经毒素，化学性质稳定，220℃以上方可分解。烹调、日晒、盐渍均不能将其破坏。鱼体内含毒量因部位和季节不同而不同。毒素主要集中在鱼肝、卵巢、血液、鱼皮中。其中以卵巢毒性最大，肝脏次之。大部分河豚鱼的肌肉无毒，但如死亡时间过长，内脏毒素可渗入肌肉中。另外，产于南海的河豚鱼不同于其他海区，肌肉含有毒素是其一大特征，应引起注意。每年春季，即 2~5 月为卵巢发育期，毒性最强。

2. 中毒机制　河豚毒素可直接作用于胃肠道，引起局部刺激作用，如恶心、呕吐、腹泻等。还可选择性地阻断神经肌肉间的传导，使随意肌发生进行性麻痹，对骨骼肌纤维和感觉神经有阻断作用；对心血管系统，可导致外周血管扩张及动脉压急剧降低；出现中枢神经系统兴奋性障碍，对呼吸中枢有特殊的抑制作用，导致急性呼吸衰竭，危及生命。

3. 临床表现　潜伏期一般为 10 分钟~3 小时，临床主要表现为神经系统症状。起初感觉手指、舌和口唇有刺痛，然后出现恶心、呕吐、腹泻等胃肠道症状。同时伴有头晕、头痛，继而出现全身无力、四肢麻痹、不能讲话、呼吸困难、昏迷，最后因呼吸、循环衰竭而死亡。多数中毒患者一开始就出现神经系统症状，病死率很高，尤其是出现昏迷的患者，很难抢救。一般在 5 小时内死亡，8 小时仍未死亡的患者多能恢复。

4. 防治措施　目前尚无特效解毒剂。一旦发生河豚鱼中毒,必须迅速进行抢救。一般以催吐、洗胃和导泻为主,及时排除毒素,配合对症治疗。

预防中毒最重要的是加强卫生宣传教育使群众了解河豚鱼有毒并能识别其形状,以防误食。水产捕捞、加工、销售部门应遵守我国"水产品卫生管理办法"规定,严格按操作规程,水产中的河豚鱼应剔出集中处理,禁止出售食用新鲜河豚鱼。

(二) 毒蕈中毒

蕈类又称蘑菇,属大型真菌类植物,种类繁多。我国有可食用蕈达300多种,毒蕈80多种,其中含剧毒能对人致死的有10多种。毒蕈与可食用蕈不易区别,常因误食而中毒,且多散发于高温多雨季节。

1. 毒素及中毒特征　毒蕈毒素成分复杂,一种毒蕈可含多种毒素,也可多种毒蕈含同一种毒素。根据毒蕈毒素成分及中毒症状,可分为四种类型。

(1) 胃肠毒型:潜伏期为0.5~6小时,患者主要症状为剧烈呕吐、腹痛、腹泻等。病程2~3天,预后良好。

(2) 神经精神型:潜伏期为1~6小时,中毒特征为胃肠炎症状和副交感神经兴奋症状,如多汗、流涎、脉缓、瞳孔缩小等。严重者可出现幻觉、谵妄、昏迷和精神错乱。病程1~2天,无后遗症。

(3) 溶血型:潜伏期为6~12小时,除胃肠炎症状外,红细胞大量破坏,引起急性溶血。发病3~4天后出现溶血性黄疸、肝脾大等,少数患者出现血红蛋白尿,病程2~6天,严重者可致死亡。

(4) 肝肾损害型:此型中毒最严重,潜伏期6~24小时,多数10~24小时发病,初期出现恶心、呕吐、脐周腹痛、腹泻等胃肠炎症状,称为胃肠炎期;以后转假愈期,无明显临床症状,仅有乏力、食欲减退。轻度中毒者由此进入恢复期;重度中毒者则进入肝肾损害期,出现肝大、黄疸、转氨酶升高、肝坏死、肝性脑病,侵犯肾脏出现尿毒症、肾衰竭等。此后,可转入精神症状期,出现烦躁不安、表情淡漠、嗜睡、惊厥、昏迷。此型症状严重、病死率高。经积极治疗的患者,一般在2~3周后,可进入恢复期,各项体征逐渐消失而痊愈。

2. 急救与治疗　应及时采用催吐、洗胃、导泻、灌肠等方法,迅速排出毒物。凡发生毒蕈中毒后10小时内均应彻底洗胃,洗胃后可给予活性炭吸附残留的毒素。无腹泻者,洗胃后用硫酸镁20~30g或蓖麻油30~60ml导泻。同时应根据中毒类型和患者症状进行治疗。例如,胃肠炎型可按一般食物中毒处理;神经精神型可采用阿托品治疗;溶血型可用肾上腺皮质激素,肝肾损害型用二巯基丙磺酸钠治疗,可保护体内含巯基酶的活性,有一定疗效。

3. 预防　目前对毒蕈和可食蕈的鉴别尚无可靠的简易方法。因此,为预防毒蕈中毒,最根本的方法是不要采摘自己不认识和未食用过的蕈类食用。几种毒蕈的形态见图7-8。

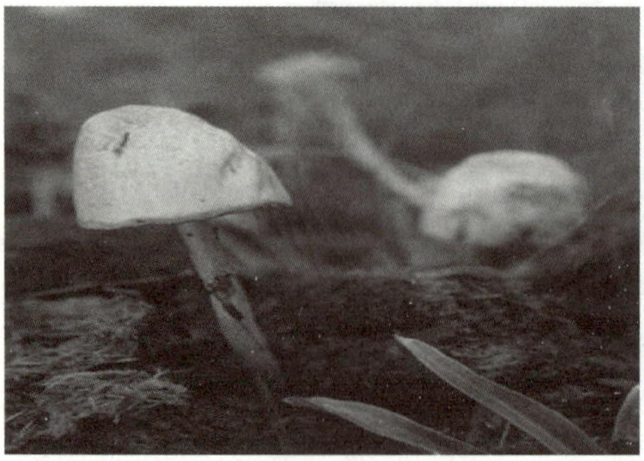

臭黄菇

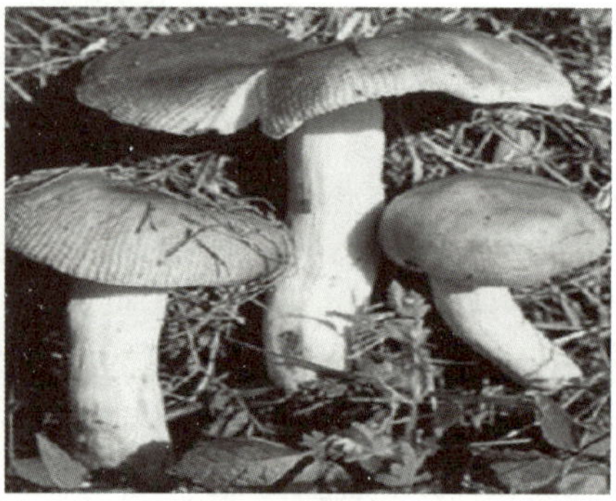

半卵形斑褶菇

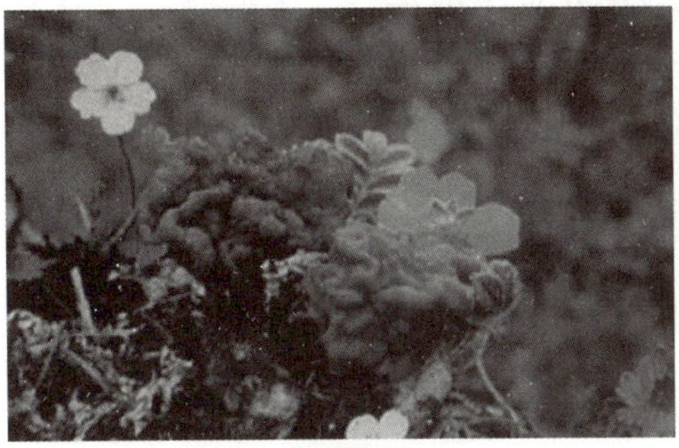

大鹿花菌

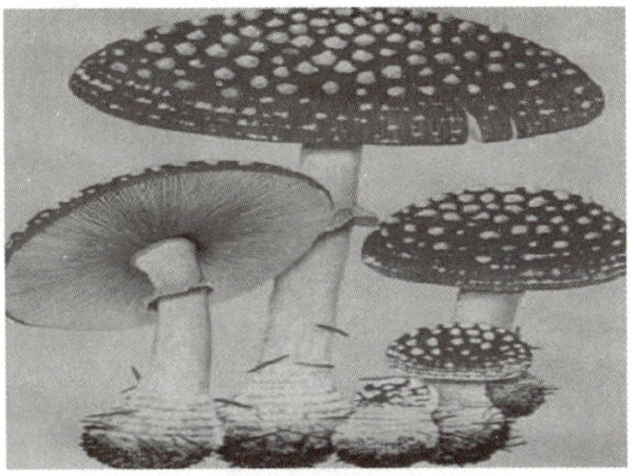

毒蝇鹅膏菌

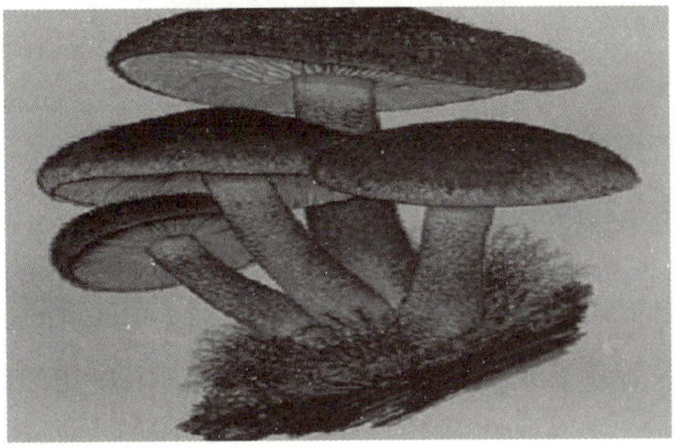

赭红拟口蘑

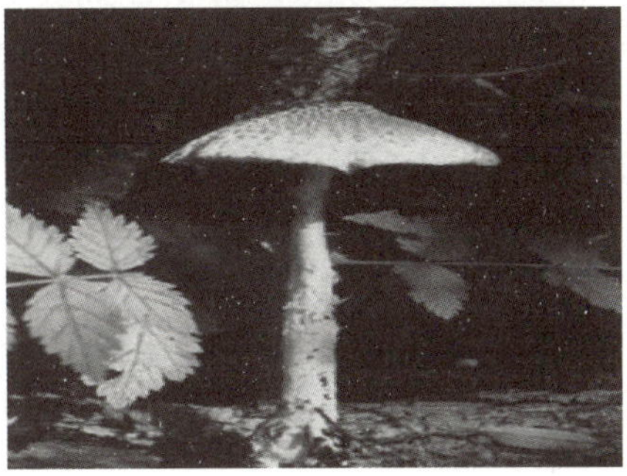

细环柄菇

图 7-8　几种毒蕈的形态

（三）亚硝酸盐中毒

常见的亚硝酸盐有亚硝酸钠和亚硝酸钾，为白色和嫩黄色结晶，呈颗粒状粉末，无臭，味咸涩，易潮解，易溶于水。

1. 中毒原因　亚硝酸盐中毒是由于吃了含有亚硝酸盐的食物而引起的急性中毒。腌制不够充分的咸菜、存放过久的变质蔬菜、苦水井的水，都含有较多的硝酸盐。用过量的亚硝酸盐加工肉类，或吃了被亚硝酸盐污染的食物，可致中毒。另外，亚硝酸盐价廉易得，外观上与食盐相似，容易误将亚硝酸盐当作食盐食用而引起中毒。

2. 中毒机制　亚硝酸盐有很强的毒性，摄入 0.3～0.5g 即可中毒，1～3g 可致人死亡。亚硝酸盐摄入过量，进入血液后使血红蛋白中的 Fe^{2+} 被氧化为 Fe^{3+}，血红蛋白转变为高铁血红蛋白，失去携带氧的能力，导致组织缺氧，引起发绀现象。

3. 临床表现　潜伏期较短，如误食大量亚硝酸盐引起的中毒，10 分钟左右发病；潜伏期为 1～3 小时，大量食用蔬菜所致中毒可长达 20 小时。中毒的主要症状为口唇、指甲及全身皮肤出现发绀等组织缺氧表现，也称为“肠源性青紫”，伴有头晕、头痛、乏力、胸闷、心率加速、嗜睡、烦躁不安、呼吸急促等症状。重者如未及时施救，可因呼吸困难、缺氧窒息或呼吸麻痹、循环衰竭而死亡。

4. 急救治疗　早期应洗胃、催吐和导泻，促使未吸收的毒物排出，并及时口服或注射特效解毒剂美蓝（又称亚甲蓝）。美蓝可使高铁血红蛋白还原成低铁血红蛋白，恢复输氧功能。另外，同时补充大剂量维生素 C 会起到辅助治疗作用，其他症状对症处理。

5. 预防　主要在于加强集体食堂尤其是学校食堂、工地食堂等的管理，将亚硝酸盐和食盐分开储存，防止污染食品和误食。同时注意保持蔬菜的新鲜，勿食存放过久的变质蔬菜及腌制不充分的咸菜；腌制肉类食品及肉类罐头加入的亚硝酸盐量，应严格按照国家标准规定；加强水质监测，不饮用硝酸盐和亚硝酸盐含量高的井水。

考点：常见食物中毒的临床表现及防治原则

六、食物中毒的调查与处理

发生食物中毒或疑似食物中毒事故的单位及接收此类中毒患者进行治疗的单位，有责任及时向当地卫生行政部门报告食物中毒事故的发生。遇有中毒死亡或中毒人数超过30例等情况，应实施紧急报告制度。

（一）食物中毒调查

在我国现行的卫生管理体制下，对食物中毒的调查应当由食品卫生监督机构来执行。

通过调查可明确食物中毒诊断并查明发生中毒的原因，为中毒患者急救治疗和中毒现场处理提供依据，总结经验并采取措施以减少和控制类似食物中毒的发生。

1. 调查前准备　接到食物中毒报告后，应成立调查组，尽快赶赴现场调查。调查组应由有经验的专业技术人员领导，由食品卫生监督人员、检验人员、流行病学医师等人员组成。调查前应准备好采样用品、食物中毒调查表、有关法律文书和取证工具等。

2. 现场调查　首先应了解发病情况并参与抢救患者。调查可按统一制定的"食物中毒调查表"逐项填写，内容可包括患者的症状、体征、化验结果、患者发病前24～48小时进餐食谱、作为对照的同单位或共同生活的部分健康人膳食调查等。进一步调查可疑食物的来源、原料质量、加工烹调方法、用具容器的清洁度及加工后食品的储存条件；对疑似细菌性食物中毒还应进行食品从业人员健康状况调查，以查明发生食物中毒的原因。对上述内容的调查应进行必要的分工，尽可能同时进行。

3. 现场采样和检验　现场调查人员应尽一切努力完成对中毒现场剩余的可疑食物、可疑食物容器的洗液、可疑食物的半成品或原料、可疑食品加工用具生理盐水涂抹采样，以及患者排泄物（大便、尿液、呕吐物）、血液等的样本采集。采样中必须严格遵守无菌操作规程，样品应做好标记并作好采样记录，并及时送检。

（二）食物中毒处理

1. 对有毒食物采取控制措施　包括封存可疑的有毒食物及其原料和被污染的食品工具、容器、加工设备。对确认的有毒食物，卫生部门可直接销毁，对已售出的有毒食物要责令肇事者追回并销毁。

2. 中毒场所处理　对接触细菌性、真菌性食物中毒食品的餐具、工具、容器设备等，用1%～2%碱水煮沸消毒或用有效氯含量为150～200mg/L的氯制剂溶液浸泡、擦拭消毒。对接触化学性食物中毒的物品要用碱水进行彻底清洗。

3. 对急救治疗方案进行必要的纠正和补充　通过调查可对中毒性质作出初步判断，并对原定的急救治疗方案提出必要的纠正或补充，如建议采用特效解毒药等。

4. 行政处罚　依据《中华人民共和国食品卫生法》、《食品卫生行政处罚办法》有关规定，对造成食物中毒的单位和个人进行行政处罚。调查时要收集有关的证据，在提出处罚意见时要严格依据法律法规条文和法定程序。

5. 卫生宣传与指导　卫生部门在追究引起中毒的当事人的法律责任之外，应重视卫生宣传与指导工作，并提出具体改进意见和措施，防止中毒事件再次发生。

6. 撰写报告　调查工作结束后撰写食物中毒调查专题总结报告，留存作为档案备查并按规定报告有关部门。调查报告的内容应包括：发病经过、临床和流行病学特点、治疗和患者预后情况、控制和预防措施的建议及参加调查人员等。同时应按《食物中毒调查报告管理办法》规定及时填报食物中毒调查报告表。

小结

本章主要学习了食物与健康的关系。介绍了人体需要的蛋白质、脂肪、糖类、维生素、无机盐及水等六大类营养素的生理功能、缺乏症及食物来源。通过学习明确合理营养及平衡膳食的重要意义，学会利用营养知识进行合理营养的宣传教育工作。并掌握常见食物中毒的原因、临床特点及防制原则。

自 测 题

一、名词解释

1. 营养素 2. 营养 3. 蛋白质互补作用
4. 平衡膳食 5. 食物中毒

二、选择题

（一）单项选择题（A_1 型题）

1. 在淘米的过程中最容易丢失的是哪种维生素（ ）
   A. 维生素 A　B. 维生素 D
   C. 维生素 B_1　D. 维生素 C
   E. 维生素 B_2
2. 三大产能营养素是（ ）
   A. 蛋白质，脂肪，无机盐
   B. 蛋白质，脂肪，维生素
   C. 蛋白质，脂肪，碳水化合物
   D. 蛋白质，无机盐，碳水化合物
   E. 脂肪，碳水化合物，维生素
3. 含必需脂肪酸最丰富的油脂是（ ）
   A. 猪油　B. 奶油　C. 羊油
   D. 鸡油　E. 山茶油
4. 当过多摄入时，可在体内蓄积而引起中毒的维生素主要指（ ）
   A. 维生素 A，维生素 D
   B. 维生素 B_1，维生素 C
   C. 维生素 C，维生素 K
   D. 维生素 A，维生素 B_2，维生素 C
   E. 维生素 B_1，维生素 D，维生素 E，维生素 K
5. 为提高农村人口的优质蛋白质摄入量及防止城市中过多消费肉类带来的不利影响，应大力提倡下列哪种食物的生产和消费（ ）
   A. 谷类　B. 豆类　C. 蔬菜水果类
   D. 猪肉　E. 禽畜类
6. 均衡型膳食的特点是（ ）
   A. 高热量、高蛋白、高脂肪
   B. 热量能基本满足生理需要量
   C. 以植物性食物为主，动物性食物为辅
   D. 多摄入动物性食品
   E. 糖类摄入量高，动物蛋白质及脂肪较少
7. 肉类食品保藏常多用（ ）
   A. 低温储存法　B. 化学保藏法
   C. 脱水保藏法　D. 提高渗透压保藏法
   E. 生物保藏法
8. 易引起副溶血性弧菌食物中毒的食品是（ ）
   A. 豆制品　B. 奶制品　C. 海产品
   D. 剩饭　E. 蛋类
9. 亚硝酸盐中毒的特效解毒剂（ ）
   A. 高锰酸钾溶液　B. 硫代硫酸钠
   C. 美蓝　D. 二巯基丁二酸钠
   E. 依地酸钙钠
10. 7月间，在某冰室发生一起由冰激凌引起的食物中毒，50人发病，主要症状：恶心、腹痛、腹泻，大便为黄绿色水样便，少数人有脓血便。大部分患者体温在38～39℃，多数人潜伏期10～12小时，你认为哪种食物中毒的可能性最大（ ）
    A. 副溶血性弧菌食物中毒
    B. 变形杆菌食物中毒
    C. 葡萄球菌肠毒素中毒
    D. 沙门氏菌属食物中毒
    E. 肉毒中毒

（二）病例分析题（A_3 型题）

一2岁女孩消瘦，体重偏低，头颅略方，“O”型腿，肋呈串珠状，“鸡胸”等，X线检查提示：掌、腕骨愈合缓慢，骨质较疏松。

11. 可诊断为（ ）
    A. 脚气病　B. 缺锌症　C. 佝偻病
    D. 缺铁症　E. 蛋白质热能缺乏症
12. 治疗原则是（ ）
    A. 给酵母片及维生素 B 溶液
    B. 补锌
    C. 补铁
    D. 补钙及维生素 A、维生素 D
    E. 用烟酸和增加高蛋白质饮食
13. 建议（ ）
    A. 经常晒太阳
    B. 补充维生素 D
    C. 多进食含钙较丰富的食物
    D. 增加蛋白质摄入量
    E. 以上都是

三、简答题

1. 如何评价食物蛋白质的营养价值？
2. 简述合理膳食的基本卫生要求。
3. 简述中国居民膳食指南的主要内容。
4. 如何预防亚硝酸盐中毒？
5. 食物中毒的特点有哪些？

（韦柳春）

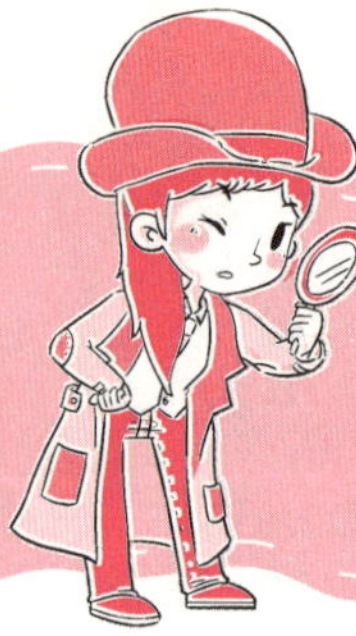

第 8 章 饮用水与健康

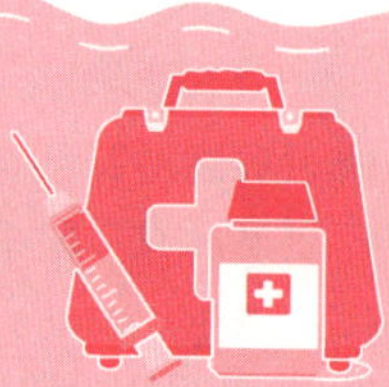

引言：水是万物之源，是人类赖以生存的基本物质条件。由于环境的污染和水资源的日益破坏，水资源的短缺和污染已成为世界性的重要问题。我国是一个水资源贫乏的国家，人均水量仅为世界人均水量的 1/4，是全球 13 个贫水国家之一；而且水资源污染严重，饮用水安全问题比较突出，导致我国水质性缺水和水源性缺水并存，严重影响到人民群众的身体健康。

第 1 节　水与健康的关系

一、水的生理意义

案例 8-1

长期以来，福建省龙岩市上杭县的当地渔民都是围绕着棉花滩水库进行渔业养殖，而棉花滩水库是上杭县母亲河——汀江的支流。2010 年 7 月，几乎所有汀江沿岸渔民均遭受到了前所未有的大面积鱼类死亡，仅棉花滩库区死鱼和鱼中毒就约达 378 万斤。经过调查得知，2010 年 7 月 3 日下午，福建省紫金矿业集团有限公司铜矿湿法厂发生铜酸水渗漏事故，$9100m^3$ 的污水顺着排洪涵洞流入汀江，导致汀江河段污染及大量网箱养鱼死亡。

问题：

1. 为何这些水会造成鱼类大量死亡？
2. 被污染的水还能正常饮用吗？
3. 铜酸污染水体后可产生哪些危害？

水是生命之源泉，是人体内含量最多的营养物质，占成人体重约 65%，婴幼儿为 70%，新生儿高达 80%。成人每天的生理需水量为 2~3L。当人体失水达到体重的 1%~2% 时，就会感到口渴；达到体重的 5%~6% 时，就会出现口唇干裂、皮肤发皱、烦躁不安；达到体重的 7% 以上时，就会出现幻觉、谵语，甚至危及生命。因此，人可三日无餐，不可一日无水。

水的生理意义主要有：

(1) 水是构成细胞和体液的重要成分，即组成人体的内环境。

(2) 参与人体内的新陈代谢，人体的一切生理、生化活动都需要水的参与。

(3) 调节体温，水不仅可以吸收代谢过程中产生的能量，也可以通过蒸发散热维持体温恒定。

(4) 润滑作用，存在于胸腔、腹腔、胃肠道和关节的水分，对器官、关节、肌肉等起到缓冲、润滑和保护的作用。

二、水污染对健康的危害

根据 WHO 的调查，人类所患的疾病 80% 与水有关，水质不良可引起多种疾病。水质被污染的机会很多，成分复杂，我国饮水卫生现状是饮水的生物性污染、化学性污染和物理性污染并存(图 8-1)。饮用水受病原体污染可引起介水传染病的流行，尤其是肠道传染病的暴发流行；而化学性污染对人体健康的危害更为严重，可引起急性中毒、慢性中毒和远期危害。

(一) 介水传染病

介水传染病是指以水为介质而发生的传染病。引起介水传染病的病原体有细菌、病毒、原虫，它

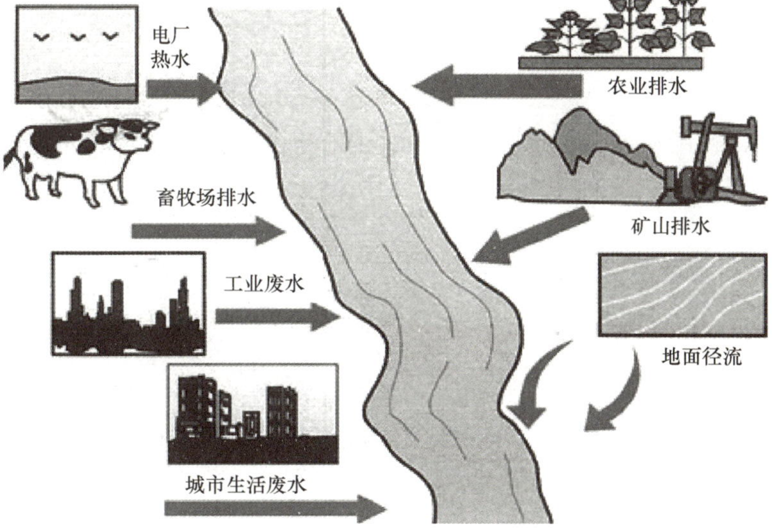

图 8-1　饮用水污染示意图

们来自人畜粪便、生活污水、医院及畜牧屠宰、皮革和食品加工等废水。大约有 40 多种传染病可通过水传播，如霍乱、痢疾、伤寒、副伤寒等肠道传染病；甲型肝炎、脊髓灰质炎、眼结膜炎等病毒性疾病；血吸虫病、钩端螺旋体病、阿米巴痢疾等寄生虫病。介水传染病一般以肠道传染病多见。

链接：水污染引发传染病

1988 年春，在我国的上海市和江苏、浙江、山东等三省发生甲型肝炎暴发流行，患者达 40 余万人，仅上海市 1988 年 1~4 月甲型肝炎发病达 310 746 人，平均罹患率达 4082/10 万。此次甲型肝炎的大流行是由于生食江苏启东地区所产毛蚶引起的，而当地养殖毛蚶的水体受到甲型肝炎病毒的严重污染。

考点：介水传染病概念

（二）中毒性疾病

水体受工业废水污染后，水体中的各种有毒化学物质如汞、镉、砷、铬、酚、氰化物、硝酸盐、多氯联苯及农药等通过饮水或食物链的传递进入人体，导致人体发生各种中毒，如汞中毒、镉中毒、砷中毒等。

（三）致癌

水体被砷、铬、镍、铍、苯胺、苯并(a)芘、X 线和 α、β、γ 等射线及其他多环芳烃、卤代烃等致癌物污染后，各种致癌物可被悬浮物及底泥吸附，也可在水生生物体内积累或转移递增。若长期饮用含有这类物质的水，或食用体内蓄积有这类物质的水产品就可能会诱发癌症。

第 2 节　饮用水的基本卫生要求

一、生活饮用水的基本卫生要求

生活饮用水水质应符合下列基本卫生要求，以保证用户饮用安全。

1. 流行病学上安全　饮用水不得含有病原微生物和寄生虫卵，以防止传染病发生和传播。

2. 化学组成对人体有利无害　饮水中应含有适量的人体必需的无机盐，有毒、有害化学物质及放射性物质的含量应控制在安全限值以内，以防止对人体造成急、慢性中毒和任何潜在的远期危害。

3. 感官性状良好　饮水应清澈透明、无色、无臭、无异味，且无任何肉眼可见物。

4. 水量充足、取用方便　给水应取用便利，且水量应能满足居民饮用、食物加工、个人卫生、洗涤清扫等方面总的需要。

考点：生活饮用水的卫生要求

二、生活饮用水水质标准

随着社会经济的快速发展，原有 GB5749-1985《生活饮用水卫生标准》已不能满足保障人民群众健康的现实需求。为此，原卫生部和国家标准化管理委员会对原有标准进行了修订，联合发布了新的强制性国家《生活饮用水卫生标准》，并规定自 2012 年 7 月 1 日起，城市供水水质标准必须按照新标准全面执行（表 8-1）。

表 8-1　水质常规指标及限值

指标	限值
1.微生物指标①	
总大肠菌群（MPN/100ml 或 CFU/100ml）	不得检出
耐热大肠菌群（MPN/100ml 或 CFU/100ml）	不得检出
大肠埃希菌（MPN/100ml 或 CFU/100ml）	不得检出
菌落总数（CFU/ml）	100
2.毒理指标	
砷（mg/L）	0.01
镉（mg/L）	0.005
铬（六价，mg/L）	0.05
铅（mg/L）	0.01
汞（mg/L）	0.001
硒（mg/L）	0.01
氰化物（mg/L）	0.05
氟化物（mg/L）	1.0
硝酸盐（以 N 计，mg/L）	10（地下水源限制时为 20）
三氯甲烷（mg/L）	0.06
四氯化碳（mg/L）	0.002
溴酸盐（使用臭氧时，mg/L）	0.01
甲醛（使用臭氧时，mg/L）	0.9
亚氯酸盐（使用二氧化氯消毒时，mg/L）	0.7
氯酸盐（使用复合二氧化氯消毒时，mg/L）	0.7
3.感官性状和一般化学指标	
色度（铂钴色度单位）	15
浑浊度（NTU-散射浊度单位）	1（水源与净水技术条件限制时为 3）
臭和味	无异臭、异味
肉眼可见物	无
pH（pH 单位）	$6.5 < pH < 8.5$
铝（mg/L）	0.2
铁（mg/L）	0.3
锰（mg/L）	0.1
铜（mg/L）	1.0
锌（mg/L）	1.0
氯化物（mg/L）	250
硫酸盐（mg/L）	250
溶解性总固体（mg/L）	1000
总硬度（以 $CaCO_3$ 计，mg/L）	450
耗氧量（COD_{Mn} 法，以 O_2 计，mg/L）	3（水源限制，原水耗氧量 $>$ 6mg/L 时为 5）
挥发酚类（以苯酚计，mg/L）	0.002
阴离子合成洗涤剂（mg/L）	0.3
4.放射性指标②	指导值
总 α 放射性（Bq/L）	0.5
总 β 放射性（Bq/L）	1

①MPN 表示最可能数；CFU 表示菌落形成单位。当水样检出总大肠菌群时，应进一步检验大肠埃希菌或耐热大肠菌群；水样未检出总大肠菌群，不必检验大肠埃希菌或耐热大肠菌群。②放射性指标超过指导值，应进行核素分析和评价，判定能否饮用。

考点：生活饮用水微生物指标

第 3 节　饮用水安全的卫生学措施

案例 8-2

2007 年 5 月,江苏省无锡市城区的大批市民家中自来水水质骤然恶化,并伴有难闻的气味,难以饮用,而无锡市民饮用水的水源来自太湖。经查因大量蓝藻集中繁殖,引起太湖水富营养化,太湖水域水质受到严重污染,湖面漂浮大量蓝藻,蓝藻腐烂导致太湖水缺氧性恶臭,散发出刺鼻性臭味,造成水污染,影响居民正常用水。

问题:

1. 太湖水蓝藻污染的原因?
2. 蓝藻污染水体后会产生哪些危害?
3. 如何预防蓝藻的污染?

一、选择水源的原则

(一) 水源种类

天然水资源可分为降水、地表水和地下水三类。

1. 降水　指雨、雪、雹水,水质较好、矿物质含量较低,但水量无保证。我国的降水量地区分布极不平衡、季节分配也很不均匀,且不同年份差别较大。

2. 地表水　是降水在地表径流和汇集后形成的水体,包括江河水、湖泊水、水库水等。地表水以降水为主要来源。地表水的水量和水质受流经地区的地质状况、气候、人为活动等因素的影响较大。当大量降水进入江河湖泊,水量达最大时称为丰水期;一年中水量最小、水位最低的时期称枯水期。

3. 地下水　是由降水和地表水经土壤地层渗透到地面以下而形成。所以其水质直接受地表水质和地质构造的影响。地下水可分为浅层地下水、深层地下水和泉水。

(二) 水源选择的原则

1. 水质良好　水源水的感观性状和一般化学指标经净化处理后符合饮用水水质标准规定;毒理学指标和放射性指标作为水源水直接符合生活饮用水水质标准;仅加氯消毒即供生活饮用的水源水总大肠菌群应<200CFU/100ml,经过净化与消毒供给饮用的水源水总大肠菌群应<2000CFU/100ml。

2. 水量充足　水源的水量应能满足居民总用水量的需求。

3. 便于防护　防护的目的在于保证水源水质不致因污染而恶化。应选择环境卫生状况较好,取水点易于防护的水源。

4. 技术经济合理　应根据水源水质和取水、净化、输水等具体条件,结合考虑基本建设的投资费用。

考点:水源选择的原则

二、饮用水的净化与消毒

生活饮用水的水源水,无论取自何处,都会不同程度地含有各种各样的杂质,不能达到生活饮用水水质标准的要求,所以需要加以净化和消毒,以改善水的感官性状,除去悬浮物质和有毒、有害的物质,杀灭病原体,保证饮水安全。

(一) 净化

净化的目的是改善水的感官性状,除去悬浮物质和部分病原体。饮用水净化包括沉淀和过滤。

1. 沉淀　天然水中的胶体微粒(硅酸、腐殖质等)难以自然沉淀,是水浑浊的主要原因。沉淀的原理是在水中加入带有阳电荷的混凝剂,使之与水中带阴电荷的胶体微粒相互吸引并凝聚成较大颗粒的絮状物而沉淀,此过程即为沉淀。经过沉淀可改善水的浑浊度和色度。常用的混凝剂有硫酸铝、明矾、三氯化铁及聚合氯化铝等。

2. 过滤 过滤的原理是使水通过滤料而得以净化。以石英砂等多孔滤料层，截留水中悬浮杂质和微生物，从而可去除悬浮物质、降低浑浊度；并可去除大部分病原体，如致病菌、病毒及寄生原虫和蠕虫等，特别是阿米巴包囊等；增强消毒效果。集中式给水系统，可使用各种形式的砂滤池；分散式给水，可在地表水岸边修建砂滤井过滤取水；小规模时可采用砂滤缸的方法。

（二）消毒

消毒的目的是为了杀灭水中病原微生物，防止介水传染病的发生和流行，保证人体健康。因此，生活饮用水必须经过消毒处理方可饮用。

考点：饮水净化与消毒目的及有效氯

饮水消毒方法有物理消毒（热、紫外线等）和化学消毒（氯、一氯胺、二氧化氯、臭氧）等。目前，应用最广的方法是氯化消毒法。氯化消毒法包括常量氯化消毒法、持续氯消毒法、过量氯消毒法。

氯化消毒是指应用液态氯或氯制剂进行饮水消毒，主要有液态氯、漂白粉〔$Ca(OCl)Cl$〕、漂白粉精〔$Ca(OCl)_2$〕和有机氯制剂等。含氯化合物分子团中氯的价数大于-1者均为有效氯，是具有杀菌能力的有效成分。漂白粉含有效氯28%～33%；漂白粉精含有效氯60%～70%。

1. 氯化消毒的原理 氯溶于水后发生如下化学反应：

$$Cl_2 + H_2O \rightarrow HOCl + H^+ + Cl^- \quad HOCl \rightleftharpoons H^+ + OCl^-$$

漂白粉和漂白粉精在水中均能水解成次氯酸：

$$2Ca(OCl)Cl + 2H_2O \longrightarrow Ca(OH)_2 + 2HOCl + CaCl_2$$

$$Ca(OCl)_2 + 2H_2O \longrightarrow Ca(OH)_2 + 2HOCl$$

无论是液态氯还是氯的化合物，在水中都能形成体积小、电荷为中性的次氯酸，它是一种强氧化剂，能损害细胞膜，使其通透性增加，导致细胞内蛋白质、RNA、DNA等物质漏出，并能干扰多种酶系统（特别是能氧化磷酸葡萄糖脱氢酶中的巯基，使糖代谢受阻），从而使细菌死亡。氯对病毒的作用，主要是作用于病毒的核酸而使病毒产生致死性损害。

2. 影响氯化消毒效果的因素

（1）加氯量：除满足水消毒时的需氯量外，还应保持水中存在一定余氯量以维持其杀菌效果。加氯量与水中的有机物和还原物质的量有关。加氯量过少达不到水质标准的要求，而过多又可影响水的感官性状。

（2）接触时间：应保证消毒剂与水中杂质和微生物有一定的反应时间，加氯接触时间不应少于30分钟，氯胺接触时间不少于2小时。

（3）水的pH：pH较低时，HOCl的含量较高，消毒效果较好。

（4）水温：每升高10℃，杀菌效果提高2～3倍。

（5）水的浑浊度：水中的悬浮物质较多时，细菌多附着在这些悬浮颗粒上，使氯的作用达不到细菌本身，同时，过多的有机物、无机物也会消耗水中的有效氯，从而降低杀菌效果。

（6）水中微生物的种类和数量：不同微生物对氯的耐受性不同，一般来说，大肠埃希菌抵抗力较低，病毒次之，原虫包囊抵抗力最强。微生物数量过多，将影响消毒效果。

考点：影响消毒的因素

3. 氯化消毒方法

（1）常量氯消毒法：加氯量=需氯量+余氯量。加氯量是否合适主要以余氯来衡量。一般污染较轻的水，加氯量为1～2mg/L，污染较重的水加氯量为3～5mg/L。应注意，加氯量中的氯是指有效氯。

（2）过量氯消毒法：当新井启用，旧井修理或掏洗，当地发生介水传染病或洪涝灾害时，应使用过量氯消毒法。过量氯消毒法的加氯量是常量的10倍以上。

（3）持续氯消毒法：在装有漂白粉的容器（竹筒、塑料袋、塑料瓶等）上开一些小孔，并系在一根竹筒上，然后放入水中。取水时水波振荡，使漂白粉液不断渗出，从而起到持续消毒的作用。一般适用于在井水、泉水及缸水中消毒。

链接:我国地面水水质分类

依据水域环境功能和保护目标,划分为五类,分别命名为Ⅰ类、Ⅱ类、Ⅲ类、Ⅳ类、Ⅴ类。

Ⅰ类:主要适用于源头水和国家自然保护区。

Ⅱ类:主要适用于集中式生活饮用水水源地一级保护区、珍贵鱼类保护区及游泳区。

Ⅲ类:主要适用于集中式生活饮用水水源地二级保护区、一般鱼类保护区及游泳区。

Ⅳ类:主要适用于一般工业用水区及人体非直接接触的娱乐用水区。

Ⅴ类:主要适用于农业用水区及一般景观要求水域。

三、水源的卫生防护

生活饮用水污染主要来源于水源的污染和二次污染。为了保证饮水安全防止疾病发生,应完善法规、强化管理、保护水源和采取防治污染等措施,建立介水传染病和环境污染事故突发应急处理机制。

(一) 地表水水源的卫生防护

地表水水源的卫生防护必须遵守下列规定。

(1) 控制污染源,工业废水、生活污水等需经无害化处理,并按国家标准和规定排放。

(2) 设置卫生防护地带,取水点周围半径 100m 的水域内,严禁捕捞、网箱养殖、停靠船只、游泳和从事其他可能污染水源的任何活动;江河水取水点上游 1000m 至下游 100m 的水域内不得排入工业废水和生活污水。

(3) 集中式取水的进水口应设在水面以下 1.5m 和河床以上 1m 之间,避免进水浑浊。

(4) 受潮汐影响的河流,其生活饮用水取水点上游及其沿岸的水源保护区范围应相应扩大,其范围由供水单位及其主管部门会同卫生、环保、水利等部门研究确定。

(5) 作为生活饮用水水源的水库和湖泊,应根据不同情况,将取水点周围部分水域或整个水域及其沿岸划为水源保护区,并按第(1)、(2)项的规定执行。

(6) 对生活饮用水水源的输水明渠、暗渠,应重点保护,严防污染和水量流失。

考点:地表水的卫生防护地带

(二) 地下水水源的卫生防护

(1) 设立地下水水源保护区、构筑物的防护范围及影响半径的范围,根据生活饮用水水源地所处的地理位置、水文地质条件、供水的数量、开采方式和污染源的分布,由供水单位及其主管部门会同卫生、环保及规划设计、水文地质等部门研究确定。

(2) 合理选择井址:井址应地势较高,取水方便,周围 30m 内不得有渗水厕所、粪坑、垃圾堆、畜圈、废渣堆等污染源。

(3) 在单井或井群的影响半径范围内,不得使用工业废水或生活污水灌溉和施用难降解或剧毒的农药,不得铺设污水渠道,不得从事破坏深层土层的活动。

(4) 工业废水和生活污水严禁排入渗坑或渗井。

(5) 人工回灌的水质应符合生活饮用水水质要求。

小结

本章主要学习了水与健康的关系,饮用水的基本卫生要求,饮用水的净化与消毒及水源的卫生防护等内容。通过学习了解“安全卫生饮水”对机体健康的重要性,熟悉饮用水的净化与消毒;掌握饮用水的基本卫生要求和水源的卫生防护。自觉节约用水、爱护水资源、保护环境,并能够应用所学的“饮用水卫生知识”进行宣传教育,以促进全民健康和人类的可持续发展。

自测题

一、名词解释

1. 介水传染病 2. 有效氯

二、填空题

1. 水源的种类可分为________、________、________等三大类。
2. 成人每天的生理需水量为________。当人体失水达到体重的________时，就会感到口渴；达到体重的________时，就会出现口唇干裂、皮肤发皱、烦躁不安。
3. 饮用水的净化过程包括________和________。
4. 氯化消毒具有杀菌能力的有效成分是________。
5. 大约有________多种传染病可通过水传播，介水传染病一般以________多见。
6.《水质常规指标及限值》规定饮用水的浑浊度不能超过________。

三、选择题(A_1型题)

1. 在选择水源时，为保证水质良好，经过净化与消毒供给饮用的水源水，每100ml水样中总大肠菌群CFU值不超过(　　)
   A. 100　B. 200　C. 500
   D. 1000　E. 2000
2. 国家《生活饮用水卫生标准》中规定pH的范围为(　　)
   A. 5.5~7.5　B. 6.5~8.5　C. 6.0~8.0
   D. 4.5~8.5　E. 7.5~9.5
3. 国家《生活饮用水卫生标准》中规定总硬度(以$CaCO_3$计，mg/L)不超过(　　)
   A. 250　B. 350　C. 400
   D. 450　E. 500
4. 国家《生活饮用水卫生标准》中规定耐热大肠菌群不能超过(　　)
   A. 20 CFU/ml　B. 15 CFU/ml　C. 10 CFU/ml
   D. 5 CFU/100ml　E. 0
5. 生活饮用水净化与消毒处理的过程通常是(　　)
   A. 沉淀→过滤→消毒　B. 沉淀→消毒→过滤
   C. 过滤→沉淀→消毒　D. 消毒→沉淀→过滤
   E. 过滤→消毒→沉淀
6. 国家《生活饮用水卫生标准》中规定总大肠菌群不超过(　　)
   A. 100个/ml　B. 0个/100ml　C. 3个/100ml
   D. 3个/L　E. 100个/L
7. 下列不属于《生活饮用水卫生标准》的指标是(　　)
   A. 毒理学指标
   B. 微生物指标
   C. 感官性状和一般化学指标
   D. 放射性指标
   E. 流行病学指标
8. 饮水消毒最常用的消毒剂是(　　)
   A. O_3　B. $KMnO_3$　C. 氯
   D. 溴仿　E. 碘
9. 集中式给水河流取水点，规定不得排入工业废水和生活污水，其防护带范围包括(　　)
   A. 上游100m至下游50m
   B. 上游1000m至下游100m
   C. 上游1000 m游至下游1000m
   D. 上游50m游至下游100m
   E. 上游50m游至下游1000m
10. 下列哪项不属于水源选择的原则(　　)
    A. 水质良好　B. 水量充足　C. 便于防护
    D. 控制污染源　E. 经济技术合理
11. 下列哪项不属于影响氯化消毒效果的因素(　　)
    A. 混凝沉淀剂　B. 接触时间　C. 水的pH
    D. 水温　E. 水的浑浊度
12. 下列哪种疾病属于介水传染病(　　)
    A. 克汀病　B. 水俣病　C. 甲型肝炎
    D. 氟斑牙　E. 地方性甲状腺肿
13. 引起黑脚病的污染物是(　　)
    A. 汞　B. 砷　C. 铅
    D. 镉　E. 苯
14. 在选择水源时，为保证水质良好，仅加氯消毒即供生活饮用水的水源水，每100ml水样中总大肠菌群CFU值不超过(　　)
    A. 20　B. 50　C. 100
    D. 150　E. 200
15. 慢性汞中毒又称为(　　)
    A. 水俣病　B. 痛痛病　C. 坏血病
    D. 黑脚病　E. 癞皮病

四、问答题

1. 饮用水的生理意义有哪些？
2. 简述饮用水的基本卫生要求。
3. 饮用水净化与消毒的目的各是什么？
4. 如何开展地表水水源的卫生防护？

(江育萍)

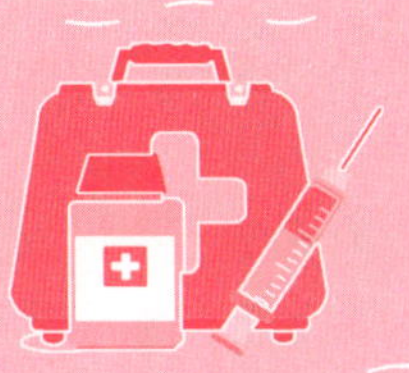

第9章 行为生活方式与健康

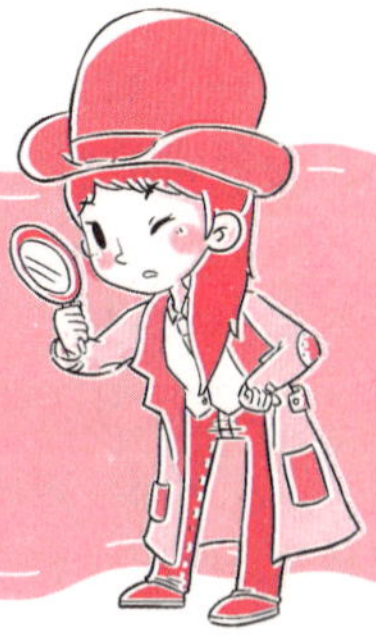

引言：目前人群疾病谱和死亡谱已发生很大变化，疾病的病因按生活方式、行为因素、人类生物学因素、环境因素、卫生保健服务因素等方面划分。WHO 专家指出：因生活方式不好导致的疾病，如高血压、心脏病、卒中、癌症和呼吸道疾病等导致死亡的人数，在发达国家占总死亡人数的 70%～80%。在我国，不良生活方式、不良行为在致病因素中占 44.7%。心脑血管病、肿瘤、糖尿病已成为严重影响我国人民健康的三大疾病，对其死亡原因的分析表明，生活方式、行为因素已成为与死亡相关的第一位原因。

第1节　人类行为概述

一、人类行为的概念

（一）行为的概念

行为是有机体在外界环境刺激下引起的反应，包括内在的生理和心理变化。美国心理学家伍得渥斯（Woodworth）概括行为的表示式为：S（stimulus）→O（organism）→R（reaction），即刺激→有机体→行为反应。

（二）行为的构成要素

人的行为由五个基本要素构成，即行为主体、行为客体、行为环境、行为手段和行为结果。

1. 行为主体　人。
2. 行为客体　人的行为所指向的目标。
3. 行为环境　行为主体与行为客体发生联系的客观环境。
4. 行为手段　行为主体作用于行为客体时的方式、方法及所应用的工具。
5. 行为结果　行为对行为客体所致的影响。

二、人类行为的类型

（一）按行为起源分类

人类行为可以分为本能行为和社会行为。本能行为由人的生物性所决定，是人类的最基本行为，出自遗传，又称遗传行为，这是一类不需学习即可出现的定性的行为模式。社会行为又称习得行为，由人的社会性所决定。人们通过不断地学习、模仿、受教育、与人交往的过程逐渐学习而形成，又可称学习行为。由此人类的行为主要分为以下几类。

1. 本性行为　如食、性等，其特点是不学自会。
2. 情感行为　如喜、怒、哀、乐、悲、恐、惊，其特点是受外界刺激后自然流露。
3. 交往行为　如人际间的语言交流和书面交流，其特点是互动性。
4. 模仿行为　如小孩对大人行为举止和语言等的模仿，其特点是不自觉性。
5. 学习行为　如学说话、学走路、学文化、学知识，其特点是吸纳性。
6. 制造行为　如制造工具、制造机器、盖高楼、建大桥，其特点是复制性。
7. 创造行为　如新理论、新学说的创立，新产品的研制和开发等，其特点是创新性。

（二）按行为的社会表现分类

人类行为还有正常和异常之分，一般来说，划分正常行为与异常行为的常用标准包括以下四种。

1. 统计规律　大多数人相似或一致的行为在统计上就可以视为常态的、正常的行为，反之则被认为异常的。

2. 社会规范与价值　如果个人行为符合当地的社会规则与价值观念，该行为就是正常的，否则就是异常的。

3. 行为适应性标准　如果无法适应社会，就会出现社会化不足的问题，表现为行为异常。

4. 个体主观体验　以个人的主观体验为依据，也是判断各种行为是否异常的重要标准。如果超越了界限，就会被划入异常的范围。

然而判定异常行为的标准并不是绝对的，包括医学的临床诊断在内，都会随着社会的变迁、认识的深入而发生变化。

三、人类行为的特点

人类行为的主要特点包括适应性、多样性、动态性、指向性、可控性、发展性。

1. 适应性　从进化论的角度，人类行为的根本目的是为了适应环境，维持个体及种族的繁衍。与此同时，通过积极的彼此互动，人类也在不断地改变环境。

2. 多样性　人类行为是个复杂系统，存在着各个不同的侧面。

3. 动态性　人类行为一直处于变化之中，而这种变化既有来自身体素质如身高、体重变化的影响，也包括由于社会生活条件造成的行为改变。

4. 指向性　人类行为不是盲目的，它不但有起因而且只指向特定的目标。

5. 可控性　人类能有意识地控制和调节自身行为，使其向着目标前进。

6. 发展性　人类行为是连续不断的发展过程，现在行为是过去行为的继续，而未来行为又必然是当前行为的延续。

考点：人类行为的特点

四、人类行为的发展过程

在人的整个生命周期中，行为的形成和发展可分为四个阶段。

1. 被动发展阶段　在0~3岁内，此阶段的行为主要靠遗传和本能的力量发展而成，如婴儿的吸吮、抓握、啼哭等行为。

2. 主动发展阶段　在3~12岁内，此阶段的行为有明显的主动性，其主要表现为爱探究、好攻击、易激惹、喜欢自我表现等。

3. 自主发展阶段　自12~13岁起延续至成年，此阶段人们开始通过对自己、他人、环境、社会的综合认识，调整自己的行为。

4. 巩固发展阶段　在成年后，持续终生，此阶段的行为已基本定型，但由于环境、社会及个人状况均在不断变化，人们必须对自己的行为加以不断地调整、完善、充实和提高。

考点：人类行为形成和发展

五、行为习惯的养成和改造

行为养成习惯，思想引导行为。人类的行为习惯自出生到成年，通过被动发展、主动发展、自主发展、巩固发展几个阶段后形成了相对稳定的行为习惯，但是作为个人，还可以发挥主观能动性进行行为习惯改造，从而建立良好的行为习惯。

链接：不良生活方式

生活方式是指人们长期受一定社会文化、经济、风俗、家庭影响而形成的一系列的生活习惯、生活制度和生活意识。在一定的历史时期与社会条件下，生活方式违背了常理、伦理与价值观、道德观、审美观甚至违背相关法律和法规，即是不良生活方式。不良生活方式损害人体健康。

1. 提高正确的分析和判断能力　良好的行为习惯来自于对行为的正确认识。知道哪些是对的哪些是错的，选择正确的行为方式，作为自己行为的准则。

2. 对自己提出明确的要求　无论大事小事都要对自己提出明确、具体而又严格的要求，并且认真按要求去做，时间长了，自然就成为习惯。

3. 培养自己顽强的意志力　形成好的行为习惯要靠持之以恒的精神。意志力薄弱，控制能力差的人很难建立良好的行为习惯。

4. 建立督导机制　良好行为的建立除靠自身努力还要靠同学、朋友、老师和家长的监督与指导，内因外因共同起作用，更有利于良好习惯的建立。

第 2 节　不良行为与健康

案例 9-1

某男，32 岁，某公司副总，8 年前从公司业务员岗位开始，由于工作性质需要，几乎每天都要陪客户在外面吃饭、喝酒、抽烟。近 3 年体重增加了 22 公斤，看上去红光满面，颇具老总派头。今年 1 月份因身体不适住院，经检查，医生告诉他结果是：高血脂、高胆固醇、高血压、冠状动脉供血不足、脂肪肝、肺纹理增多增粗。

问题：

1. 这些检查结果与该男哪些生活行为有关？
2. 本男应如何改变这些行为？

吸烟、酗酒、赌博、缺乏运动、性乱等不良行为生活方式导致的疾病正呈上升趋势，这些疾病无法单纯依靠药物和手术治疗得到治愈，只有通过健康教育，改变生活态度和行为方式，才能得到最有效的控制。

一、吸　　烟

我国是世界上烟草生产和消费量最大的国家，分别占到全球总量的 1/3 以上，全国吸烟人数有 3 亿多，因吸烟引起死亡的人数每年高达 300 万人。随着国家控烟和禁烟措施的实施，人群吸烟率有所下降，但吸烟率仍在 30% 以上，在年轻人尤其是年轻女性吸烟率呈上升趋势。

（一）吸烟的危害

烟草的烟雾中含有 3000 多种化学物质，其中许多是有毒、有害物质，如尼古丁、焦油、多种多环芳烃、一氧化碳和多种重金属元素（镉、镍、铅、砷）等。这些物质可随烟草烟雾到达肺泡深部，迅速被人体吸收并危害健康。烟草烟雾不仅仅危害吸烟者，也能损害被动吸烟者的健康。被动吸烟指不吸烟者吸入吸烟者呼出的烟雾和卷烟燃烧产生的烟雾，又称吸二手烟。吸烟和被动吸烟可导致多种疾病，在我国被动吸烟的主要受害者是妇女和儿童，他们经常在家庭、公共场所遭受他人吸烟的危害，儿童由于缺乏自我保护能力，被动吸烟的情况更为严重。

1. 可导致多种癌症　现在已经确定，烟草烟雾中 60 多种化学物是致癌物，可以导致肺癌、口腔癌、咽喉癌、食管癌、胃癌、胰腺癌、肾癌、膀胱癌、白血病、宫颈癌等。与不吸烟者相比，吸烟者死于肺癌的风险升高了 6~13 倍，死于膀胱癌的风险升高了 1 倍，而死于食管癌的风险升高了 3 倍。

2. 会引发多种心血管疾病　吸烟和被动吸烟可引发冠心病、脑卒中等。一些研究显示，被动吸烟可使患冠心病的风险上升 30%。吸烟者死于冠心病的风险为非吸烟者的 2 倍，而死于卒中的风险为不吸烟者的 2~4 倍。此外，吸烟还可引起腹主动脉瘤等其他心血管疾病。

3. 可引起多种呼吸系统疾病　这些疾病包括呼吸困难、慢性支气管炎、慢性阻塞性肺病（慢阻肺）等。吸烟者患慢阻肺的风险是不吸烟者的 12~13 倍。被动吸烟可显著增加儿童患哮喘和呼吸道感染的风险。

4. 可损害体内几乎所有器官　吸烟、被动吸烟可致器官损伤，从而导致不孕、新生儿低体重和猝死、白内障、勃起功能障碍、骨质疏松、消化道溃疡等。

（二）控制吸烟的对策

为了减少吸烟对人体健康的损害，应积极提倡个人戒烟和制订有效的社会控烟措施。

1. 大力进行烟草危害和控烟的义务宣传和教育　通过知—信—行的行为改变模式，促进吸烟者行为改变，使吸烟者自觉戒烟。

2. 改变吸烟的不良行为习俗　建立文明健康的交往方式，摈弃交往中"敬烟"的不良习俗。

3. 大力实施控烟干预　发挥政府、社会等多方面力量，实行政府主导、学校和家庭配合、社会监督的作用，建立全社会共同发挥作用的有效干预措施。

4. 加大对控烟的立法保护　制订控烟干预的公共政策，强化公共场所禁烟的法律法规。

5. 对烟草行业控制　多种途径控制烟草行业的发展及严禁烟草广告。

二、酗　　酒

酗酒是指一个人过度饮酒而无法自我节制，导致认知上、行为上、身体上、社会功能或人际关系上的障碍或损伤，且形成心理依赖，明知故犯，无法克制，需要不断增加乙醇摄入量，或产生酒精戒断综合征现象。酗酒不仅会对个人身体健康带来严重损害，而且会给社会带来一系列危害。

1. 乙醇对肝脏的直接损害　高浓度的乙醇能使肝细胞发生变性和坏死，一次大量饮酒，会杀伤大量的肝细胞，引起转氨酶急剧升高；如果长期饮酒，还容易导致酒精性脂肪肝、酒精性肝炎，甚至酒精性肝硬化。

2. 对人体组织器官和各个系统的毒害　短时间大量饮酒，可导致酒精中毒，中毒后首先影响大脑皮质，使神经有一个短暂的兴奋期，胡言乱语；继之大脑皮质处于麻醉状态，言行失常，昏昏沉沉不省人事；若进一步发展，生命中枢麻痹，则心跳呼吸停止以致死亡。

3. 对食管和胃黏膜的损害　会引起黏膜充血、肿胀和糜烂，导致食管炎、胃炎、溃疡病，还会诱发急性胆囊炎和急性胰腺炎。

4. 引起心脑血管疾病，诱发脑卒中　乙醇影响脂肪代谢，升高血胆固醇和三酰甘油。大量饮酒会使心率增快，血压急剧上升，极易诱发脑卒中。长期饮酒还会使心脏发生脂肪变性，严重影响心脏的正常功能。

5. 酒精中毒性精神病　当血液中的乙醇浓度达到 0.1% 时，会使人感情冲动；超过 0.2% 会使人行为失常；长期酗酒，会导致酒精中毒性精神病。

6. 营养失调　长期酗酒还会造成身体中营养失调和引起多种维生素缺乏症。经常饮酒者会食欲下降，进食减少，势必造成多种营养素的缺乏，特别是维生素 B_1、维生素 B_2、维生素 B_{12} 的缺乏，还影响叶酸的吸收。

7. 危害胎儿　乙醇对精子和卵子也有毒副作用，不管是父亲还是母亲酗酒，都会造成下一代发育畸形、智力低下等不良后果。孕妇饮酒，乙醇能通过胎盘进入胎儿体内直接毒害胎儿，影响其正常生长发育。

8. 社会危害　酗酒者通常把酗酒行为作为一种因内心冲突、心理矛盾造成的强烈心理势能发泄出来的重要方式和途径。酗酒者常通过酒的刺激来消除烦恼，减轻空虚、胆怯、内疚、失败等心理感受。一些社会问题，如偷盗、杀人、家庭暴力、离异、交通事故等与酗酒密切相关。

少量饮酒是健康之友，酗酒导致的健康损害引发的社会问题是显而易见的，在 2008 年召开的第 61 届世界卫生大会上，来自 193 个成员国的代表以通过决议的方式，呼吁制订出一个控制酗酒的全球预防策略。

三、赌　　博

赌博者高度紧张状态和严重消极情绪交替出现的心理活动，赢钱则喜，输钱则悲，心理极不平衡，一旦上瘾，不分昼夜地沉溺于赌博中使体力和精力大量消耗，由此患上"赌博综合征"。俗话说"十赌九病，久赌成疾"，它败坏社会风气，腐蚀人的思想，危害人的身心健康，有百害而无一利。

1. 打乱正常生活规律引起心身疾病　赌博中赢输强刺激极易上瘾，一旦上瘾，常常是夜以继日，甚至通宵达旦地赌，打乱人的正常生物节律，导致赌博者常常精神委靡不振，容易发生神经衰弱或其他心身疾病。赌博或娱乐时间过长，大脑极度紧张后，出现脑神经疲劳，可导致头晕、头痛、失眠、多梦、眼花、视力下降、肢体麻木、反应迟钝等；出现身体疲劳，导致免疫功能下降，易诱发感冒及呼吸道疾病等。

2. 诱发心脑血管疾病　赌博时神经高度紧张，可以引起体内的一系列变化，如激素分泌增加、血管收缩、血压升高、呼吸加快、心跳加速，长期下去，增加高血压和卒中的危险。

3. 久坐压迫影响血液循环　赌博者久坐使腰骶部负担过重，臀部肌肉、血管、神经受压迫，可致腰痛、肢体麻木、便秘、痔疮；女性久坐赌场，可出现盆腔血液循环障碍，可致盆腔淤血症、月经不调、子宫异位症等。

4. 引发传染病及其他疾病　赌具经多人抓摸，沾有大量病菌、病毒，是接触性传染病传播的重要媒介；赌博者经常废寝忘食或狼吞虎咽，可致胃肠病，长时间的食欲不好，进食减少可导致营养不良、贫血；赌博者吞云吐雾，赌场空气严重污染，可致各种呼吸道疾病及癌症。

5. 引发社会问题和家庭问题　赌博必有输赢，输者一输再输，最后一贫如洗，债台高筑，更有甚者，倾家荡产；心理冲突激烈，恼怒沮丧，就会铤而走险，导致打架斗殴、偷盗抢劫等犯罪问题；赌博可致家人反感，情感疏远，引发家庭冲突甚至家庭破裂，妻离子散。

四、缺乏运动

医学之父希波克拉底说：阳光、空气、水和运动，这是生命和健康的源泉。一般人也都知道一些运动有助于健康的道理，但很多人并不真正身体力行。在当今工业经济高速发展的现代社会里，非体力劳动者和缺乏运动者的数量正逐日增加。各类与缺乏运动有关的疾病成为医学专家研究的热点。

（一）缺乏运动对人体健康的危害

1. 心脑血管疾病　长期不活动会使身体对心脏工作量的需要减少，可导致心肌衰竭、心脏功能减退、血液循环变慢，从而引起高血压、动脉硬化、冠心病。

2. 免疫功能下降　缺乏运动，会使人体免疫细胞的数量减少，导致抵抗力下降，易患各种感染症和传染性疾病。

3. 消化系统疾病　缺乏运动和精神紧张，会使消化系统功能降低，易诱发胃炎、消化道溃疡等疾病。

4. 影响全身骨、关节代谢功能　缺乏运动时，全身、关节系统失去良性刺激，代谢功能障碍，青少年的生长发育受阻，成年人丧失体力、未老先衰，并易患脊椎病及骨质疏松、关节变形等各类关节病。

5. 肥胖　食物并不是肥胖的唯一根源，事实上，生活的舒服度、劳动强度的减少、体育运动的缺乏更是造成肥胖的祸首，肥胖增加患心脑血管疾病的风险。

（二）体育锻炼促进健康

1. 对生理健康的促进作用　①体育锻炼是增强体质的最积极、有效的手段之一。其有利于人体骨骼、肌肉的生长，增强心肺功能，改善血液循环系统、呼吸系统、消化系统的功能状况，有利于人体的生长发育，提高抗病能力，增强有机体的适应能力。②降低儿童在成年后患上心脏病、高血压、糖尿病等疾病的机会。③可以降低过早进入衰老期的危险。④体育锻炼能改善神经系统的调节功能，提高神经系统对人体活动时错综复杂变化的判断能力，并及时做出协调、准确、迅速的反应；使人体适应内外环境的变化，保持肌体生命活动的正常进行。

2. 对心理健康的促进作用　①体育锻炼具有调节人体紧张情绪的作用，能改善生理和心理状态，恢复体力和精力。②体育锻炼能增进身体健康，使疲劳的身体得到积极的休息，使人精力充沛地投入学习、工作。③舒展身心，有助安眠及消除读书带来的压力。④体育锻炼可以陶冶情操，保持健康的心态，充分发挥个体的积极性、创造性和主动性，从而提高自信心和价值观，使个性在融洽的氛围中获得健康、和谐的发展。⑤体育锻炼中的集体项目与竞赛活动可以培养人的团结、协作及集体主义精神。

五、性　乱

从20世纪六七十年代开始，西方世界倡导性解放运动，它是一种挑战传统性观念和性道德的社会思想和社会运动。由此导致性病等健康问题越来越多,直至出现了艾滋病的世界性流行。自20世纪90年代以来,受西方世界性解放影响,我国性随便——性生活紊乱现象有所漫延,由此产生一系列社会、心理和健康问题。

1. 引发社会和家庭问题 不管是婚前同居或是婚后性乱,使夫妻间的信任度和忠诚度下降,离婚现象增多;性乱还使非婚生子女增多,据有关统计,主动做DNA亲子鉴定家庭中,接近1/4家庭子女为非亲生。

2. 影响当事人心身健康 对于婚前同居,目前社会可能持一定程度的宽容和默认,但这不代表肯定,我国传统文化对女性尚存在一定的苛求,当女性再一次恋爱或者走进婚姻时,会承受较多的社会舆论。而同居后恋爱失败,女性通常会留下心理阴影,越来越不自信。未婚女性同居后处于一种复杂的心理状态,怕人知道、怕怀孕、怕被抛弃,心情焦虑恐惧。多数婚外性行为也一样,见不得阳光,提心吊胆、怕影响家庭和谐,当事者背负巨大的心理压力。

3. 引起多种性传播疾病 性乱直接增加患性传播疾病的风险,常见的性病有淋病、梅毒、软下疳、性病淋巴肉芽肿、尖锐湿疣、生殖器疱疹、以衣原体感染为主的非淋病性尿道炎等20多种。近几十年来令人恐惧的艾滋病在全球迅速漫延,与性乱现象密切相关。有研究表明,性病引起的生殖器溃疡,更使艾滋病病毒感染增加3~5倍;人类嗜T淋巴细胞Ⅰ、Ⅱ型病毒与艾滋病病毒一样同属反转录病毒,也是通过性传播,嗜T淋巴细胞Ⅰ型病毒可以引起恶性淋巴肉瘤,目前已经在一些国家和地区流行。

4. 引起多种严重妇科疾病和恶性肿瘤 如性病引起慢性生殖器炎症、盆腔炎、不育症、宫外孕、早产、死产等;未婚女性避孕失败,人工流产引起大出血、子宫穿透伤、感染、甚至死亡;通过性传播的Ⅰ型疱疹病毒和乳头状病毒,可以诱发子宫颈癌或生殖系统其他部位的恶性肿瘤。

避免性乱,提倡文明的行为方式,不仅利于增进身心健康,创造和睦的家庭与和谐的社会,还可以防止性传播疾病的流行和漫延,最终消灭性传播疾病。

考点:不良行为生活方式的危害

小结

人类行为是指人在外界环境刺激下引起的生理和心理反应,具有适应性、多样性、动态性、指向性、可控性和发展性等特点;人可以发挥主观能动性进行行为习惯改造,从而建立良好的行为习惯。吸烟、酗酒、赌博、缺乏运动等不良行为生活方式是导致肿瘤、心脑血管病、呼吸系统疾病的首要原因;性乱产生一系列社会、心理和健康问题,甚至引起艾滋病世界性流行。当前,不良行为生活方式引发的疾病正呈上升趋势,这些疾病无法单纯依靠药物和手术治疗得到治愈,只有通过健康教育,改变生活态度和行为方式,才能得到最有效的控制。

自 测 题

一、名词解释

人类行为

二、填空题

1. 人类行为按其起源分为________、________、________、________、________、________、________。
2. 人类行为的特点有________、________、________、________、________、________。
3. 人类行为的发展过程有________、________、________、________四个阶段。
4. 行为习惯主观改造的几个方法是________、________、________、________。

三、简答题

1. 简述吸烟对人体的危害及控烟对策。
2. 简述酗酒对人体健康的危害。
3. 简述缺乏运动对人体健康的危害。
4. 简述赌博的危害。
5. 简述性乱的危害。

(钟金球)

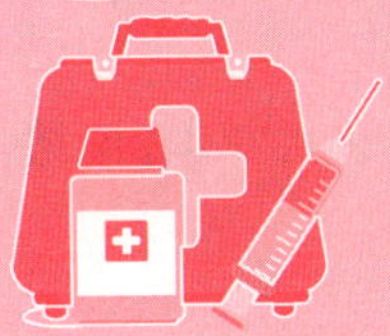

第 10 章 健康教育与健康档案管理

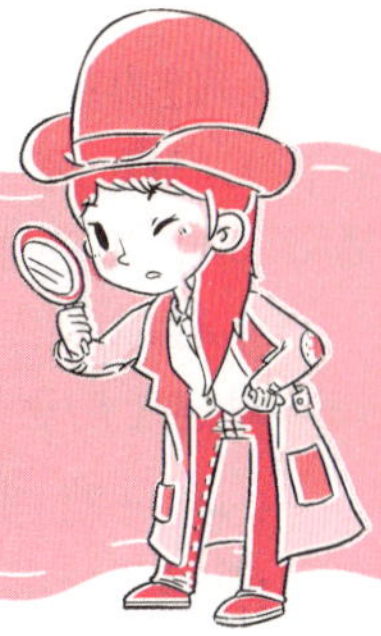

引言：健康是人类的第一财富，随着社会经济和科学文化的迅速发展，人民群众的生活水平日益提高，对医疗卫生保健服务的需求越来越高，健康教育活动的开展和居民健康档案的建立越来越受到人们的关注与重视。

第 1 节 健 康 教 育

案例 10-1

某男，有吸烟史 16 年，患有慢性支气管炎 6 年，近期常感觉胸闷、气短、偶有胸痛，去医院检查，胸部未见特殊病变。

问题：

1. 出现上述情况的可能原因是什么？
2. 为防止病情进一步发展，作为医生应该如何开展健康教育？

健康教育的发展与疾病谱的变化关系密切。当今发达国家和发展中国家的疾病谱和死亡谱都发生了根本性的变化，其主要死因不再是传染性疾病和营养不良，而心脑血管疾病、恶性肿瘤、糖尿病等慢性非传染性疾病已成为威胁人群健康的主要疾病，在这些慢性疾病的危险因素中不良行为和生活方式是主要因素。通过健康教育可以改变人们的行为和生活方式，从而减少健康危险因素对机体的影响，预防疾病，促进健康。

一、健康教育的概念

健康教育是一种以健康为中心的全民性教育，它旨在通过传播保健知识和技术，影响、干预个体和群体行为，消除危害因素，预防疾病，促进健康。

健康教育的核心是通过卫生知识的传播和行为干预，通过系列工作有效地帮助人们掌握健康知识，提高自我保健意识，自觉建立科学、文明、健康的生活方式，从而达到预防疾病，促进健康，提高生活质量的目的。

二、健康教育的意义、目的与任务

（一）健康教育的意义

1. 健康教育是社区卫生服务的重要内容　社区卫生服务是以人的健康为目的、社区为范围、需求为导向，融预防、医疗、保健、康复、健康教育、计划生育技术服务为一体的基层卫生服务。健康教育是其中的重要内容。世界卫生组织（WHO）在《阿拉木图宣言》中指出：健康教育是所有卫生问题、预防方法及控制措施中最为重要的。

2. 健康教育是提高群众自我保健意识的重要渠道　通过健康教育能使人们了解健康相关因素，消除和减少健康危险因素，提高人们的自我保健意识和能力，增强人们实行躯体上的自我保护、心理上的自我调节、行为生活方式上的自我控制、人际关系上的自我调整。

3. 健康教育是一项低投入、高产出的保健措施　通过健康教育可引导人们自觉放弃不良的行为和生活方式，将会有效降低有关疾病的发病率和死亡率，明显减少医疗费用的支出。

4. 健康教育是控制医疗垄断行为的手段 通过健康教育可以使患者获取较多的医疗卫生知识和相关信息，避免医务人员在为患者提供医疗卫生服务时可能凭借特有的垄断权扩大医疗卫生服务需要，损害患者健康和经济权益。

5. 健康教育是建设精神文明的重要内容 通过健康教育，可以使群众掌握科学文化知识，自觉破除封建迷信思想，有利于促进社会主义精神文明建设。

（二）健康教育的目的

1. 普及健康知识，树立健康态度，改变不良的卫生习惯和不健康的生活方式。

2. 通过健康教育可以帮助人们提高保健意识，消除或减少各种影响健康的危险因素，降低人群相关疾病发病率、伤残率和死亡率，提高人们的生活质量。

3. 通过健康教育可达到改善、维护和促进个体和群体的健康状况，提高人群的健康水平。

（三）健康教育的任务

1. 主动争取和有效促进领导及决策层转变观念，从政策上对健康需求和有利健康的活动给予支持，并制订各项促进健康的政策。

2. 增强个人、家庭和社区对预防疾病、促进健康、提高生活质量的责任感。通过各种形式的健康教育活动，促使人们改变不良生活方式和行为习惯，降低各种影响健康的危险因素，促进健康，提高生活质量。

3. 普及卫生知识，提倡文明、健康、科学的生活方式，提高全民的健康文化素质，促进社会主义精神文明建设。

4. 积极推动医疗部门观念与职能的转变，从单纯的医疗服务向提供综合性健康服务的方向发展。

5. 协调各界，加强社区行动，动员与组织社区人群积极参与社区健康规划和各项健康教育活动，解决自身健康问题，创造有利于健康的社会环境。

三、健康教育的行为干预原理

健康教育的行为干预原理可概括为“知-信-行”模式。“知-信-行”模式是指人们通过学习，获取相关的健康知识，逐步形成健康的信念和态度，从而促使健康行为的产生。“知”指学习和接受信息过程。“信”指的是相信或信念。“行”指的是行为或行动。知、信、行三者，知是基础、信是动力、行是目标。即将已经知道并相信了的东西付诸行动。在行为干预中首先必须让人们获得正确的知识，继而形成正确行为的信念，最后激励他们付诸行动。知、信、行三者虽然有因果关系，但并非必然关系。比如知道吸烟有害的人未必就不吸烟。对这种知而不信或信而不行者就得依靠社会舆论、激励、制度、法令规范等干预措施促使其行为的转变。

考点：健康教育的行为干预原理

四、健康教育的原则

开展健康教育，要遵循人类的学习规律和教育学原则，以确保健康教育的效果和质量。

1. 思想性 健康教育的内容必须以国家卫生工作方针、政策、法令、条例等为依据，要有利于开展社会主义物质文明和精神文明建设。

2. 科学性 健康教育必须具有科学依据，传播卫生保健知识要实事求是，举例应该准确，数据确凿，避免说假话、说大话，防止片面性和绝对化。

3. 针对性 要根据人群健康危险因素的分布情况及影响程度，以及人群的心理特点、兴趣爱好、知识水平、接受能力和自我保健需求等具体情况确定健康教育的内容和形式，要有针对性，做到因人施教。

4. 艺术性 在健康教育过程中要融入艺术手段，采用通俗易懂的语言及人们喜闻乐见的方式，要有一定的艺术感染力，才能有吸引力，才能更好地提高群众的学习兴趣。

5. 群众性 健康教育是以广泛的群众性为基础的教育活动，只有通过社会各界力量广泛组织和发动群众积极参与，才会使健康教育工作取得更好的效果。

6. 启发性 健康教育不能靠强制手段，而要对人们的健康行为加以肯定和巩固；对人们的不健康行为加以矫正，鼓励行为改变；启发自觉的健康意识，培养良好的行为生活方式。

链接：WHO 提出健康的十条标准

1. 精力充沛，能从容不迫地应付日常生活和工作的压力而不感到过分紧张。
2. 处事乐观，态度积极，乐于承担责任，事无大小不挑剔。
3. 善于休息，睡眠良好。
4. 应变能力强，能适应环境的各种变化。
5. 能够抵抗一般性感冒和传染病。
6. 体重得当，身材匀称，站立时头、肩、臂位置协调。
7. 眼睛明亮，反应敏锐，眼睑不发炎。
8. 牙齿清洁，无空洞，无痛感；齿龈颜色正常，不出血。
9. 头发有光泽，无头屑。
10. 肌肉、皮肤富有弹性，走路轻松有力。

五、健康教育的形式和内容

（一）健康教育的形式

健康教育的形式多种多样，应根据健康教育对象的实际情况和健康教育的内容选择适当的形式。常见的健康教育形式有以下几种。

1. 大众传播 应用视听教育手段，通过报刊、墙报、展览、电台、电视台、录像、电影等喜闻乐见的形式让广大群众知晓更多的卫生保健知识，提高自我保健意识，自觉地建立科学、文明、健康的行为生活方式。

2. 个体传播与群体传播 针对个体或特定人群，应用口头、文字、视听等方式，通过发放宣传材料、健康咨询、讲授示教、专题讨论等形式进行健康教育，如医院向社会、向患者开展健康教育，开展幼儿园及学校健康教育、社区健康教育和工厂健康教育等。

3. 行为干预 是实现健康教育计划目标的重要手段，通过具体行为指导和技能训练，如模拟、示范、案例研究、实际操作、个别指导、小组讨论、询问式学习及各类以技能为主的培训等形式，帮助并促使受教育者实现特定行为的改变。针对实际情况还可以采用一些行为矫正技术，如脱敏法、厌恶法、强化法等特殊而有效的形式。

（二）健康教育的内容

1. 健康知识传播

（1）日常生活卫生知识：包括个人卫生、环境卫生、生理卫生、心理健康、健康生活方式、食品营养卫生、优生优育、吸烟危害等知识。

（2）疾病防治知识：常见传染性疾病和慢性疾病的防治知识，疾病的自我检查和家庭急救与护理知识等。

（3）安全知识：包括交通事故、煤气中毒、火灾、溺水等意外伤害知识。

2. 健康行为干预

（1）指导人群养成良好的卫生习惯：包括饭前便后洗手、早晚刷牙、勤理发、勤洗澡、不乱扔垃圾、不随地吐痰等。

（2）促使人们自觉养成良好的行为生活方式：合理饮食、积极参加体育锻炼、科学规律的睡眠、保持心理平衡、不吸烟、不酗酒、不吸毒等。

（3）帮助居民树立正确的道德观念：遵守交通规则、遵纪守法、爱护公共设施等。

（4）教育居民主动接受医疗卫生保健服务：如有病及时就医、主动接受预防接种等。

六、健康教育的实施步骤

1. 评估健康教育需求　通过询问病史、行为生活方式、现患疾病及实验室检查结果、生存环境和医疗卫生服务的需求等方面的信息，综合分析人群的健康状态及潜在的危险因素，为制订健康教育方案提供客观依据。

2. 作出健康教育诊断　根据所收集的资料进行全面认真分析，确定人群现存或潜在的健康问题，再结合人力、物力、财力等具体情况筛选出健康教育要解决的主要健康问题，并确定健康教育的目标人群，为有效开展健康教育做好充分准备。

3. 制订健康教育计划　根据目标人群的主要健康问题，确定健康教育的目标、内容、形式、方法、时间、人员配置、经费预算、结果评价等。

4. 实施健康教育计划　为保证健康教育计划的顺利实施，首先要通过广泛的宣传健康教育计划，以争取社会各界尤其是领导决策层及目标人群的重视和配合；其次根据计划的特点采取有针对性的又切实可行的质量控制方法。

5. 评价健康教育效果　健康教育的效果评价是对健康教育活动进行全面的监测、检查和控制、总结，对教育效果作出判断，是保证健康教育取得成功的关键措施。可以通过观察、座谈会、家庭访视、问卷调查、卫生学调查、卫生知识小测验、体格检查及教育对象的自我评价等方法，对健康教育的进度、效果与效益进行客观评价，了解健康教育和干预性措施的是否达到了预期效果。

第2节　健康档案管理

案例 10-2

某男，49岁，面红体胖，性格开朗。近期常出现头晕、头痛症状，检查结果：血压180/110mmHg，脉搏96次/分，眼底动脉阶段性变细缩窄，反光增强。有饮酒史20年，近10年来每天饮酒两次，每次2盅（约2两），平时吃菜肴味咸，其父亲死于脑卒中。

问题：

1. 可能的诊断是什么？
2. 针对上述情况，如何建立个人健康档案？

健康档案是医疗卫生工作中详细、系统地记录与居民、家庭及社区健康相关问题的文件资料，是以居民个人健康为核心、贯穿整个生命过程、涵盖各种健康相关因素、实现信息多渠道动态收集、满足居民自身需要和健康管理的信息资源，它包括病例记录、健康检查记录、各年龄段的保健记录及个人和家庭一般情况记录等。

一、建立健康档案的目的

1. 便于更好地开展社区卫生服务　健康档案详细记录了个体和家庭的健康问题及相关危险因素，有利于医生全面、系统、客观、准确了解个人及家庭基本情况和健康信息，更好地提供针对性的医疗卫生保健服务。

2. 合理利用卫生资源　健康档案包含系统的预防保健项目，为制订社区卫生保健规划、合理利用卫生资源提供依据。

3. 评价卫生服务质量　健康档案可用于评价医务人员的服务质量和技术水平，有时还可以作为处理医疗纠纷的法律依据。

4. 为医学研究提供资料　完整、系统的健康档案具有丰富的、连续性的、与健康有关的客观信息，为医学研究提供资料。

二、居民健康档案的内容

居民健康档案的内容包括三个部分，即个人健康档案、家庭健康档案和社区健康档案。

考点： 健康档案内容

1. 个人健康档案 是记录与居民健康状况相关的资料，是指一个人从出生到死亡的整个过程中，其健康状况的发展变化情况及所接受的各项卫生服务的综合记录。个人健康档案包括以问题为导向的健康问题记录和以预防为导向的记录两部分内容。

（1）以问题为导向的健康问题记录：以问题为导向的健康问题记录方式（POMR）是目前建立居民健康档案的主要方法，通常包括患者的基础资料、健康问题目录、问题描述、病情流程表、检查项目及结果、转会诊记录等。

1）个人基本资料：包括个人特征（姓名、性别、民族、出生日期、文化程度、职业、婚姻状况等）、生物学资料（身高、体重、血压、脉搏等）、既往健康状况（住院、手术、离婚、丧偶、失业等）、预防医学资料（预防接种史、周期性健康检查及自我保健资料等），见表 10-1。

表 10-1 个人基本资料

个人特征	姓名______	性别______
	出生日期___年___月___日	文化程度______
	职业______	婚姻状况______
生物学资料	身高（cm）______	体重（kg）______
	血压（mmHg）______	脉搏（次/分）______
	腰围（cm）______	臀围（cm）______
既往健康状况______		
现患疾病史______		
预防医学资料______		

2）健康问题目录：所记录的问题是过去影响、现在正在影响或将来还要影响个人健康的问题。健康问题目录可分为主要问题目录和暂时性问题目录两种（表 10-2、表 10-3）。前者多为慢性病及未解决的问题，后者一般指急性、一过性或自限性健康问题。

表 10-2 主要问题目录

序号	发生时间	记录时间	问题名称	长期用药	目前情况
1	2004/5/12	2008/3/6	高血压		血压良好
2	2007/10/12	2008/3/6	离婚		
3					
……					

表 10-3 暂时性问题目录

序号	发生时间	就诊时间	问题名称	处理方式	结果
1	2014/07/24	2014/07/24	急性胃肠炎	口服氟哌酸	治愈
2	2014/10/19	2014/10/20	普通感冒	对症治疗	治愈
……					

3）问题描述及问题进展记录（SOAP）：是 POMR 的核心部分，详细记录患者每次就诊的情况，先写出主要问题目录，然后再将问题逐一以“S-O-A-P”的形式进行描述（表 10-4）。S 代表患者的主观资料（subjective data），包括主诉、症状、患病史、家族史等；O 代表患者的客观资料（objective data），记录

诊疗过程中的体征、实验室检查、特殊检查及患者的心理、行为测试结果等；A 代表评估(assessment)，是问题描述的关键部分，完整的评估应该包括诊断、鉴别诊断、与其他问题的关系、问题的轻重程度及预后等；P 代表的是计划(plan)，是针对问题提出的诊断、治疗、健康教育计划等。

表 10-4 POMR 中的 SOAP 书写范例

问题 1	高血压	记录日期	年 月 日
S	出现头晕、头痛症状已有 1 个多月。有饮酒史 20 年，近 10 年来每天饮酒两次，每次 2 盅(约 2 两)，平时吃菜肴味咸，其父亲死于脑卒中		
O	面红体胖，性格开朗。检查结果：血压 180/110mmHg，脉搏 96 次/分，眼底动脉阶段性变细缩窄，反光增强		
A	根据患者主诉和检查结果，可诊断为原发性高血压(Ⅱ期)		
P	1. 诊断计划：(1)心电图检查，X 线胸片； (2)血脂、血糖测定，肾功能检查 2. 治疗计划：(1)口服降血压药物； (2)低盐饮食，食盐量不超过 6g/d； (3)低脂饮食； (4)控制饮酒； (5)控制体重 3. 健康教育计划：(1)高血压知识教育，高血压危险因素评价； (2)生活方式指导； (3)自我保健知识指导； (4)患者家属的健康教育		
问题 2		记录日期	年 月 日
S			
O			
A			
P			

4）病情流程表：是以列表的形式描述一些与问题有关的重要指标的变化过程，如症状、体征、生理生化指标、用药方法、行为与生活方式改变等(表 10-5)。

表 10-5 病情流程表

问题 1：高血压

日期	血压(mmHg)	心率(次/分)	眼底	尿蛋白	用药建议
2010/05/12	180/110	97			硝苯地平 10mg，tid
……					
2010/05/27	150/92	83			硝苯地平 5mg，tid

tid：每日 3 次

（2）以预防为导向的记录：以预防为导向的记录是对某些特殊人群实行的初级卫生保健记录，通常包括预防接种、周期性健康检查、儿童生长与发育评价、患者教育、危险因素筛查及评价等。

2. 家庭健康档案　是居民健康档案的重要组成部分，是以家庭为单位，记录其家庭成员和家庭整体在医疗保健活动中产生的有关健康基本状况、疾病动态、预防保健服务利用情况等的文件材料。其主要包括家庭基本情况(表 10-6)、家系图常用符号(图 10-1)、家庭功能评价(用 APGAR 问卷)(表 10-7)、家庭生活周期、家庭卫生保健、家庭主要问题目录及问题描述和家庭各成员的健康档案。

表 10-6　家庭基本情况

家庭人口数__________	现住人口数__________
居住环境	湿度:一般　干燥　通风:好 一般　差　采光:好 一般　差 卫生:好 一般　差
居住面积	新房　旧房　危房　楼房____层　平房____间 总面积____m^2　人均____m^2 卫生:好 一般　差
厨房及卫生设施	厨房:独用　混用　生熟:分　不分 排烟:好 一般　差　卫生:好 一般　差 饮用水来源:自来水　手压井　井水　河水　其他 水质:安全 一般　污染　严重污染 燃料:管道煤气　液化气　天然气　煤炉　柴炉　其他 厕所:家庭坐厕　家庭蹲厕　公共厕所　其他
家用设施	电灯　电话　电视机　电脑　收音机　冰箱　空调　淋浴
家庭月收入	家庭月支出

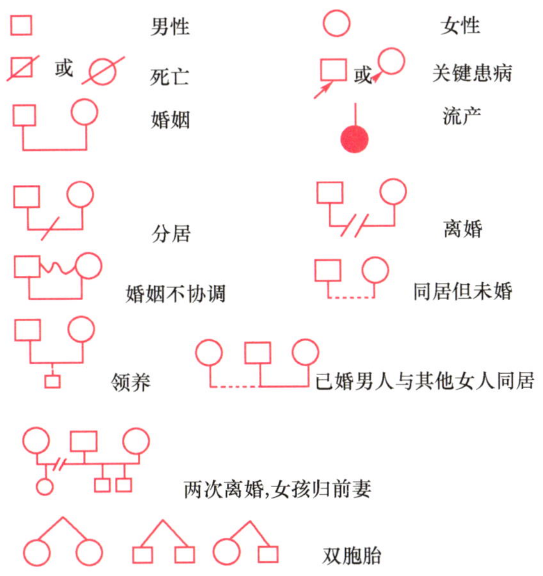

图 10-1　家系图常用符号

表 10-7　家庭功能评价(APGAR 问卷)

	经常(2 分)	有时(1 分)	几乎很少(0 分)
A——adaptation 适应:当我遇到问题时,可以从家人得到满意的帮助	□	□	□
P——partnership 共处:我很满意家人与我讨论各种事情及分担问题的方式	□	□	□
G——growth 成长:当我希望从事新的活动或发展时,家人都能接受且给予支持	□	□	□
A——affection 情感:我很满意家人对我表达感情的方式及对我情绪(如愤怒、悲伤、爱)的反应	□	□	□
R——resolve 解决:我很满意家人与我共度时光的方式	□	□	□

* 此部分由医务人员填写　问卷分数:□□分(经常这样 2 分;有时这样 1 分;几乎不 0 分)

家庭功能评估结论:7~10 分无障碍□;4~6 分中度障碍□;0~3 分重度家庭功能不足□　　签名:

3. 社区健康档案　是以社区为单位,通过入户居民卫生调查、现场调查和现有资料搜集等方法,收集和记录反映主要健康特征、环境特征、卫生资源及其利用状况的信息,并在系统分析的基础上评价居民健康需求,最终达到以社区为导向,进行整体性、协调性医疗保健服务的目的。内容包括以下几个方面。

(1) 社区基本资料:包括社区地理及环境特征,社区居民健康的危险因素、居民患病种类及疾病发生发展、卫生服务方式、居民经济状况、社区组织状况等。

(2) 社区卫生资源:包括卫生服务机构及每个机构的服务范围、优势项目、详细地址、人员数量及结构等。

(3) 社区居民健康状况:包括社区疾病谱、死亡谱、健康问题分类及其在年龄、性别、职业、文化程度、家庭等的分布;社区流行病、传染病的流行与监控情况、社区健康危险因素的变化情况。

(4) 社区卫生服务状况:包括社区门诊、家访,转诊、会诊情况。

三、居民健康档案的使用与管理

(一) 居民健康档案的使用

1. 首次建档　在服务对象初次接受周期性健康体检或就诊时,为同意建立健康档案的居民建立健康档案并发放居民健康档案信息卡,以备复诊或随访时使用。

2. 复诊　已经建立健康档案的居民再次复诊时,应出示居民个人健康档案信息卡,由医护人员(或导诊员)根据信息卡信息调取健康档案并转给接诊医生。接诊医生应首先通过阅读健康档案熟悉患者基本情况,了解患者既往病史,然后针对本次就诊情况填写接诊记录、更新健康档案相关内容、归档。

3. 随访　在对入户服务对象进行随访时,由医护人员到健康档案室调取相应服务对象的个人健康档案,按本次随访情况填写相应健康档案内容(包括补充或更新问题目录)。与管理对象约定下一次随访日期,记入管理随访记录表。

4. 转诊、会诊　对于需要转诊、会诊的服务对象,由接诊医生填写转诊、会诊记录。所有的服务记录由责任医师或档案管理人员统一汇总、及时归档。

5. 整理　责任医生或护士于每年年底,将所负责的家庭和居民的所有健康档案进行核查、补充、更新。

(二) 居民健康档案的管理

1. 健康档案建立过程中的管理　制订健康档案形成制度,规范全科医生的建档行为,加大健康档案建立过程的监督、指导力度;制订健康档案的质量考核标准,经常对健康档案质量进行检查考核(图 10-2)。

考点:健康档案的管理

2. 健康档案的归档管理　一般以家庭为单位,每个家庭有一个档案袋,上面标明家庭档案编号,内装家庭健康档案及其所有成员的个人健康档案。将所有的档案按家庭编号顺序存放于档案柜内。

健康档案要按照防火、防盗、防潮、防尘等要求妥善保管,指定专(兼)职人员负责健康档案管理工作,保证健康档案完整、安全。就诊时调取,就诊后归还;转诊等借用应审批登记,用完后及时收回。一般每年更新或增补一次;每年对保管质量进行评价。

3. 档案使用过程中的管理　建档时同时对居民发放居民健康档案信息卡,卡上有家庭和个人健康档案编号,就诊时凭卡索号。健康档案由社区卫生服务机构保管,特殊情况才办理借阅,并及时收回,注意保护居民隐私。定期或不定期分析档案有关内容,及时发现居民健康问题,提出防治措施。

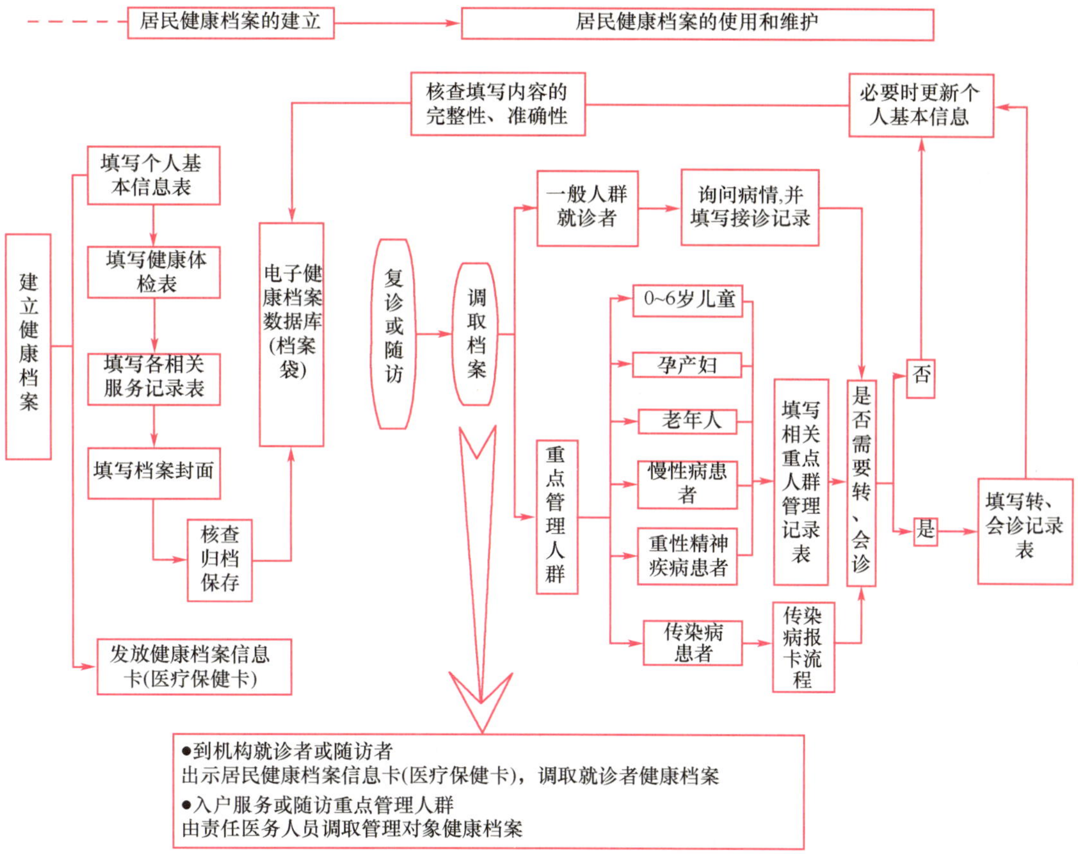

图 10-2　居民健康档案管理流程图

小结

健康教育是一种以健康为中心的全民性教育,其核心是通过卫生知识的传播和行为干预,促使人们建立科学、文明、健康的生活方式,从而达到预防疾病,促进健康的目的。健康档案是医疗卫生保健服务中不可缺少的工具,是居民身心健康的规范管理过程和科学记录,其主要内容包括个人健康档案、家庭健康档案和社区健康档案三部分。

自 测 题

一、名词解释

1. 健康教育　2. 健康档案

二、填空题

1. 健康教育的行为干预原理可概括为________、________、________模式。
2. 健康教育的原则包括________、________、________、________、________、________。
3. 居民健康档案的内容包括________、________、________。

三、选择题(A1 型题)

1. 健康教育评价的目的在于(　　)
   A. 确定计划达到预期目标的程度
   B. 进一步确定优先项目
   C. 进一步确定目标
   D. 有助于制订策略
   E. 有助于确定研究方法
2. 根据健康概念的论述,指出下列哪项理解最为准确(　　)

A. 健康即无病
B. 健康即不虚弱
C. 健康是身体、精神、社会适应和道德均处于完好状态
D. 健康即健壮
E. 健康是身体各系统均无病理变化

3. 健康教育的实质是(　　)
A. 实行一种干预措施
B. 侧重于改变人们知识的结构和态度
C. 实现特定健康行为目标的一种手段
D. 和传统上的卫生宣传并无两样
E. 卫生知识的单项传播

4. 下列哪项是慢性非传染性疾病的过早死亡最主要因素(　　)
A. 生物因素
B. 治疗不当
C. 不良行为与不科学的生活方式
D. 卫生服务不好
E. 医疗技术落后

5. 健康教育的基本内涵是(　　)
A. 是有计划、有组织、有系统的社会教育活动
B. 促使人们自愿改变不良的健康行为
C. 能消除或减轻影响健康的危险因素
D. 能预防疾病、促进健康
E. 能提高生活质量

6. 从经济角度来看健康教育是(　　)
A. 所有卫生问题、预防方法及控制措施中最为重要的措施
B. 能否实现“人人享有卫生保健”宏伟目标的关键
C. 一项“低投入、高产出”的卫生服务
D. 改变人们不良生活方式和行为的最有效的措施
E. 一项效益大、一本万利的事业

7. 建立居民健康档案工作目前存在的主要问题不包括(　　)
A. 资金投入得不到保障
B. 对居民健康实现动态管理
C. 医务人员对工作认识水平不到位
D. 工作管理制度尚未健全
E. 信息管理系统不完善

8. 下列个人基本信息采集技巧不正确的是(　　)
A. 医生需要自我介绍,说明建档的目的和意义
B. 采集过程中态度应和蔼
C. 以自然、友好的方式提问
D. 强制要求居民建立档案
E. 必要时采用探查性提问获取信息

四、简答题

如何对居民健康档案进行管理?

（于海平）

第 11 章
社区卫生服务与常见病防制

引言：社区卫生服务作为初级卫生服务的保障来服务于大众，使预防、治疗、康复和健康教育等相结合，是卫生服务的基础和核心。社区常见疾病多是严重耗费社会资源的慢性病，是可以预防和控制的。国内外研究早已证实，改变健康的风险因素可以预防一半以上的慢性疾病发生。

第 1 节　社区卫生服务

案例 11-1

2002 年 6 月 13 日晚至 14 日凌晨，先后有 3 名小学生因腹痛、恶心、无力、发热到某社区卫生服务站就诊，当班医生按普通胃肠炎进行处理并将接诊情况记录、上报卫生服务中心信息统计室，统计员发现临近的几个社区卫生服务站所报的病例症状极其相似、接诊时间也很相近，经联系附近 3 家医院得知相同病例有 30 余人，且均来自该区某小学。统计员立即上报并联系该区疾病预防控制中心对该小学进行调查，结果发现相似症状学生多达 100 余人，经调查了解，该校大部分学生在校就餐，可能是食物中毒，于是对该校食堂食物和部分学生粪便进行化验检测，进一步分析明确原因。

问题：

1. 社区卫生服务站值班医生忽略了什么没有对类似的病例重视？
2. 哪些信息提示了统计员，他处理问题的思路及方式是否正确？
3. 此案例提示我们要注意哪些问题？

1977 年，在第 30 届世界卫生大会上提出了“人人享有卫生保健”的目标，1978 年阿拉木图宣言明确了推进初级卫生保健是实现这一目标的唯一途径，自此，社区卫生服务得以长足的发展。

一、社区的定义及构成要素

（一）社区的定义

社区，是指若干社会群体（家族、氏族）或社会组织（机关、团体）聚集在某一地域里所形成的一个生活上互相关联的大集体。它可以大到国家，也可以小到街道，有共同的习俗、生活方式和利益需求，有共同的服务，面临共同的问题等。

（二）社区的基本构成要素

1. 有一定数量的人群　一定数量的人群是社区存在的第一前提。即人群是社区的主体，人们以一定的社会关系为基础，组织在一起共同从事社会活动，并由此形成某些共同的社会特征，继而形成社区，没有一定数量的人群就没有社区。WHO 认为，一个有代表性的社区，其人口在 10 万～30 万，我国城市的社区人口一般在 3 万～10 万。

2. 有一定的地域空间　具有一定的地域空间是社区存在和发展的前提。一定的地域范围不仅为社区居民提供地理位置上的活动场所、生产和生活的资源，还在很大程度上决定居民的生产和生活状况，并影响社区的发展。WHO 提出社区的面积为 5～50km^2，在我国，一般是按行政区域来划分，城市的社区是按街道办事处管辖范围设置，农村社区按乡镇和村划分。

3. 有一定的公共服务设施　为社区居民提供相对完善的公共设施和生活服务设施是构成社区

的重要条件。社区是人们参与社会生活的基本场所,公共设施和生活服务设施的提供,不仅仅是社区居民生存的基本条件,也使得社区居民之间的联系更加紧密。例如,学校、医院、商店、文化市场、商业网点、交通、通讯设施等。

4. 共同的文化　社区文化是社区认同感、归属感和社区凝聚力、影响力的重要基础,是社区内居民在长期、共同的生活中积累沉淀而形成的有别于其他社区的主要特征和标志。它体现在每一社区居民的物质和精神生活中,并在一定程度上约束、指导和控制社区居民的行为活动,维持人际关系的互相协调,使之成为一个整体。例如,生活、卫生、教育、宗教信仰、环境问题等。

5. 有各种组织制度与管理机构　相应的组织制度和管理机构是维持社区秩序的基本保障,是社区构成的必要条件。社区通过组织制度和规章制度来管理社区的公共事务、协调人际关系,维护社区的共同利益,保障社区居民有序而正常的生活。例如,街道办事处、居委会、各种社团组织、政治组织、业主协会等。

二、社区卫生服务的概念和特点

(一) 社区卫生服务的概念

社区卫生服务是在政府领导、社区参与、上级卫生机构的指导下,以社区医院、基层卫生机构为主体,合理使用社区卫生资源和适宜的技术,以全科医护人员为骨干,以人的健康为中心,以居民的卫生需求为导向,以家庭为单位,以社区为范围,以妇女、儿童、老年人、慢性病患者、残疾人和弱势人群为重点,以解决社区主要卫生问题、满足社区基本需求为目的,融预防、医疗、保健、康复、健康教育、计划生育技术指导为一体,向社区提供有效、经济、方便、综合、连续的基层卫生服务。社区卫生服务是社区建设的重要组成部分,也是实现"人人享有卫生保健"目标的基础环节和有效手段。

(二) 社区卫生服务的特点

1. 以基层卫生保健为主要内容的服务　社区卫生服务是在深入了解社区居民主要健康问题基础上,提供最基本的医疗、预防、保健、康复、健康教育及计划生育技术指导等服务,也是最基础的医疗保健服务。

2. 提供综合性服务　就服务内容而言,"六位一体"涉及生物、心理、社会等综合的、全方位的服务;就服务对象而言,不分年龄、性别和病种,不分种族、信仰、背景和地位,包括了健康人群、亚健康人群、高危人群、患者群等;就服务范围而言,它覆盖了个人、家庭和社区;就服务手段而言,主要采用适宜的技术,充分利用社区资源,利用对服务对象有利的方式与工具,实现提高人群健康水平为目标。

3. 连续性服务　社区卫生服务是从出生到死亡的全过程服务,其连续性主要表现在以下几方面:①人生的各个阶段,从婚育咨询开始,直到濒死的临终关怀,甚至患者去世后,对其家庭的居丧期的保健,都涵盖在社区卫生服务之下;②贯穿于疾病发生发展的全过程,即健康—疾病—康复的各个阶段,采用一、二、三级预防措施,对患者进行长期管理,如建立慢性病随访制度;③无论何时何地,都要根据服务对象的需要,事先或随时提供连续性的卫生服务。

4. 协调性服务　社区卫生服务单靠社区医护人员是无法完成的,还需要其他医疗和非医疗部门的配合。因此,社区医护人员应具备协调性服务的技能,能充分利用社区卫生资源和社会力量,如医疗卫生、家庭及社区等,协调各专科的服务,通过会诊、转诊等措施,与专科医生和社会力量积极合作,共同解决患者的健康问题。

5. 可及性服务　这是社区卫生服务的一个显著特点。可及性包括时间上的方便性、价格上合理性、地理位置上的就近性及关系上的亲密性,使社区中每个人、每个家庭随时可以获得方便有效的、可负担得起的基本卫生保健服务。

三、社区卫生服务的原则和工作内容

（一）社区卫生服务的原则

（1）坚持社区卫生服务的公益性质，完善社会服务功能，注重卫生服务的公平、效率和可及性。

（2）坚持政府主导，鼓励社会参与，多渠道发展。

（3）坚持公共卫生和基本医疗服务，中西医并重，防治结合。

（4）坚持以调整和充分利用现有卫生资源为主，健全社区卫生服务网络。以区域卫生规划为指导，合理配置和充分利用现有的卫生资源；努力提高卫生服务的可及性，做到低成本、广覆盖、高效益，方便群众。

（5）坚持以地方为主，因地制宜，探索创新，积极推进。社区卫生服务与社区发展相结合，保证社区卫生服务的可持续发展。

（二）社区卫生服务的工作内容

1. 基本医疗　运用适宜的中西医药及技术，通过社区卫生服务中心、社区卫生服务站、卫生室等开设门诊、家庭病床、随访、转诊、会诊等方式为社区居民提供有效、经济、方便的基本医疗服务，主要包括：

（1）常见病、多发病的诊治及护理。

（2）急危重患者的救护和转诊。

（3）诊断明确慢性病患者的治疗、随访。

（4）重性精神疾病患者的随访与护理。

（5）临终关怀。

2. 健康教育与健康促进　健康教育是社区卫生服务的核心工作，也是实现初级卫生保健的任务之一。建立社区健康教育网络，采取多种形式，广泛开展以提高居民健康知识知晓率和卫生习惯形成率为目的的健康教育与健康促进。具体内容如下：

（1）明确社区的主要健康问题，继而确定社区健康教育的重点对象、主要内容及有效方式。

（2）编制健康教育宣传材料，通过政策、法规、组织等手段和周围环境的支持，促进居民主动自觉地改变不健康的行为和生活方式，增进健康和提高生活质量。

（3）开展预防接种、无偿献血、禁毒及控烟、预防性病、生殖健康的宣传和教育，同时开展心理健康咨询服务。

3. 疾病预防　采取积极有效的措施，预防疾病的发生、发展和流行。

（1）辖区内免疫接种和传染病的防治，协助做好传染病患者的消毒隔离、治疗和其他防控工作，协助开展疾病监测和突发公共卫生事件应急处置工作。

（2）开展慢性非传染性疾病、地方病与寄生虫病的健康指导、行为干预和筛查，以及高危人群监测和规范管理。

（3）环境卫生协管，协助做好环境综合整治和农村改水改厕工作，协助开展饮用水水质监测和除“四害”工作。

（4）卫生监管，配合县级卫生监督所等机构对农村学校、医疗机构、相关企业和经营单位开展卫生检查。

4. 社区保健

（1）儿童保健：为 0~7 岁的儿童提供免疫规划规定的 14 种疫苗的接种服务。

（2）妇女保健：积极开展婚前保健、孕产妇保健，并为已婚育龄妇女每 2 年提供 1 次常见妇科病检查。

（3）老人和困难群体保健：为 60 岁以上老人和特困残疾人、低保家庭、五保户等困难群体落实社区责任医生,定期随访,跟踪服务,动态管理,开设家庭病床及送医送药上门服务。

5. 社区康复　积极创造条件,开展康复治疗,指导康复对象及其家属进行康复训练,对残疾人家庭环境设施及工作学习场所提供康复医学技术咨询服务。

6. 计划生育技术指导　开展计划生育宣传教育,为育龄人群提供节育技术指导与服务,有条件的可以开展早孕检查。

7. 其他　根据社区居民的需求,不断拓宽社区卫生服务范围,提供适宜的基层卫生服务。

考点:社区卫生服务

第2节　预防接种与免疫规划

预防接种是预防、控制乃至消灭传染病最经济、最有效的公共卫生措施。随着卫生事业的发展,我国预防接种工作已进入免疫规划时代。

一、预防接种

预防接种是将抗原或抗体注入机体,使人体获得对相应疾病的特异性抵抗力,从而保护易感人群,预防传染病发生。用于预防接种的生物制品通称为免疫制剂。

(一) 预防接种的种类

1. 人工自动免疫　是指将疫苗接种到机体内,使机体产生特异性免疫,从而预防相应传染病发生的措施。常用疫苗有卡介苗、脊髓灰质炎疫苗、百白破疫苗、流感疫苗、狂犬病疫苗、甲肝灭活疫苗等。

2. 人工被动免疫　是指将含有抗体的血清或其制剂直接注入机体,使机体立即获得抵抗某种传染病的能力的免疫方法。常用的人工被动免疫制剂有免疫血清和丙种球蛋白。

3. 被动自动免疫　在被动免疫后接着进行自动免疫,使机体迅速获得特异性抗体,然后还可以产生持久的免疫力。

(二) 预防接种的途径

目前常用的接种途径有皮内注射、皮下注射、肌内注射和口服。具体采用哪种途径进行预防接种,主要取决于疫苗的特性和免疫力的效果。

(三) 预防接种的反应及处理

1. 预防接种一般反应及处理　在预防接种后发生的,由疫苗本身所固有的特性引起的,对机体只会造成一过性生理功能障碍的反应。

(1) 预防接种一般反应的表现

1) 全身反应:疫苗接种后有时会出现发热,发热反应分为轻度(37.1~37.5℃)、中度(37.6~38.5℃)和重度(≥38.6℃),部分人员可能伴有头痛、畏寒、乏力和胃肠道症状等。

2) 局部反应:接种部位出现红肿、疼痛,一般24~48小时逐步消退。根据红肿纵横平均直径分为弱反应(<2.5cm)、中反应(2.5~5.0cm)和强反应(>5.0cm)。卡介苗可在局部形成瘢痕(卡疤)。

(2) 预防接种一般反应的处理

1) 全身反应的处理:轻度反应者一般不需任何处理,反应严重者可对症处理,高热不退或伴有其他并发症者及时送医。

2) 局部反应的处理:轻度局部反应一般不需任何处理,较重者可局部热敷。但卡介苗注射部位的局部反应不能热敷。

2. 预防接种异常反应及处理

(1) 过敏反应:是最常见的预防接种异常反应,重者救治不及时或措施不当可危及生命,如过敏性休克、过敏性皮疹等。应及时给予肾上腺素治疗、抗过敏治疗,同时卧床休息、注意保暖,根据情况进行对症治疗。

(2) 无菌性脓肿：接种部位出现大小不等的硬结、肿胀、疼痛。轻者用热毛巾热敷，未破溃前可用消毒注射器抽动脓液，已破溃者则需切开排脓，继发细菌感染加用抗生素等药物治疗。

(3) 热性惊厥：先发热，后有惊厥，体温一般在 39～40℃以上。主要临床处理措施是降温（可用物理降温和药物退热）、止痉，静卧休息，保持呼吸道通畅，必要时给氧。

考点：预防接种的反应及处理

二、免疫规划

(一) 免疫规划概述

我国预防接种工作经历了计划免疫前期（1950～1977 年）、计划免疫时期（1978～2000 年）和免疫规划时期（2001 年至今）三个阶段。

计划免疫是指根据传染病疫情监测和人群免疫水平分析，按照国家规定的免疫程序，有计划地利用疫苗进行预防接种，以提高人群免疫水平，达到控制乃至消灭传染病的目的。

考点：计划免疫概念

免疫规划是计划免疫工作的完善与发展，其内涵和外延比计划免疫更为宽泛，体现在一方面不断将安全有效的疫苗纳入其中，另一方面扩大了预防接种的受益人群。

2008 年起推行实施的扩大国家免疫规划已经将乙肝疫苗、卡介苗、百白破疫苗、脊髓灰质炎疫苗、麻疹风疹疫苗、白破疫苗、麻腮风疫苗、A 群流脑疫苗、A+C 群流脑疫苗、乙脑减毒活疫苗、甲肝减毒活疫苗、钩端螺旋体疫苗、流行性出血热疫苗、炭疽疫苗 14 种疫苗纳入免疫程序，免费向公民提供预防接种，这些疫苗可预防 15 种传染病。

(二) 免疫程序

免疫程序是指对易感人群需要接种疫苗的种类、免疫起始月（年）龄、剂量和次数、接种间隔时间及有关要求作出的具体规定（表 11-1）。

考点：免疫规划儿童免疫程序

表 11-1　免疫规划儿童免疫程序表

疫苗名称	年(月)龄													
	0 月龄	1 月龄	2 月龄	3 月龄	4 月龄	5 月龄	6 月龄	8 月龄	18 月龄	18～24 月龄	2 周岁	3 周岁	4 周岁	6 周岁
乙肝疫苗	√	√					√							
卡介苗	√													
脊髓灰质炎疫苗			√	√	√								√	
百白破疫苗				√	√	√				√				
白破疫苗														√
麻疹风疹疫苗								√						
麻腮风疫苗										√				
乙脑减毒活疫苗								√			√			
A 群流脑疫苗							√(间隔 3 个月)√							
A+C 群流脑疫苗												√		√
甲肝减毒活疫苗									√					

注："√"代表 1 剂次

链接：疫苗的冷藏与冷冻

疫苗的储存有的只能冷藏而不能冷冻，冷藏的温度为2~8℃。冷冻的温度可达-20℃，因为有些疫苗的结构可因冷冻而被破坏，从而降低了疫苗的免疫效果，甚至还可能增加疫苗接种的不良反应，如百白破疫苗、乙肝疫苗、白破疫苗等。因此，在储存疫苗时必须看清疫苗的说明书并严格按要求执行。

第3节　心脑血管疾病防制

案例 11-2

患者，男性，53岁，因反复胸闷、胸痛1年，加重半小时就诊。患者1年前每于活动时出现胸闷、胸痛，呈胸骨后辛辣感，休息3~5分钟后可明显缓解。因不影响日常生活，未在意。半小时前，休息中突发胸闷、胸痛加重，持续发作不缓解，伴有出汗，周身乏力。在家人陪同下，就诊于社区门诊。既往有高血压、糖尿病病史，且有大量吸烟、饮酒史。

问题：

1. 患者可能患了什么疾病？
2. 需如何处理？

心脑血管疾病是一类以影响人体循环系统为主的疾病，是目前危害人类健康最严重的疾病之一。心血管疾病死亡中以冠心病所占比例最大，脑血管疾病中以脑卒中所占比例最大。在我国居民死亡原因中，心脑血管疾病占总死亡数的44%，已成为首要死因，因此，必须加强对心脑血管疾病的预防与控制。

一、心脑血管疾病的流行特征

（一）心血管疾病的流行特征

1. 地区分布　世界上不同国家和地区的冠心病发病率和死亡率差别较大，可达10~15倍。在发达国家，其发病率很高，尤以欧美国家为常见，美国每年约有50万人死于冠心病，占人口死亡数的1/3~1/2。在我国，冠心病发病和死亡水平远低于欧美国家，属于冠心病低发国，但发病率有上升趋势，且因人口基数较大，发病和死亡人数较多。我国冠心病的地区分布特征是北方高于南方，城市高于农村。

2. 时间分布　冠心病发病与死亡的长期趋势各国有所不同。发达国家和地区在20世纪六七十年代达到高峰，随后呈下降趋势。我国近40年来呈上升趋势，现有冠心病患者1000多万，可能与我国老龄化人口比例增高有关。冠心病具有季节好发倾向，国内外均报道心肌梗死的好发季节在冬季和早春。

3. 人群分布　年龄、性别、职业与冠心病的发病与死亡率关系密切。一般随年龄增大，冠心病的患病风险也逐年增高，故发病多见于中、老年人；男性高于女性，高3~4倍；脑力劳动者高于体力劳动者。

（二）脑血管疾病的流行特征

1. 地区分布　不同国家和地区脑卒中的分布差异很大。日本是脑卒中发病率很高的国家，脑血管病一直是主要死因，约占总死因的25%。我国属脑卒中高发国，发病率高于欧美，与日本相近，发病率北方高于南方，东部地区高于西部地区，城市高于农村。

2. 时间分布　自20世纪20年代起，发达国家脑卒中的死亡率逐渐降低，尤其是近几十年，由于高血压的防制卓有成效，这种趋势更为突出。我国的脑卒中发病率呈上升趋势。脑卒中的发病、死亡有明显的季节性，高发季节为冬、春寒冷时节。

3. 人群分布　脑卒中的发病随年龄增高而上升，发病率和死亡率男性高于女性；脑力劳动者高于体力劳动者。

考点：心脑血管疾病的“三间”分布

二、心脑血管疾病的主要危险因素

流行病学及生活实践证实高血压、高脂血症、糖尿病、肥胖及吸烟、缺少体力活动等不良生活方式是导致心脑血管疾病的重要危险因素，尤其是诸因素联合作用时。

（一）冠心病的主要危险因素

1. 高血压　促使全身的动脉硬化，使血压进一步升高，加重了心脏的负荷与损伤，使冠心病的发病率和死亡率大为增高。血压升高与冠心病危险呈近似线性关系，收缩压或舒张压增高，对预测冠心病危险同等重要。高血压发生的年龄越早，发生冠心病的机会越大。血压升高的幅度越大，冠心病发病率亦越高。

2. 高血脂和高胆固醇血症　高血脂和高胆固醇血症是国内外研究最多而且比较肯定的危险因素。目前，一般认为脂质代谢异常是动脉粥样硬化的生化基础。当血清胆固醇、三酰甘油、低密度脂蛋白浓度升高时，冠心病患病率升高。高密度脂蛋白与冠心病的发生呈负相关。我国传统膳食结构中脂肪含量较低，但随着人民生活水平的提高和生活方式的变迁，脂肪尤其是动物性脂肪的摄入量的增加，高胆固醇血症患者比例有增高的趋势。

3. 饮食习惯和体力活动　高能量、高胆固醇、高动物脂肪和高饱和脂肪酸摄入过多，而体力活动较少者，冠心病发病率增高。一般认为，每天食用脂肪超过 100g，胆固醇高于 1g 者，其血清胆固醇与三酰甘油的平均浓度显著高于普通饮食的人。而习惯于植物性膳食为主者，脂肪摄取量每天在 50g 以下，并且大部分是豆油、花生油等，胆固醇摄取量每天不超过 0.5g，这些人的血清胆固醇和三酰甘油含量均低，冠心病的发病率也低。

冠心病发病率一般是脑力劳动者高于体力劳动者，轻体力劳动者高于重体力劳动者。缺乏体力活动的人患冠心病的相对危险度是正常活动量者的 1.5~2.4 倍，且与冠心病的危险性呈等级相关。

4. 吸烟　能够增加冠心病的发病率，也能够加速冠心病的发展。吸烟可使血小板黏附性、聚集性增加，给血栓形成提供条件。烟草中的尼古丁可刺激血管收缩，亦可引起冠状动脉痉挛，诱发心绞痛和心肌梗死。吸烟者冠心病死亡的危险性随着吸烟量的增加而增加，存在剂量-反应关系。戒烟者较吸烟者冠心病的死亡率低，戒烟时间越长者，冠心病死亡率越低。

5. 酗酒　过量的乙醇对心脏有害，酗酒可使冠状动脉收缩，心率加快。20 世纪 70 年代以来，越来越多的研究结果表明，在饮大量酒的人群中，患冠心病的危险性增加。因此，长期酗酒也是导致高血压的危险因素。

6. 超重与肥胖　是心脑血管病的危险因素之一。体重指数的增加可增高冠心病的危险。据报道，BMI 在 25~29 的男性，冠心病危险增加 70%；而 BMI 为 29~33 者，危险增加几乎 3 倍。

链接：体重指数（BMI）

计算公式：体重(kg)/身高(m^2)。专家们认为，亚洲人的肥胖标准应该是 BMI 在 18.5~22.9 时为正常水平，BMI 大于 23 为超重，BMI 大于 30 为肥胖。有专家建议，中国人体重指数的最佳值应该是 20~22。

7. 糖尿病　冠心病是糖尿病患者最常见的并发症，有糖尿病的高血压患者，冠心病的发病机会较无糖尿病的高血压患者高 1 倍。还有资料表明，40 岁以上的糖尿病患者中，50% 有冠心病，冠心病患者中，40% 糖耐量降低。

8. 冠心病家族史　一级亲属中有冠心病早发（男小于 55 岁，女小于 65 岁）的个体发生冠心病的危险度显著增加。我国学者对冠心病危险因素的调查结果显示，冠心病家族史是一项独立危险因素。

9. 性格与神经类型　冠心病患者中，具有强进取心、竞争性强和性情急躁的 A 型性格者所占比例较高。有研究表明，精神方面的因素可使血中三酰甘油、胆固醇升高，增加血液的黏稠性，易发生脂质沉着。

10. 多种危险因素的联合作用　冠心病是由多种因素引起的，危险因素联合越多，动脉粥样硬化或发生并发症的可能性越大。据报道，在肥胖、高胆固醇血症、高血压、吸烟四项中，一项阳性者患冠心病的危险性为 0.9%，两项阳性者为 2.5%，三项阳性者为 7.7%，四项阳性者为 14.3%。

（二）脑卒中的主要危险因素

1. 高血压和动脉粥样硬化　是脑卒中的主要危险因素。长期高血压使血管壁形成突出的小包，即微动脉瘤，当血压一时性升高时，这些血管就会破裂，造成脑出血；而且高血压能促进大脑动脉的粥样硬化性变化。脑卒中的危险性与血压有直接关系。据统计，脑卒中患者中，发病前有高血压史的为 60%～70%；出血性脑卒中的患者有高血压史的为 82%；缺血性脑卒中为 69%；高血压患者中有 20%～30%死于脑卒中。

2. 心脏病　心脏病（冠心病、风心病、心律失常、左心室肥厚等）也是公认的脑卒中的重要危险因素。研究表明，无论血压水平如何，心脏病患者脑卒中的危险性明显增加。国内报告，有冠心病和高血压性心脏病者的缺血性脑卒中发病率比无心脏病者高 4.65 倍。

3. 高胆固醇和高脂血症　某些研究结果表明，血脂水平与脑卒中的发生有一定联系。1990 年美国对 35 万人进行前瞻性调查的结果表明，在胆固醇大于 5.17mmol/L 人群中，脑卒中的死亡危险随胆固醇水平的上升而增加。我国七城市协作研究，对 35 岁以上正常人群调查血清总胆固醇，平均值为 5mmol/L，此后经 32 年监测发现，总胆固醇大于 5.2mmol/L 者发生缺血性脑卒中的危险性增高。

4. 吸烟　长期吸烟可使局部脑缺氧，从而对脑组织产生明显损害。吸烟还可加速血管动脉粥样硬化，使脑卒中发病提前。美国弗明汉地区的 18 年随访研究资料提示，吸烟量大的男性脑卒中发生率高于不吸烟者，吸烟量和吸烟持续时间与脑卒中发病率成正比。

5. 酗酒　可影响脑血管舒缩功能和血流调节。有研究表明，长期大量饮酒与脑卒中明显相关，每天饮白酒 50g 以上者，发生出血性脑卒中的危险性为不饮者的 6.8 倍。

6. 肥胖　是高血压、冠心病的危险因素，体重指数（BMI）每增加一个单位，高血压发病危险度增加 30%～40%。而高血压又是脑卒中最重要的危险因素，因此，可以认为肥胖是脑卒中的间接危险因素。

7. 糖尿病和糖代谢异常　调查表明，糖尿病与缺血性脑卒中的发生有关，除了糖尿病外，糖代谢异常也对脑卒中的发生起着一定的作用，如高胰岛素血症和胰岛素抵抗等。

8. 遗传因素　有脑卒中家族史者脑卒中的发病率显著高于无家族史者，调查表明，在脑卒中的患者中，其父母较多地死于脑卒中。我国 22 个省市农村及少数民族地区的脑卒中调查发现，亲属中有脑卒中的人，患脑卒中的危险性增加。

9. 暂时性脑缺血发作（TIA）　是指在 24 小时内可完全恢复的局部脑神经功能缺失，它与脑梗死关系密切。曾发生 TIA 者，患完全性脑卒中的危险性比正常人高 6 倍以上。我国两次城乡人群调查资料表明，脑卒中患者中有 TIA 病史者占 7.5%～8.5%。因此 TIA 是缺血性脑卒中的危险因素，也是报警信号，如能及时发现并治疗，可减少脑卒中的发病和死亡。

10. 季节和气候及其他因素　每到冬季或气象条件剧烈变动如气温急剧下降时，脑出血患者就显著增多，调查也表明在气候寒冷地区脑卒中发病率高。

另外，脑卒中的发病还与饮食、药物及精神心理因素有关。

考点：心脑血管疾病的主要危险因素

三、心脑血管疾病的防制

预防为主是控制心脑血管疾病的根本策略，一是加强一级预防，从家庭抓起，从儿童期就开始，改善不良生活方式，建立健康的行为习惯，以降低危险因素水平，增进健康。二是在预防策略上，针对全人群特别是高危人群施行疾病监测和筛查，做到早期发现、早期诊断和早期治疗。芬兰通过采取合理膳食、改变不良生活行为等有效的预防措施，使 1972～1977 年间冠心病的病死率下降了 24%～50%；美国 1980～1990 年间实施的预防保健规划使冠心病、脑卒中的病死率分别下降了 40% 和 50%。我国报道在 7 个城市中开展的慢性病预防工作，使心脑血管疾病的年发生率、病死率分别下降 20% 和 18%。

（一）健康教育

健康教育是心脑血管疾病第一级预防的重要环节，我国部分地区及国外的心脑血管疾病的防制经验，均肯定了健康教育和健康促进在心脑血管疾病防制工作中的作用。利用一切有效传播方式，针对不同的人群突出不同的宣传重点，调动社区、家庭的积极性，采取全方位的综合性预防措施，在社区、家庭、个人的水平，在生物、心理及社会的层面进行多因素干预，使人群充分认识心脑血管疾病的危害和患病危险因素，从而自觉地改变不良行为生活方式，降低危险因素水平。大力倡导“不吸烟、少吃盐、合理膳食、经常运动”等健康生活方式。鉴于心脑血管疾病的有关病变和危险因素起始于儿童时期，良好的生活习惯也要从儿童时期开始培养，故应特别重视学校健康教育等活动的开展。

（二）健康促进

1. 合理膳食结构　合理膳食是心脑血管疾病防制的关键，良好的膳食结构、饮食习惯对高血脂、高血压、冠心病、脑卒中等疾病的预防均有重要作用。WHO 推荐了预防性食谱的基本原则。

（1）避免体重过重，如已过重则应减少能量摄入，并增加能量消耗。

（2）增加多糖类碳水化合物和“天然形成”的糖类的摄入，使它们占总能量摄入量的 48%，并控制精制糖或经过加工的糖类的摄入，使之仅占总能量的 10%。

（3）控制总脂肪的摄入量，使之占总能量的 30%；控制饱和脂肪酸的摄入量，使之占总能量摄入量的 10%，使多不饱和脂肪酸和单不饱和脂肪酸平衡，各占总能量摄入量的 10%。

（4）控制胆固醇的摄入量每天小于 300mg。

（5）控制食盐摄入量每天小于 5g，以减少钠的摄入量。

2. 限制食盐摄入量　WHO 建议成人每人每天食盐摄入量应控制在 5g 以下。流行病学研究和临床观察均显示盐摄入量与高血压的发生密切相关。

3. 大力开展全民戒烟和防止青少年吸烟活动　戒烟是预防心脑血管疾病非常有效的措施，应提倡彻底戒烟，大力开展吸烟有害健康的宣传和控制吸烟的活动，建立无烟社会，以降低人群中危险因素的水平。

4. 限制饮酒　大量饮酒者冠心病和脑卒中的危险性均较高，因而以不饮或仅饮果酒、啤酒、低度酒为宜，饮酒量每天不宜超过 50g 白酒（50°）。

5. 控制体重，预防肥胖　控制体重、预防肥胖也是防制心脑血管疾病的重要措施。保持理想体重主要应做到合理饮食和适宜锻炼。能量摄入量与需要量保持平衡，并注意三餐的能量比例要适宜。

6. 参加适宜的体力劳动和体育锻炼　经常参加适当的体力劳动和体育锻炼不仅可增强身体功能及免疫力，还能预防高血压，同时对控制体重、增强心脑血管功能也有好处，以此可降低冠心病、脑卒中的发病率和死亡率。健康人群和心脑血管疾病患者都应积极地参加适合自己实际的体力劳动和体育锻炼。

7. 注意季节、气候变化的影响　大量的流行病学调查发现，气候变化可使心脑血管疾病患者增加，特别在秋末冬初和早春，气候的突变易导致血管痉挛。所以，在这些时段里心脑血管患者尤其要防备病情发生突变，应采取必要的防范措施：①减少体力劳动；②注意室内外温度变化，及时更换衣被，注意保暖；③尽量少外出参加社交、旅行等活动，防止意外发生。

8. 避免诱发因素　冠心病、脑卒中的发生往往和某些诱发因素有关，如过度疲劳、剧烈运动、吃饭过饱、情绪激动等因素常成为心绞痛、心肌梗死或脑卒中的诱发因素。因此在生活、工作中要学会控制自己的情绪，养成遇事冷静、胸怀宽广的好性格，保持乐观的人生态度，同时也要尽量避免接触对自身构成刺激的有害因素。

9. 重视心肌梗死和脑卒中的先兆　由于心肌梗死、脑卒中的病死率极高，因此在日常生活中要重视心肌梗死和脑卒中的先兆，及时发现，及时采用必要的防护救治手段。

（1）大约 70% 的心肌梗死患者有下列先兆症状：①突然明显加重的心绞痛发作；②心绞痛性质较以往发生改变或使用硝酸甘油不易缓解；③疼痛伴有恶心、呕吐、腹痛、腹泻、大汗和明显心动过缓；④心绞痛发作时，出现心功能不全，进而加重；⑤心电图示 ST 段一时性上升或明显压低，T 波倒置或高尖，或伴有心律失常；⑥突然出现不明原因的心律失常、心力衰竭、休克、吸呼困难或晕厥等。上述症状一旦发生，必须认真对待，患者首先严格卧床，舌下含服硝酸甘油或硝酸甘油喷雾吸入，并应立即送医院救治。

（2）许多脑卒中患者在发作前往往出现一些较轻微的病征，被称为脑卒中预兆，常见的有：①一过性的偏瘫或某一肢体瘫痪；②一过性黑矇；③一过性视觉功能障碍或出现眩晕、剧烈头痛、嗜睡、手足麻木、发音障碍、吞咽困难、鼻出血、视物模糊等。特别是年龄较大的高血压、高血脂等病患者应及时采取相应措施，密切观察血压、卧床休息、配合药物治疗，尽可能防止脑卒中形成，并应去医院检查诊治。

10. 保持良好心态　长期的精神刺激、恶劣情绪和压力、紧张及情绪激动可导致高血压，也是冠心病、脑卒中等心脑血管疾病的重要危险因素。因此要创造良好的生活和工作环境，适时调整自己的心态，保持良好情绪，促进身心健康。

链接：血压监测

由于高血压发病隐匿，常无明显症状，患者一般不主动就医。为此，原卫生部倡导：35 岁以上成人每年至少测量一次血压，医疗机构建立 35 岁以上成人内科首诊患者测量血压的制度。有的专家提出，舒张压低于 85mmHg（11kPa）及收缩压在 140mmHg（19kPa）以下的人，至少每 2 年测量一次血压；而舒张压在 85mmHg（11kPa）以上者，则至少每年测量一次血压。有高血压病者要经常测量血压。此外，对具有危险因素人群（有高血压史、高血脂、重度吸烟、肥胖者）每年至少测量一次血压。

（三）疾病监测和高危人群筛查

心脑血管疾病的早期发现和及时治疗十分重要。为早期发现患者，必须做好疾病监测工作，并对高危人群进行筛查。高危人群指已具有心脑血管疾病的病因和诱因，较一般人更容易发生心脑血管疾病者。高危人群的早期检出，有利于早期发现心脑血管疾病，早期治疗，防止病情发展及减少死亡。

1. 早期发现高血压　高血压是心脑血管疾病诸多危险因素中最重要的独立危险因素，所以应及时检出并加以控制。根据国内外已有的成功经验，在我国人群中开展以高血压为重点的综合防治，加强对人群中高血压的检出、治疗和随访，对减少脑卒中和冠心病的发生将会获得显著成效。

2. 监测血脂水平　高脂血症患者也是心脑血管疾病的高危人群，对 40 岁以上男性、绝经期后女性，尤其具有下列情况之一者应接受血脂检查：①高血压、糖尿病、肥胖、吸烟者；②有冠心病或动脉粥样硬化家族史者；③有家族性高脂血症者。此外，对 20 岁以上的成年人每隔 5 年进行常规的非空腹血清胆固醇检查也是必要的预防措施。

（四）规范的药物治疗

应用药物治疗干预等措施控制高血压、高脂血症对于防制冠心病、脑卒中等心脑血管疾病十分重要，也是第二、三级预防的重要内容。

高血压患者不仅患冠心病的危险增加，且有发生脑卒中、心力衰竭的可能性。对高血压患者采取降压药物治疗等措施，以控制血压不致过高，可以有效地降低脑血管合并症的发病率及死亡率，尤其是出血性脑卒中。对冠心病来讲，经治疗的高血压患者中发生冠心病机会低于不经治疗者。因此，高血压需进行药物治疗干预，由于高血压治疗是长期甚至终生的，医师必须与患者建立良好的关系，使患者坚持药物治疗及实施生活方式的改变，采取综合性防制措施。高血脂患者通过积极地调整血脂，使血中过高的胆固醇和三酰甘油水平降低，高密度脂蛋白升高，就可以使冠心病、脑卒中等心脑血管疾病的发病率和死亡率明显降低，治疗开始时间越早，效果越好。目前通常采用饮食控制、体育锻炼和药物治疗等综合方法来防治高脂血症。

高血压、高脂血症的药物治疗应在专科医师指导下遵循合理、长期用药，系统综合治疗的原则。

第 4 节　恶性肿瘤防制

案例 11-3

吴某，男，52 岁，司机。患者 2 个月前进食粗糙食物时出现哽噎，并感食物通过缓慢，有停滞感。饮水后呛咳、停滞感症状可缓解消失。近十日来患者进食半流质食物时，亦感咽下不畅，时感胸骨后针刺样疼痛。食管钡餐造影检查示：食管下段占位。体检：T37℃，P80 次/分，R20 次/分，BP160/94mmHg。精神尚好，进食少，大小便正常，体重减轻，睡眠质量差。既往体健，吸烟每天半包 30 年，每天必吃咸菜，冬春两季以酸菜为主菜。活检示：食管中分化鳞状细胞癌。

问题：

1. 患者的高危因素有哪些？
2. 如何预防？

恶性肿瘤是一组严重威胁人类健康的疾病。全国肿瘤登记中心发布的《2012 中国肿瘤登记年报》表明，全国每年新发肿瘤病例估计约为 312 万例，平均每天 8550 人，全国每分钟有 6 人被诊断为肿瘤。其中每年新发癌症病例 160 万～200 万，现有癌症患者 300 多万，并以 3% 的速度递增，且呈年轻化趋势。癌症死亡的人数也由每年 600 万增至每年 1000 万。

在我国，肿瘤发病情况有新的变化：乳腺癌、肠癌发病高峰年龄提前 10 岁左右，食管癌、宫颈癌发病率降低，肺癌、胃癌及肝癌发病率和病死率持平但居高不下，排在前三位。

由于恶性肿瘤的发病率和死亡率日趋增高，严重影响了人类的生存质量和期望寿命，造成人力和社会资源的损耗，还给患者及其家庭带来不可估量的精神损失，因此，恶性肿瘤的防制已成为新的重要课题。

一、恶性肿瘤的流行特征

（一）时间趋势

从世界范围来看，恶性肿瘤发病率和死亡率呈上升趋势。癌症将是新世纪人类的第一杀手，并成为全球最大的公共卫生问题。过去十年间，全球癌症的发病及死亡增长了约 22%，其中肺癌最为主要。全球癌症发病顺位依次为肺癌、乳腺癌、结直肠癌及胃癌。死亡顺位依次为肺癌、胃癌、肝癌及结直肠癌。

按照我国肿瘤防治办公室对我国 20 年恶性肿瘤死亡率趋势研究，我国恶性肿瘤的调整死亡率由 20 世纪 70 年代的 84.58/10 万上升为 20 世纪 90 年代的 94.36/10 万。尤其是肺癌、乳腺癌和白血病。

造成世界各地大部分恶性肿瘤发病率和死亡率上升趋势的主要原因是：

1. 人口构成和居民健康状况的变化　全球经济发展、医疗条件改善和居民营养保健水平的提高，导致死亡率降低、人群的平均期望寿命延长，加上不少国家还伴随有出生率的下降，人口老龄化趋势日益明显。以我国为例，全国人口平均寿命由 1957 年的 57.0 岁上升为 2013 年的 73.5 岁；65 岁以上人口由 1964 年的 3.52% 上升到 2014 年的 10.10%，各大城市的 65 岁以上人口所占比重更大。

2. 行为方式的变化　随着社会经济的发展，人们的生活模式、食物结构、饮食习惯和行为方式都会发生相应的变化，如吸烟、酗酒、高脂肪饮食、焦虑、紧张及关注自身健康等。

3. 环境的改变 生态环境的变化，包括空气、水、土壤的污染，臭氧层的日益缩小，自然生态平衡的破坏等导致人群恶性肿瘤发病的危险性增加。

（二）地区分布

不同国家间肿瘤的发病有很大差别。例如，胃癌在日本、智利、哥斯达黎加、奥地利、冰岛等国发病率高，而在澳大利亚、新西兰、美国比较低；而乳腺癌的情况却正相反，以日本、智利的发病率为最低。

同一国家内的不同地区间肿瘤的发病也有明显差异。例如，美国东部地区的癌症病死率明显高于西部。我国胃癌发病率较高的是西北和东部地区；华东长江以南地区及广西部分地区为肝癌高发区；河南、河北和山西三省交界地区为食管癌高发区；东部沿海地区，尤其工业化大城市为肺癌高发区；华南地区为鼻咽癌高发区。

此外，肿瘤的分布在城乡之间也有差别，如我国城乡恶性肿瘤在死因谱中顺位不同，城市以肺癌居首位，农村则以胃癌最多。

（三）人群分布

1. 年龄分布 任何年龄均可患癌症，但各种癌症的高发年龄不同。一般说来，随着年龄的增长，癌症病死率上升，老年人发生癌症的危险性最高。儿童时期致死亡最多的是白血病，其次是脑瘤、恶性淋巴瘤。青壮年时期最常见的是肝癌和白血病。中年和老年期则以胃癌、食管癌、肺癌、肝癌和宫颈癌为主。乳腺癌的两个发病高峰是青春期和更年期。

2. 性别分布 多数恶性肿瘤的发病率是男性高于女性，女性明显高于男性的有乳腺癌、甲状腺癌、胆囊癌及生殖器官癌。

3. 婚育状况分布 早婚多育妇女宫颈癌多发，未婚者及犹太妇女中罕见，说明宫颈癌的发生可能与性行为和性卫生有关。乳腺癌的发生在有哺乳史的妇女中明显少于无哺乳史者，生育、哺乳等造成的生物学和内分泌变化可能与之有关。

4. 种族分布 鼻咽癌多见于中国的广东方言人群；原发性肝癌多见于非洲班图人；印度人中口腔癌发病多；哈萨克人食管癌较常见。

5. 职业分布 职业性膀胱癌多发生在染料、橡胶、电缆制造业；职业性肺癌常有石棉、砷、铬、镍及放射性矿开采史；职业性皮肤癌往往多见于煤焦油和石油产品行业。

6. 移民中分布 日本胃癌死亡率高，美国很低，相差约 5 倍；美国肠癌死亡率高，日本很低，相差也约 5 倍；美籍日本人中胃癌死亡率下降，在美出生的第二代日本人胃癌死亡率更低，而肠癌死亡率在逐渐上升，说明这两种癌的发病可能与环境因素密切，而与遗传因素的关系较小。

二、恶性肿瘤的主要危险因素

（一）环境因素

1. 化学致癌物 根据致癌物对动物的致癌试验结果及其对人的作用的临床观察，可将化学致癌物分成三类。

（1）确认致癌物：这类致癌物主要有砷、铬、镍和它们的某些化合物，以及石棉、多环芳烃、β-萘胺、联苯胺、4-氨基联苯、苯、氯乙烯等。

（2）可疑致癌物：有黄曲霉毒素、亚硝胺、镉和某些镉化合物、丙烯腈、四氯化碳等。在饮用水污染中的藻类毒素与黄曲霉毒素同时存在有联合致癌作用。

（3）潜在致癌物：这类化学物质有铅和某些铅化合物、苯乙烯、氯霉素、氯丹等，随着时间的推移，潜在致癌物可能“升级”为确认或可疑致癌物。例如，氯乙烯、双氯甲醚的致癌性，就是这样被肯定的。

2. 物理致癌因素

（1）电离辐射：不论 α、β、γ 射线和 X 线还是中子，体外还是体内照射，在一定条件下都有诱发癌症的可能。

（2）紫外线：长期受强烈日光照射，可能发生皮肤鳞状细胞癌。

（3）机械性刺激：锐齿、龋齿、错牙机械性与外伤性长期刺激，发生黏膜白斑、溃疡以至癌变。手指、脚跟和腰部等易受摩擦处的黑痣，恶变趋势亦较大。

3. 病毒　EB 病毒与鼻咽癌、单纯疱疹病毒Ⅱ型与宫颈癌、乙型肝炎病毒与原发性肝癌、人类乳头状瘤病毒与宫颈癌均密切相关。

此外，幽门螺杆菌与胃癌的关系受到广泛的重视，慢性胃炎和萎缩性胃炎患者发现幽门螺杆菌阳性者，可认为是胃癌的前期病变。

（二）生活方式因素

1. 吸烟　吸烟者发生多种恶性肿瘤的危险性显著高于不吸烟者。与吸烟关系最强的是肺癌。有统计表明，每天吸烟 15~24 支者比不吸烟者的肺癌病死率高 31 倍。其周围的人员由于长期被动吸烟，肺癌的发病率也明显高于一般人。吸烟年龄越早，数量越多，发生肺癌的机会越大。吸烟可导致口腔、咽、喉、食管、胰腺、膀胱等多种癌症。

2. 饮酒　与口腔癌、咽癌、喉癌、直肠癌有关。长期饮酒可导致肝硬化，继而可能发生肝癌。饮酒又吸烟者得某些恶性肿瘤的危险性更高。酒中的致癌物主要是亚硝胺，其他尚有多环芳烃等。酒还可成为其他致癌物的溶剂帮助致癌物作用于人体。

3. 饮食　高脂肪饮食促发结肠癌、乳腺癌、前列腺癌；食物粗糙、营养不足、习惯硬食及烫食，可促发食管癌；缺乏新鲜蔬菜、多吃腌制及熏制食品、高盐饮食，可促发胃癌。食物中长期缺乏微量元素和维生素 C，可造成食管癌和胃癌的危险性增加。

（三）社会心理因素

1. 精神心理紧张　主要来自所谓紧张生活事件，如丧失亲人、家庭纠纷、人际关系紧张、事业失败、工作与学习紧张过度等，常常伴随着发生一系列强烈或持久的消极情绪，往往是癌细胞的“激活剂”。影响癌症发病的重大生活事件一般都先于癌症起病 6~8 个月。

2. 个体性格特征　如忧郁、内向、易怒、孤僻等与癌症的发生相关。

（四）遗传因素

肿瘤遗传易感性的生物机制可能与抑癌基因、DNA 修复基因和影响致癌剂代谢的基因缺陷有关。遗传因素在儿童及青壮年癌症患者身上的作用显而易见。对欧美妇女乳腺癌的研究也表明有 10%~30% 的病例表现出遗传倾向。在我国，鼻咽癌的遗传倾向比较明显，肝癌、食管癌高发地区也发现了一定数量的高发家族；其他如视网膜母细胞瘤、先天性神经纤维瘤等。

考点：恶性肿瘤的主要危险因素

三、恶性肿瘤的防制措施

（一）改善环境，消除和避免环境致癌因素

1. 保护和改善环境，防止和消除环境污染　这是预防肿瘤的重要措施之一。例如，为保护大气环境而限制致癌物的排放，为使空气清洁而在公共场所禁止吸烟、减少被动吸烟。同时，积极重视饮用水处理等。

2. 消除职业性致癌因素　对于已明确的致癌原应尽一切可能予以消除，如停止生产、采用新工艺生产代用品。不能取消或取代时，应在严格控制下，加强自动化和密闭化措施，最大努力防止工人接触，并定期体检。对于存在致癌物或可疑致癌物的地点，应定期做好监测，尽力防止其污染环境。

（二）健康教育和行为干预

有些不良的行为生活方式是重要的致癌因素，如吸烟与肺癌、饮酒与消化系统癌症、太阳暴晒与皮肤癌、口腔卫生不良与口腔癌及舌癌等。健康的生活方式可以降低癌症发生的概率。应加强健康教育和行为干预，使广大群众特别是青少年了解各种不良行为生活方式与肿瘤的关系，让群众自觉同不良生活习惯做斗争，有关部门也应采取一些切实措施，逐步改变群众的不良生活习惯。加强心理健康保健知识教育，理解并学习自我心理调节的必要性及方法，做好卫生保健工作。

（三）膳食预防

应改善饮食、增加营养素摄入量、注意不同食物的烹调和保存方法。减少食物中的脂肪含量，避免过度肥胖；少吃盐腌、烟熏和亚硝酸盐处理的食物如咸肉、火腿和咸鱼制品等；多吃富含膳食纤维和维生素的食物，如新鲜蔬菜、水果等。日本学者发现牛奶饮用者发生胃癌的相对危险性有降低趋势，并将红薯排在抗癌食品的首位。

（四）二级预防

早期发现、早期诊断、早期治疗，是二级预防的原则，其措施是开展癌症筛查和高危人群的检测，以及自我监护。

1. 癌症筛查

（1）乳腺癌的筛查：对30岁以上妇女推行乳房自我检查，检查最好在每次月经干净后做一次；40岁以上妇女应每年做一次临床检查；50岁以上妇女每年应进行临床及必要的X线摄片筛查。

（2）宫颈癌的筛查：妇女从有性生活开始应每2~3年进行一次宫颈脱落细胞涂片检查。国际癌症研究中心（IARC）和世界卫生组织认为，通过细胞学筛查早期发现癌前损伤很可能在相当时间内是全球控制宫颈癌的主要举措。

（3）结肠、直肠癌的筛查：40岁以上人群应每年进行一次直肠指检；50岁以上人群，特别有家族肿瘤史、家族息肉史、息肉溃疡史及结肠、直肠癌病史者，应每年进行一次大便隐血试验检查，隔3~5年做一次结肠镜检查。

2. 高危人群的监测　高危人群如癌症高发地区或有明显家族史者，因职业而接触致癌原者，以及有癌前病变者，通过检测以达到早期检出的目的很重要。例如，肺癌的高危人群是大于45岁，每天吸1包烟、持续20年以上的男性，要特别警惕肺癌的发生；乙型和丙型慢性肝炎，尤其是肝硬化患者是肝癌的高危人群，应定期随访检测B超和甲胎蛋白，尽早发现癌变和癌前病变。

3. 癌症自我监护　人体所患癌症的75%以上发生在易于查出和易于发现的部位，故应注意常见肿瘤的十大症状，做好自我监护。十大症状是：①身体任何部位出现肿块，尤其是逐渐增大者；②身体任何部位没有外伤的溃疡，特别是经久不愈的；③不正常的出血或分泌物，如中年以上妇女出现不规则阴道流血或分泌物增多；④进食时有胸骨后闷胀、灼痛、异物感或进行性加重的吞咽不顺；⑤久治不愈的干咳，声音嘶哑或痰中带血；⑥长期消化不良，进行性食欲减退，消瘦，未找出明确原因的；⑦大便习惯改变或有便血；⑧鼻塞、鼻出血，单侧头痛或伴有复视时；⑨赘生物或黑痣的突然增大或有破溃、出血，或原有毛发脱落；⑩无痛性血尿。

考点：癌症自我监护

（五）三级预防

癌症一旦发生，多数患者需要手术治疗，还需配合放射或化学治疗，部分患者需要康复和支持疗法。癌症的三级预防要求规范化诊治方案，为患者提供康复指导。对癌症患者要进行生理、心理、营养和锻炼指导。对慢性患者开展姑息止痛疗法。注意临终关怀，提高晚期癌症患者的生存质量。

国内外的癌症专家经过悉心研究指出，如果采取正确的措施，现有的各种癌症1/3是可预防的，1/3是能够治愈的，还有1/3不能治愈的患者大多数也能减轻痛苦、提高生活质量，因此要积极开展肿瘤的防制工作，消除各种致癌因素，减少发病，以提高人民的健康水平。

第 5 节　糖尿病防制

案例 11-4

患者于 2014 年 6 月无明显诱因出现多尿、口干、多饮、多食伴消瘦，遂就诊于当地县医院，查空腹血糖 20mmol/L，尿糖++++，尿酮体+，确诊为“2 型糖尿病”，给予胰岛素皮下注射及对症治疗，出院后未规律应用胰岛素及口服药，期间监测血糖波动，结果波动较大，近 1 周左右多饮、多食症状加重，并有全身乏力、眼睑水肿症状，体重下降约 5kg 而再次住院治疗。

问题：

1. 如何对该患者进行健康教育？
2. 出院指导方案该包含哪些内容？

糖尿病是由遗传、饮食、体力活动等多种因素作用而引起的以慢性高血糖为特征的代谢紊乱性疾病。临床上出现多尿、多饮、多食、消瘦等表现，久病可引起多个系统损害，导致失明、心脑血管疾病、肾衰竭、神经病变、肢体坏疽等多种并发症，严重影响生活质量。目前，糖尿病与心脑血管病、恶性肿瘤已经成为世界慢性非传染性疾病死亡率最高的三种疾病。根据 1997 年中国 11 省市的调查结果估计，我国有糖尿病患者约 3000 万，且以每年 100 万的速度增加，估计在 2015 年我国糖尿病患者将达到约 8000 万，已成为我国的重大公共卫生问题。

一、糖尿病的流行特征

（一）1 型糖尿病的分布情况

1. 地区分布　①发病率在世界范围内相差甚大，以意大利撒丁岛和北欧的芬兰（36.5/10 万）发病率最高，西欧和美国等发达国家的发病率中等（5.0/10 万~10.0/10 万），亚洲国家如中国、日本、朝鲜及墨西哥、坦桑尼亚、古巴等不发达国家的发病率较低（0.1/10 万~5.0/10 万）。②存在南北差异，即越远离赤道，发病率越高，我国同样呈现出南低北高的变化规律。城市儿童的发病率显著高于农村。

2. 时间分布　① 季节性：北半球的病例多发生在 12 月至次年 2 月，而南半球则多发生在 6 月至 8 月，即秋冬季节性升高，这种现象主要是由于感染因素所致。② 长期趋势：欧洲一些国家的发病率呈上升趋势，尤其在低发病率人群中增长更明显。我国儿童的发病率也呈逐年上升趋势。

3. 人群分布　①年龄：可发生在任何年龄，但 10~14 岁年龄组最高，青春期后急剧下降，女性发病率高峰比男性早 1~2 岁。② 性别：在低危人群（非白种人群），女性发病率略高于男性。白种人男女发病率近似。③ 种族/民族：美国白种人发病率显著高于黑种人，亚洲国家发病率明显低于欧洲国家，黄种人明显低于其他人种。而我国白种人（如哈萨克族、维吾尔族和回族）的发病率较高。

（二）2 型糖尿病的分布情况

1. 地区分布　①在不同国家及同一国家不同地区间亦不同。在生活方式不断西化的发展中国家，糖尿病患病率高于欧洲人群。在北美洲本土及西太平洋区最高。保持传统的生活方式、工业化程度低的地方患病率较低。②患病率大城市高于中小城市，富裕县镇高于贫穷县农村。越来越多的事实证明，贫困地区在生活富裕以后，糖尿病的患病率上升速度惊人。

2. 时间分布　发展中国家的患病率近 20 年来持续升高。这种急剧上升趋势主要与生活方式的改变、体力活动减少、肥胖增多有关。

3. 人群分布　①年龄：发病率随年龄的增长而上升，40 岁以上人群患病率显著升高。近年发病率出现了年轻化的趋势，儿童和青少年人中的发病率越来越高。② 性别：西欧与美国女性的患病率高；而印度、韩国及日本的男性患病率高于女性。我国糖尿病患病率调查也表明：女性患病比例高于男性。③ 职业:体力劳动者的患病率低于脑力劳动者。④ 种族/民族:不同民族的患病率不同,患病率最高的是美国亚利桑那州的比马印第安人,最低的是阿拉斯加的爱斯基摩人,日本、中国和印度尼西亚患病率低。⑤ 家族史:糖尿病存在家族聚集性。糖尿病一级亲属的患病率较一般人群高 5~21 倍。⑥ 社会经济地位:发达国家在社会经济地位低的人群中更常见,可能与其文化和卫生知识及保健水平有关。而在发展中国家,社会经济地位高或生活富裕的阶层更常见,可能与他们摄取更多的能量及活动量减少有关。

二、糖尿病的主要危险因素

(一)1 型糖尿病

1. 遗传因素　1 型糖尿病具有遗传易感性。对患者家庭调查显示,发生糖尿病的机会在双亲是 13%,同胞为 42%,子女为 19%。长期追踪,近 20% 的 1 型糖尿病有阳性家族史。

2. 病毒感染　流行病学及实验医学证实,1 型糖尿病的发病还与病毒感染有关,如风疹病毒、巨细胞病毒、柯萨奇 B_4病毒、腮腺炎病毒等,它们通过破坏胰岛细胞、激发胰岛 β 细胞自身免疫和超抗原机制引起胰岛素分泌缺乏。

3. 自身免疫　研究发现,1 型糖尿病是一种自身免疫性疾病,是在一定遗传易感基因的基础上,由环境因素启动的胰岛 β 细胞的自身免疫破坏过程,其后果是胰岛 β 细胞功能被破坏而致病。

4. 其他环境因素　大量调查证实,缺乏母乳喂养与 1 型糖尿病的发病也有关,母乳喂养不足 3 个月的婴儿,1 型糖尿病的发病风险增加 15 倍;相反,出生后数月内不用牛奶喂养,可使 90% 的婴儿 1 型糖尿病的发病风险降低 30%。此外,一些化学品和药物对胰岛 β 细胞也可造成损害。

(二)2 型糖尿病

1. 遗传因素　已被公认为是 2 型糖尿病发病的一个重要危险因素,2 型糖尿病具有更强的遗传倾向。糖尿病亲属中的患病率比非糖尿病亲属高达 4~8 倍,糖尿病患者遗传给下一代的不是糖尿病本身,而是容易发生糖尿病的体质及基因。

2. 肥胖(或超重)　是 2 型糖尿病发生的最重要的易患因素之一。调查结果表明:体重增加的程度越大,危险性也越大;肥胖持续时间越长,发病率越高。我国 1999 年 11 省市的调查发现,体重指数(BMI)与 2 型糖尿病的危险性呈正相关关系,在不同性别和种族之间均保持一致性。

3. 高血压　不仅是 2 型糖尿病的并发症,而且是糖尿病发生的一个独立的危险因素。按 WHO 提供的数据,糖尿病患者中高血压的患病率高达 50% 以上。目前许多研究表明,血压水平与胰岛素浓度呈正相关,高血压本身即是一种胰岛素抵抗状态。研究发现,高血压患者发展为糖尿病的危险比正常血压者高。

4. 高脂血症　是糖尿病的重要危险因素。由于高血脂可导致和加剧糖尿病患者的动脉粥样硬化、高血压、冠心病等疾病。美国医学科学家最新的研究发现,诱发糖尿病进一步恶化的最危险因素不是糖而是脂肪。

5. 不良生活方式　包括大量进食高糖、高蛋白、高脂肪的高热量饮食,大量吸烟、饮酒,体力活动减少,以及长期紧张劳累。这些都与 2 型糖尿病的发生有密切关系,特别是嗜甜食或摄取精制淀粉,以及高热量、高脂肪和高蛋白饮食,不但容易引起肥胖,而且已被公认为是 2 型糖尿病的独立危险因素。调查发现:每天吸 25 支以上香烟者比不吸烟者患 2 型糖尿病的危险高 4 倍;已停止吸烟者(包括 10 年前已戒烟者)的发病危险性也比那些从未吸过烟的人高 30%。

6. 缺乏体力活动和体育锻炼　许多研究证实,体力活动不足增加糖尿病发病的危险,活动最少的人患病率是活动量最大的人患病率的 2~6 倍。缺乏体力活动和体育锻炼,则胰腺素受体数目减少,血糖升高。我国农民和矿工的发病率明显低于城市居民,推测可能与城市人口参与体力活动较少有关。有规律的体育锻炼能增加胰岛素的敏感性和改善糖耐量,是糖尿病患者降低血糖的一个不可缺少的重要环节。

7. 应激性刺激　天灾人祸，长期的紧张、劳累、工作负担沉重、生活压力大，使人们的精神得不到放松；长期没有规律的生活使人处在疲劳之中；严重疾病、外伤、手术及妊娠等应激性刺激，都可以使体内应激性激素分泌增加，产生强大的对抗胰岛素作用。当胰岛素分泌不足时，就会诱发糖尿病的发生。

8. 社会经济状况　糖尿病与社会经济状况关系密切。富裕国家的糖尿病患病率高于发展中国家，即使在不发达国家，生活富裕的人糖尿病患病率也明显高于生活贫困的人，而且随着经济收入增高，文化程度越低者发生糖尿病的危险性越大。

三、糖尿病的防制措施

（一）一级预防

1. 健康教育　糖尿病是一种终身性疾病，药物治疗又不能完全有效，为降低糖尿病的发病率和病死率，对全人群、高危人群及糖尿病患者进行健康教育极为重要。通过健康教育普及糖尿病常识，让群众了解糖尿病的发生、发展对机体造成的危害，认识各种相关因素在预防发病、控制病情、防止糖尿病并发症中的重要作用，帮助人们建立良好的生活习惯和健康的社交活动，预防糖尿病的发生。对于糖尿病患者，可采用“系统加社区”的防治新模式，即将糖尿病医疗、教育有机结合在一起，将个体治疗转向群体防治，争取社会各界对糖尿病防治系统工程的大力支持与帮助，包括人力、财力的支持与帮助。健康教育可通过电视、书刊、报纸、广播、录像、糖尿病知识讲座和咨询活动，以及给高危人群办学习班等形式进行。

2. 合理膳食　饮食与糖尿病的关系非常密切。合理安排膳食中的营养成分尤为重要，糖类、脂肪和蛋白质等营养素必须合理分配，避免过食或偏食，避免粮食越吃越少及肉食越来越多。控制体重，改善能量物质的代谢，这对预防糖尿病非常有效。

3. 积极进行体育锻炼　体育锻炼可以改善心、肺功能，增加肌肉组织对葡萄糖的利用，降低血糖；消除体内多余的脂肪，尤其是腹部堆积的脂肪，使骨骼肌胰岛素受体的数目增加，提高对胰岛素的敏感性从而预防糖尿病的发生。体育锻炼最好的时间是在餐后 1 小时开始，饭前锻炼容易造成低血糖。最好每天三餐后都锻炼，很多人晚饭后就看电视，活动少了，糖消耗也少，血糖就高了，所以说晚上锻炼也很重要。此外，可以利用其他机会进行适宜的运动，比如舍电梯而上楼梯，舍汽车而走路，看电视时活动四肢，坐办公室活动头颈等，活动量以运动后心率略有增加、微微出汗、感到轻松愉快为宜。

4. 保持良好的心理状态　近年来，科学研究发现，不良情绪和精神因素也是糖尿病的一个重要致病因素。保持乐观的情绪有利于维持人体内环境的稳定，而焦虑的情绪会引起一些激素如肾上腺素、去甲肾上腺素、肾上腺皮质激素及胰高血糖素的分泌，从而拮抗胰岛素，导致血糖升高。可见，控制不良情绪是预防糖尿病的一个重要手段。

5. 健康的社交活动　糖尿病患者特别是中老年患者更易出现精神紧张、烦躁、焦急、忧虑、发怒、孤独、绝望、激动等不良情绪，因而应鼓励患者积极参加有益的健康社会集体活动，如上老年大学，积极参加社区的文艺、体育等活动，成立糖尿病协会，这样可增加人与人之间的交往，并能使患者得到身边的亲友、领导、同事及社会力量的关心帮助，有利于消除不良情绪，树立乐观、开朗、积极向上的良好情绪，有助于树立治病的信心，有效控制糖尿病的发展。

（二）二级预防

1. 糖尿病筛检　对高危人群即年龄在 40 岁以上、有家族史、肥胖者、高血压者、高血脂者、曾患妊娠糖尿病及娩出巨大胎儿的妇女，进行糖尿病筛检，以早期发现无症状患者和糖耐量异常者。

2. 开展糖尿病监测工作　这是防制糖尿病很重要的一项工作。对于糖尿病高危人群和糖尿病患者来说，自我监测都非常重要，应认真指导高危人群进行血糖的定期检查，患者要进行血糖、尿糖、尿酮体、糖化血红蛋白、血脂、尿白蛋白的自我监测，并定期到医院接受检查。糖尿病患者最好能做病情监测日记，让患者学会对影响糖尿病病情变化的诸多因素进行分析。掌握影响血糖变化的因素；了解饮食、运动和药物治疗之间的协调关系；在病情变化时，能及时采取简单、正确的处理方法。

（三）三级预防

积极治疗、预防和延缓并发症的发生。正确的药物治疗，可以减缓糖尿病的发展和防止并发症的发生，从而降低伤残及病死率。糖尿病的药物治疗主要采用口服降糖药物和胰岛素治疗。2 型糖尿病患者在饮食、运动疗法效果不佳时，必须及时应用口服降糖药物。

同时，合理膳食也是控制糖尿病病情发展的重要措施，临床研究结果表明：没有饮食治疗，就是再好的降血糖药物，也不能控制好糖尿病。因为糖尿病患者的血糖波动，80% 以上是由饮食方面的原因引起的。合理的膳食能稳定血糖，控制病情，保护胰岛细胞；使体重达到或接近理想水平；它是糖尿病治疗之本。

另外，积极地进行体育锻炼也是糖尿病的基本治疗方法之一，有些轻症糖尿病患者只要坚持运动疗法并配合饮食控制，不需用药即可获得满意的效果。体育锻炼还可以使糖尿病患者体质增强，精神愉快，思想开朗，积极上进，增加生活情趣和对生活的信心，这些都有利于疾病的控制和康复。

考点：糖尿病的防制措施

当然，糖尿病患者在进行运动疗法前需要进行全面的体格检查，根据个人状况选择合适的运动方式和运动时间，进行恰当强度的运动锻炼，并注意预防由运动所导致的心脏疾患、血压变化、低血糖等潜在的不良反应。

小结

社区卫生服务是融预防、医疗、保健、康复、健康教育、计划生育技术指导为一体，向社区提供广泛、有效、经济、方便、综合、连续的基层卫生服务。免疫规划是防制传染病最经济有效的策略，其具体措施就是预防接种。心脑血管疾病、恶性肿瘤、糖尿病目前位居我国疾病谱前三位。这些疾病的发生与发展主要与不良的行为生活方式、环境因素、遗传因素和医疗卫生服务有关。预防和控制这些疾病，必须采取三级预防措施，其中最积极的是第一级预防措施。

自 测 题

一、名词解释

1. 社区　2. 社区卫生服务　3. 预防接种　4. 人工自动免疫　5. 一级预防　6. 免疫程序　7. 加强免疫

二、填空题

1. 常规免疫包括________和________。
2. 预防接种采用哪种途径，主要是由疫苗的特性和________来决定的。
3. 常用的接种途径有________、________、口服法、肌内注射。
4. 常见的预防接种异常反应有________、________、无菌性脓肿、热性惊厥、多发性神经炎、脑炎和脑膜炎等。
5. 心脑血管疾病是一类以影响人体循环系统为主的疾病，主要有高血压、________及脑卒中（脑出血、脑梗死、脑栓塞、蛛网膜下隙出血）等。
6. 血压升高与冠心病危险呈________关系，收缩压或舒张压增高，对预测冠心病危险同等重要。
7. ________为主是控制心脑血管疾病的根本策略。
8. 造成世界各地大部分恶性肿瘤发病率和死亡率上升趋势的主要原因是：人口构成和居民健康状况的变化、行为方式的变化和________。
9. 恶性肿瘤的主要危险因素：环境因素、________、社会心理因素、________。
10. 糖尿病是一组由遗传和环境因素等多种因素作用而引起的以慢性高血糖为特征的代谢紊乱性疾病，临床上出现________、________、多食、________等表现。

三、选择题（A_1 型题）

1. 我国城市的社区是按照街道办事处的管辖范围设置的，也可以是按照下列哪一个人口数设置(　　)
   A. 5 千~5 万　　B. 1 万~5 万
   C. 3 万~10 万　　D. 10 万~20 万

E. 20 万以上

2. 下列哪种疫苗不属于我国免疫规划疫苗(　　)
A. 卡介苗　　B. 乙肝疫苗
C. 脊髓灰质炎疫苗　　D. 流感疫苗
E. 百白破疫苗

3. 我国免疫规划预防的疾病不包括(　　)
A. 结核病　　B. 艾滋病
C. 麻疹　　D. 破伤风
E. 白喉

4. 脊髓灰质炎疫苗的接种途径是(　　)
A. 皮内注射　　B. 皮下注射
C. 肌内注射　　D. 口服法
E. 喷雾吸入法

5. 人类通过预防接种在全球成功消灭了哪种疾病(　　)
A. 结核病　　B. 天花
C. 麻疹　　D. 鼠疫
E. 霍乱

6. 下列哪种情况属于预防接种异常反应(　　)
A. 发热　　B. 接种局部红肿
C. 接种部位硬结　　D. 无菌性脓肿
E. 卡介苗接种部位局部化脓

7. 冠心病的主要危险因素不包括(　　)
A. 高血压　　B. 高血脂
C. 糖尿病　　D. 酗酒
E. 跑步

四、简答题

1. 构成社区有哪些要素?
2. 社区卫生服务有哪些特点?
3. 请你想一想,以社区为整体的社区评估中,需要收集哪些资料?
4. 预防接种有哪些途径?
5. 心脑血管疾病的主要危险因素有哪些?
6. 恶性肿瘤的防制原则有哪些?
7. 糖尿病的防制措施有哪些?

(郎卫红)

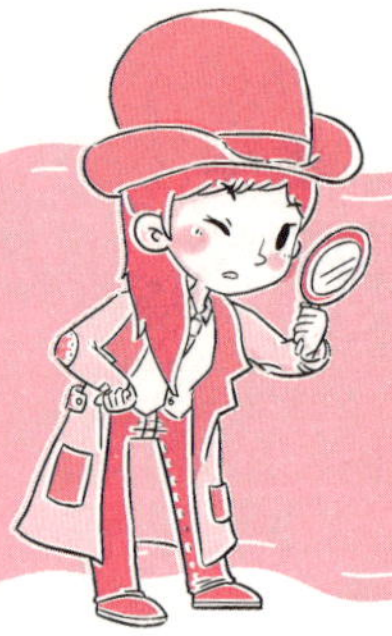

第 12 章 流行病学基础知识

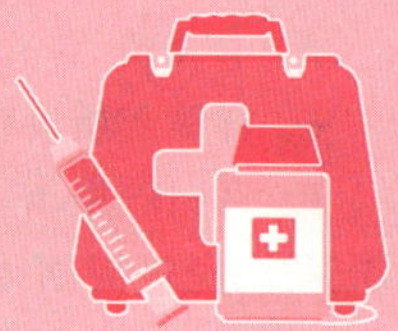

引言： 流行病学是研究疾病在人群中发生的规律及如何控制疾病流行的一门学科。从 20 世纪 80 年代以来，流行病学的研究方法逐步完善，已经成为现代医学的基础学科。本章主要介绍流行病学的基本概念、方法、观点和用途，以及常用的疾病描述指标。

第 1 节　流行病学概述

案例 12-1

某乡镇中学有学生 1100 名，教职员工 37 人。2010 年 5 月上旬，有 14 名学生出现发热、食欲减退，部分病例有腹泻、表情淡漠，血常规白细胞总数正常或下降，乡卫生院以疑似伤寒，向当地疾控中心报告。疾控中心到达现场后，核实诊断，认为确实存在疫情暴发可能，是否是伤寒暴发，需进一步开展实验室检测。对 14 名患者采集血液和粪便标本进行检测，病原学诊断阳性 12 例。学校有一食堂，饮用井水，离水井约 3 米远，有一污水沟。4 月下旬有一场暴雨，曾将水井淹没。工作人员采集了井水、污水、苍蝇、食堂厨师的粪便进行检测，均未检出伤寒沙门菌，但井水卫生学指标严重超标。

问题：

1. 请分析这次疫情的发生最可能的原因是什么？
2. 为了验证病因假设，下一步应该怎样进行调查？

一、流行病学的定义

流行病学是研究人群中疾病或健康状态的分布及其影响因素，同时研究疾病的预防控制措施及提出促进健康的策略并评价其效果的科学。

流行病学的研究对象主要是人群，对疾病的频率和分布进行分析，揭示其影响因素及导致流行的原因。流行病学早期的研究是以传染病的发生与流行规律为主，并且形成了较完整的系统理论。随着社会的发展进步和卫生事业的发展，多数传染病得到了有效的控制，而慢性非传染性疾病对人们健康的危害相对日趋严重，流行病学研究的疾病种类扩大到非传染性疾病，流行病学的研究方法有了明显的发展。目前，流行病学的研究对象还包括与健康有关的卫生事件与状态。

考点： 流行病学的定义

二、疾病的三间分布

疾病的三间分布又称疾病分布，是指疾病在不同人群、不同地区、不同时间的发生频率和分布特征，即人间、空间和时间分布。疾病的分布是流行病学研究工作的基础，是研究疾病流行规律和病因的重要组成部分，也是合理制订疾病的预防控制策略和措施的重要依据。

（一）疾病的人群分布

不同的人群，有不同的自然属性和社会属性，如年龄、性别、职业、婚姻与家庭、民族、种族、宗教等。疾病在人群的某一属性方面有不同分布特点。通过研究疾病的人群分布特征对发病率和死亡率的影响，有助于探讨病因和流行因素，确定高危人群。

1. 年龄　在疾病的人群分布特征中，年龄是最重要的指标，几乎所有疾病的发病率和死亡率都与年龄有密切的关系。影响疾病年龄分布的主要因素有以下几种。

(1) 机体的免疫状况：如胎儿可以经胎盘获得母体的 IgG 抗体，所以 6 个月以内的新生儿很少发生麻疹等疾病；大部分恶性肿瘤、脑卒中、糖尿病的发病率一般随着年龄的增加而升高。

(2) 接触暴露的机会：在青壮年时期胃溃疡、流行性出血热、钩端螺旋体病等发病率较高，这与不同年龄阶段接触危险因素的水平有密切的关系。

(3) 有效的预防接种：如麻疹在普遍接种疫苗以前都是儿童多发，但在普遍接种麻疹减毒活疫苗以后，麻疹发病高峰年龄延后，在青少年、新入学的大学生、新入伍的战士中偶有发生，且症状不典型。

2. 性别　我国的恶性肿瘤死亡率呈现出男性高于女性的特点，这与不同性别之间暴露于致癌因素水平、职业活动、生活方式及内分泌等的差别有关。例如，钩端螺旋体病、血吸虫病的发病率往往与参加农田劳动，接触疫水的机会有密切的关系，表现出男性高于女性的特征；地方性甲状腺肿、胆石症、胆囊炎则为女性高于男性，而糖尿病的性别差异不明显。

3. 职业　疾病的职业分布，取决于人们暴露致病因素的机会，同时还与防护措施、劳动条件、卫生文化水平等因素有关。例如，矿工易患肺尘埃沉着病，接触联苯胺的工人易患膀胱癌，制鞋工人接触苯易患白血病等。疾病在不同职业人群中的分布差异较大，通过比较不同职业人群中某些疾病的发病率和死亡率的差别，是探索和研究职业性有害因素的有效途径。

4. 婚姻与家庭　对个人的身体和心理健康有明显的作用。有研究表明，离异人群死亡率最高，独身人群死亡率较低，已婚人群死亡率最低，说明离婚对人的身心健康产生重大的影响。在日常生活中的负性生活事件如重要家庭成员的意外死亡也是导致成年人多种疾病的发病率和死亡率增高的重要因素。

5. 民族和种族　我国是个多民族国家，在不同民族或种族的人群中，许多疾病的发病率有较大差异，其原因错综复杂。目前的研究认为主要是由于各民族间的遗传、生理、风俗习惯、卫生水平和文化素质的差异造成，另外各民族人民所处的自然环境、社会环境不同，导致疾病的流行出现不同的特征。

（二）疾病的地区分布

在不同的地区，疾病的分布有较大差异，反映了致病因子在这些地区出现的程度和作用存在不同，如地形与地貌和气象条件等自然因素及居民的生活习惯和社会文化背景等社会因素都会影响疾病的地区分布。研究疾病的地区分布，可以为探讨疾病的流行因素和病因提供重要线索，同时为制订疾病的预防控制策略提供依据，也为合理分配卫生资源提供重要的依据。

1. 疾病在不同国家之间的分布　有些疾病在全世界各个国家均可发生，而有些疾病只存在于世界上某些国家和地区。例如，黄热病仅限于非洲和南美洲，主要原因是由于这种疾病的分布与埃及伊蚊的活动范围基本一致；日本不发生野鼠型出血热，是因为日本国内无黑线姬鼠的存在；胃癌的死亡率以日本、智利等国家较高，而澳大利亚、美国较低，研究表明这与当地居民的饮食结构和饮食习惯密切相关；肝癌多见于亚洲、非洲；乳腺癌、肠癌多见于欧洲、北美洲。

2. 疾病在国家内各个地区的分布　疾病在同一国家内不同地区的分布也有明显差别。例如，我国食管癌以河南、河北、山西交界的太行山地区的发病率最高；鼻咽癌多见于广东省；肝癌主要分布于东南沿海地区；原发性高血压则北方高于南方；血吸虫病仅限于在长江以南的一些省份流行，长江以北则未见此病，其分布与钉螺的分布相吻合。

3. 疾病的城乡分布　许多疾病在地区分布上呈现出明显的城乡差异。

城市地区的特点是人口多，居住密度大，人口流动性大，交通拥挤，工业集中导致环境污染状况严重。因此，在城市地区呼吸道传染病容易传播，如流行性感冒、水痘、流行性腮腺炎等常有流行；肺癌、大肠癌、高血压等疾病和车祸等均高于农村。

大多数农村地区由于人口稀疏，交通不便，卫生条件差，导致肠道传染病如细菌性痢疾、甲型肝炎、伤寒等较易传播，但呼吸道传染病不易大面积传播和流行。农村的寄生虫病、农药中毒及虫媒传染病，如疟疾、流行性乙型脑炎等疾病的发病率也高于城市。此外，一些散布在农村的小企业排出大量的有毒、有害物质污染环境，而缺少必要的防护措施，导致居民发生慢性中毒的情况时有发生。

（三）疾病的时间分布

疾病的分布随着时间的推移而在不断地发生着变化。主要原因是由于各种病因、环境状况和人群的易感性都会随着时间而发生变化。通过分析疾病的时间分布特点，能为探索流行因素和病因提供重要的线索。

1. 短期波动　也称为时点流行，指的是在一定范围的人群中，短时间内突然出现大量症状相似患者的现象。其含义与暴发相近，但暴发常用于小范围的人群或集体单位，而短期波动常用于较大范围的人群。主要原因是由于在短时间内有大量的人员接触到同一致病因素。其发病的高峰往往与该病的平均潜伏期基本一致。因此，我们可以从发病高峰和平均潜伏期推测暴露时间，从而找到暴露因素。如果存在多次暴露或持续暴露，则疾病流行的情况会持续较长的时间。

2. 季节性　疾病的发病率每年随着某个季节的出现而升高的现象称季节性。疾病的季节性变化有多方面原因，如气象条件、昆虫的活动、风俗习惯、生产活动及生活习惯等因素均可影响。研究疾病的季节性变化有利于探索流行因素和病因，并有助于提前采取预防措施。

疾病的季节性特点可表现为两个方面：

（1）季节性升高：许多疾病一年四季均可发生，但在一定的季节发病率明显升高。例如，呼吸道传染病在冬春季节发病率明显升高，而肠道传染病的发病率在夏秋季节明显高于其他时间。

（2）严格的季节性：某些传染病的发病仅集中于一年中的某个季节，在其他季节则无病例的发生，如疟疾、流行性乙型脑炎等虫媒传染病。

3. 周期性　疾病有规律地每隔一定的时期出现一次流行高峰的现象称周期性。通常表现是每隔1~2年或几年后发生一次大范围的流行。疾病流行的周期性特征主要与人群免疫水平的变化及病原体发生变异有密切关系。例如，在使用有效疫苗预防疾病之前，在城市中每隔1年发生一次麻疹流行；百日咳每3~4年发生一次流行；流行性脑脊髓膜炎每8~10年流行一次；流行性感冒每隔10~15年出现一次世界性大流行。当然，如果在人群中进行大范围的特异性免疫接种，降低了人群易感性，相应疾病的周期性会发生变化甚至消失。

4. 长期变异　疾病经过一个相当长的时期以后，其临床表现、病原体种类、感染类型、发病率等方面都发生了很大程度的变化，这种现象称长期变异，也称为长期趋势。研究疾病流行的长期变异现象，可以探索导致长期变异发生的原因，可以为制订中长期疾病预防策略提供理论依据。

疾病发生长期变异的原因是多方面的，目前认为主要与自然条件的变化、环境污染、致病因素的变化、社会生活条件的改变、医疗技术的进步、生产生活习惯的改变等因素有关系。

考点：疾病的三间分布

三、流行病学研究方法及用途

按设计类型进行分类，流行病学常用研究方法可分为描述性研究、分析性研究、实验性研究和理论性研究四类。

（一）描述性研究

描述性研究是利用常规记录或通过特殊设计的调查收集资料，描述疾病在人群、地区和时间中的分布特征，也可以根据搜集到的信息提出病因线索或假设。常用的描述性研究方法有现况调查、筛检、生态学研究、随访研究等。本节主要介绍现况调查和筛检。

1. 现况调查　又称横断面调查，它是对在某一时点或在一个短暂的时间内，客观地反映该时点的疾病或健康状况的分布及人群的某些特征或因素与疾病之间的关联进行的调查。

现况调查主要用于疾病现患情况和人群健康状态的调查，常用的指标是患病率、感染率等。由于急性病在不同时点的分布情况会有较大的差异，单一时点的调查结果不能提供全面的分布信息，所以现况调查一般适用于对病程较长而发病率较高的疾病进行调查。在现况调查中，因所调查的疾病或健康状态与某些特征或因素是同时存在的，即在调查时因果并存，所以现况调查只能提供病因线索，不能得出致病因素与该疾病之间是否存在因果关系的结论。

一般按调查对象的范围将现况调查分为普查和抽样调查两类。

链接：人口普查

人口普查（census）是指在国家统一规定的时间内，按照统一的方法、统一的项目、统一的调查表和统一的标准时点，对全国人口普遍地、逐户逐人地进行的一次性调查登记。人口普查是当今世界各国广泛采用的搜集人口资料的一种最基本的科学方法，是提供全国基本人口数据的主要来源。从 1949 年至今，我国分别在 1953 年、1964 年、1982 年、1990 年、2000 年与 2010 年进行过 6 次全国性人口普查。

（1）普查：是指在特定时间对具有某种特征的人群或特定范围内的人群所有研究对象进行的全面调查。特定范围是指根据研究目的确定的某地区、某居民点、某单位或具备某特征的人群。特定时间是指某一时点，一般为 1～2 天或 1～2 周，大规模普查不应超过 2～3 个月。

普查比较适用于患病率较高的疾病，一般要求对所调查疾病有比较简单而准确的检测手段，有可靠的检测方法。普查可以同时调查几种疾病，能发现人群中的全部病例。但要考虑人力、物力和设备条件，有保证完成普查的可能性。

普查能提供疾病分布情况和流行因素或病因线索；能发现人群中的全部病例，及时治疗患者；能起到普及医学科技知识的作用。但是，普查不适用于患病率很低的疾病；只能获得患病率资料，而不能获得发病率资料；工作量大，耗费的人力物力大，成本高；难以完成十分细致的工作，难免有遗漏调查对象的情况。

在普查的过程中要注意：

1）统一调查时间和期限：对有时间波动的疾病要限定调查时限，否则会影响调查结果；调查人员在不同地区应同时开始调查，并在规定期限内完成。

2）划分明确的普查范围：根据调查目的确定调查对象的明确范围，尤其是当地按年龄、性别等分组人口资料。

3）诊断标准和检测方法统一：为保证资料的可比性，普查中诊断标准和检测方法必须统一，并对调查人员进行统一培训。

4）保证较高的应答率：普查一般要求应答率应控制在 85% 以上。若应答率低于 70%，则该调查的代表性和真实性将难以保证。

考点：普查的定义

（2）抽样调查：是从总体（根据研究目的所确定的研究对象的全体）中，按随机化原则抽取部分研究对象作为一个有代表性的样本，根据样本的调查结果推断总体特征的一种调查方法。

抽样调查的优点是节省时间、人力和物力，调查工作可以做得细致，适用于调查发病率较高的疾病。但是，抽样调查不适用于调查变异程度较大的资料；设计、实施和分析均比较复杂，重复和遗漏不容易被发现；当发病率较低时，小样本不能提供足够的信息，若样本量扩大到总体的 75% 以上时，不如进行普查更有意义。

抽样调查一般采用随机抽样方法，又称概率抽样，即总体中每个研究对象都有同等的概率被抽取成为样本成分。目前流行病学常用的抽样方法有单纯随机抽样、系统抽样、分层抽样、整群抽样和多级抽样。

1）单纯随机抽样：又称简单随机抽样，常用随机数字表进行。随机数字表是一些随机出现，没有排列规律的数字组成的工具表。抽样前先将调查对象的总名单按顺序逐一编号，然后利用随机数字表或计算机产生随机数字，根据所要样本量的多少从名单中查出足够的个体组成样本。

2）系统抽样：又称机械抽样，是按一定比例或一定间隔抽取调查对象的方法。首先确定抽样范围和样本大小，然后确定抽样比 n，即确定每隔多少单位抽取一个单位进入样本。再用随机的方法从 1 至 n 个数中随机找出一个起点，即可按抽样比 n 规律抽取样本。例如，25 000 个调查个体，确定抽取 500 个个体组成样本，其抽样比 $n=50$，从 1～50 号中随机抽取一个号作为起点，每隔 50 个个体抽取一个，即可组成样本。

3）分层抽样：是将调查的总体按照不同的特征分成若干层，然后每层之间进行单纯随机抽样或系统抽样的方法。由于各层之间的差异已被排除，其抽样误差较其他抽样方法为小，其代表性好。

4）整群抽样：是从总体中随机抽取若干群，对整群内的所有个体进行调查的方法。优点是实施很方便，可节省人力、物力和时间，也易为调查对象所接受，但抽样误差较大。

5）多级抽样：是从总体中随机抽取几个较大范围的单元，为一级抽样单位，再从每个抽取的一级单位中随机抽取范围较小的二级单位，再在抽取的二级单位中随机抽取范围更小的三级单位，将最后三级单位作为样本进行调查。

在抽样调查时，样本量过小缺乏代表性，影响结果的可靠性；样本量太大会造成人力、物力浪费，而且由于工作量太大会影响结果的真实性。

确定样本量的因素主要有：①预期阳性率 P，欲调查的阳性率低，则样本量大；反之，则样本量小。②调查单位间的变异程度，若各调查单位间的变异程度大，则样本量大；反之，则样本量小。③精确度，若调查要求的精确度高，则样本量大；反之，则样本量小。④把握度（$1-\beta$），调查要求的把握度高，则样本量大；反之，样本量小。

可采用查表法（表 12-1）直接得到所需样本量。

表 12-1　现况调查不同预期阳性率和容许误差时的样本量

预期阳性率	容许误差		
	0.1P	0.15P	0.2P
0.05	7600	3382	1900
0.075	4933	2193	1328
0.10	3600	1602	900
0.15	2264	1000	566
0.20	1600	712	400
0.25	1200	533	300
0.30	930	415	233
0.35	743	330	186

注：P 为预期阳性率

考点：抽样调查的概念与方法

2. 筛检

（1）概念：筛检是应用快速、简便的试验、检查或其他方法，将表面上健康但可能患病的人从健康人群中发现出来的措施。通过筛检能对疾病作出早期诊断，从人群中查出某病的可疑患者，是医疗卫生机构或研究人员主动地从人群中发现无症状患者的措施。筛检出的阳性或可疑阳性者应进一步确诊后进行治疗。

（2）目的：通过筛检可以进行疾病的早期发现和早期诊断；研究疾病的自然史；开展流行病学监测；可以及时发现某病的高危人群，预防和减缓发病。

（3）筛检的应用原则：①被筛检的疾病是该地区当前重大的公共卫生问题；②被筛检的疾病有可识别的早期客观指征；③筛检试验必须具有快速、经济、有效等特点；④对被筛检出的阳性或可疑阳性者应有进一步确诊的方法。

考点：筛检的定义

（二）分析性研究

分析性研究是对描述性研究提出的病因线索或假说在人群中进行进一步验证的方法。常用的研究方法有病例对照研究和队列研究两种。

1. 病例对照研究

案例 12-2

假设某医学科研人员欲验证吸烟与肺癌之间是否存在联系，调查了 200 名肺癌患者，其中吸烟者占到总人数的 84%。同时还调查了在同一地区生活的 200 名健康人作为对照，其性别、年龄、职业、生活环境、经济条件等会影响到吸烟的因素构成比例与肺癌患者尽可能接近，得到吸烟者占对照组总人数的 29%。

问题：

1. 这样的调查结果反映了什么？
2. 由此我们是否可以认为吸烟与肺癌之间可能存在联系？

（1）概念：病例对照研究是选择一组患有特定疾病的人群作为病例组，未患该疾病的人群作为对照组，调查两组人群过去暴露于某种因素的比例或暴露程度，判断暴露危险因素是否与疾病有关联及其关联强度大小的一种观察性研究方法。病例对照研究模式见图 12-1。

暴露是指曾经接触过某种因素或具备某种特征。例如，处于某种疾病状态、具备某种职业特征、接触过某种因素等。

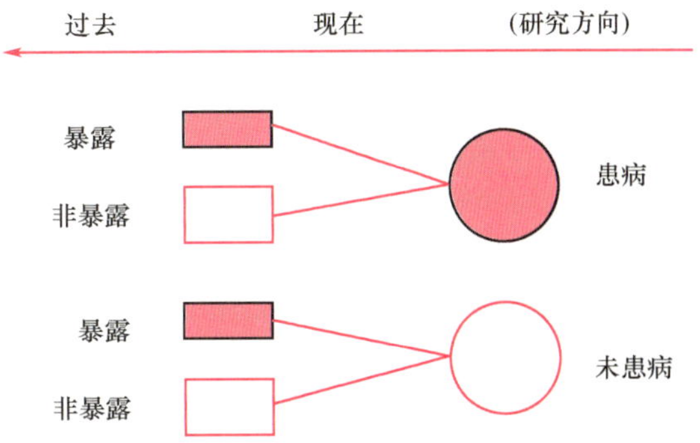

图 12-1　病例对照研究示意图

（2）特点：①属于观察研究方法，研究者不施加任何干预措施，仅仅是客观地收集研究对象的暴露情况；②观察方向由"果"及"因"，在研究过程中，已知研究对象患有某种疾病或未患某种疾病，再追溯既往史是否暴露于某种可疑危险因素，研究方向是回顾性的；③设立对照，研究设计了单独的对照组，用来与病例组进行比较；④不能判断因果关系，由于研究是回顾性的观察法，只能推测暴露因素与疾病是否存在某种关联及关联强度的大小，只限于统计学上的关联，因此不能证实暴露与疾病的因果关系。

（3）病例对照研究的用途：①探索疾病的可疑危险因素，在疾病病因不明时，可以广泛地调查机体内外环境因素中的可疑因素；②检验病因假说，经过描述性研究或探索性病例对照研究，初步产生了病因假说后，可以应用设计精良的病例对照研究加以检验；③提供进一步研究的线索，利用病例对照研究获得的明确病因线索，进一步进行队列研究或实验流行病学研究，从而证实病因假设。

（4）病例对照研究的设计和实施

1）研究对象的选择：包括病例和对照的选择，基本原则是所调查的病例足以代表该病的病例总体，对照足以代表产生病例的总体。

选择病例时，要有一个统一、明确的诊断标准，要尽量使病例样本能够反映所有同种疾病患者的情况。选择病例时应该对人口学特征和其他外部特征做出明确规定，如对年龄、性别、种族、职业、环境等因素加以限制，以控制非研究因素的干扰，增强可比性。

病例的来源主要有两种:①选择某地区人群中在某时期内发生的全部病例或其随机样本。这些病例可以是报告的病例,也可以是通过普查或抽样调查获得的病例。这种方法所选择的样本代表性较好,结论推及该地区人群的真实性较高,但不容易实施。②选择某地区的几家医院在某一时期内就诊或住院的全部病例,包括新发病例、现患病例和死亡病例。由于新发病例未受预后因素的影响,暴露时间接近而且回忆准确,所以常以新发病例作为首选病例类型。现患病例数量多,容易获得足够的资料,也可以选择利用。死亡病例仅靠医学记录和他人代述获得资料,误差较大,极少利用。这种方法实施起来较为方便,比较常用,但病例样本的代表性不如以人群为基础选择的病例。

选择对照的基本原则是从病例所来自人群中的非病例中随机选择。对照组必须具备以下两个条件:①不患所研究疾病或病因相似疾病;②在某些特征(如年龄、性别、种族、职业、社会经济状况等)方面与病例相似。

对照的来源主要有:①从医院的其他患者中选择对照;②从病例邻居中的健康人或非该疾病病例中选择对照;③从病例的配偶、同学、亲戚或同事中选择对照;④从社区人群内非该疾病病例或健康人中选择对照。其中以第一种应用最方便,且这种对照的应答率和信息的质量较高,但要注意对照组患者所患疾病的病因,不能与所研究疾病的病因相似或相互有影响。

对照形式的选择应根据研究目的而确定,一般有以下三种形式:①成组不配比对照,若研究目的是广泛探索各种危险因素,可以不加任何限制选择对照。②成组配比对照,按照与病例组在配比因素的比例上相同的要求,选择一定数量的对照组,与病例组进行成组比较。例如,病例组男女各半,对照组也要求男女各半。③个体配比对照,病例与对照以个体为单位配比,按照研究因素以外的外部因素进行 1∶1、1∶2、1∶3、1∶M 匹配选择对照,对照数目一般不超过 4 个。若研究可以利用的病例数较少,要求以较少的样本获得尽可能高的统计学检验效率,则采用个体配比对照。

2）样本量的估计:病例对照研究的样本量主要取决于下列 4 个有关因素:①对照组的估计暴露率(P_0);②预期的相对危险度(RR)或比值比(OR);③第Ⅰ类错误(假阳性错误)的概率(α);④第Ⅱ类错误(假阴性错误)的概率(β)。

这四项数值确定以后,可用公式计算或从样本量表中查得需要的病例和对照的例数。

3）资料收集的内容和方法

A. 资料的收集内容:①一般情况,包括姓名、性别、年龄、民族、职业、文化程度、经济收入、工作单位和住址等,主要作为备查项目,也可作为匹配的依据,或用于组间的可比性分析和混淆作用分析。②疾病情况,包括发病时间、诊断依据、诊断医院等。必须有统一的、明确的诊断标准,对照也应采用,同一标准加以排除。③暴露史,包括是否暴露、暴露时间和剂量等。一项病例对照研究可以同时调多种暴露因素,但不宜过多,一般以一种或少数几种为主。

B. 资料的收集方法:主要有查阅现有记录资料、访问、体检和实验室检查等方法,其中以访问最为常用,一般是由经过培训的调查员按照统一的调查表进行。暴露的测量要尽量采用客观(定量或半定量)的方法,病例组和对照组在调查项目、调查员和调查方式等方面应相同,必要时可以采用盲法。如果为多个单位协作研究,应使用统一的调查表,调查员统一培训,有关的重要实验室检查或特殊检查项目在方法、仪器、试剂等方面也要一致,最好由一个中心单位负责检查或复查核实。

4）数据整理与分析:病例对照研究的目的就是通过对病例组和对照组之间各种可疑因素的暴露情况进行比较,从而判断哪种或哪些暴露因素与所研究疾病有联系及其联系强度的大小。

通常将研究数据归纳为四格表,见表 12-2。

通过显著性检验,判断病例组与对照组有暴露史的比例之间的差异是否有统计学意义,X^2 检验是最常用的检验方法。

表 12-2　病例对照研究资料整理表

暴露	病例	对照	合计
有	a	b	$a+b$
无	c	d	$c+d$
合计	$a+c$	$b+d$	$a+b+c+d$

计算暴露与疾病的关联强度：病例对照研究一般无暴露组和非暴露组的观察人数，故不能计算发病率或死亡率，也就不能直接计算相对危险度。只能计算比值比来估计相对危险度的大小，估计暴露因素与疾病的关联强度。比值比是指病例组的暴露比与对照组的暴露比之间的比值。

$$病例组的暴露比=\frac{a}{a+c}\div\frac{c}{a+c}=\frac{a}{c}$$

$$对照组的暴露比=\frac{b}{b+d}\div\frac{d}{b+d}=\frac{b}{d}$$

$$OR=\frac{a}{c}\div\frac{b}{d}=\frac{ad}{bc}$$

OR 值的意义：OR 值是两个概率的比值。当 OR＝1 时，表示暴露与疾病无关联；当 OR>1 时，说明暴露使疾病发生的危险度增加，称为正关联，该暴露是疾病的危险因素；当 OR<1 时，说明暴露使疾病发生的危险度减小，称为负关联，即暴露因素对人体有保护作用。OR 值不同数值范围表明不同程度的危险性，见表 12-3。

表 12-3　OR 数值范围对暴露与疾病关联的意义

OR 值范围	意义
0～0.3	高度有益
0.4～0.5	中度有益
0.6～0.8	微弱有益
0.9～1.1	无影响
1.2～1.6	微弱有害
1.7～2.5	中度有害
≥2.6	高度有害

案例 12-3

Doll 和 Hill 在 1950 年报告的吸烟与肺癌关系的病例对照研究结果见表 12-4。

表 12-4　吸烟与肺癌的成组病例对照研究资料整理表

吸烟史	肺癌患者	对照组	合计
有	688	650	1338
无	21	59	80
合计	709	709	1418

χ^2 检验：

$$\chi^2=\frac{(688\times59-650\times21)^2\times1418}{(688+650)\times(21+9)\times(688+21)\times(650+59)}=19.13$$

查 χ^2 界值表，得 $P<0.001$，说明两组暴露比的差异有统计学意义。

计算比值比 OR：

$$OR=\frac{688\times59}{650\times21}=2.97$$

OR 值为 2.97，说明吸烟这种暴露因素与肺癌之间有强的正关联，即吸烟的人群中肺癌的发病率高。

（5）病例对照研究的优点：①适用于罕见病的研究；②研究时间短，节省人力、物力、财力，容易得出结论；③在一次研究中可以同时调查多个因素与疾病的联系，可以广泛探索病因。

（6）病例对照研究的缺点：①不适用于对人群中暴露比例很低的因素进行研究；②获取既往的暴露信息是通过回忆得到的，难以避免回忆偏倚；③病例常不能代表全部病例，对照也不能代表所属的人群，容易产生选择偏倚；④不能计算发病率，因此不能直接分析相对危险度，不能直接估计某因素与某疾病的因果关系。

考点：病例对照研究概念、优缺点及 OR 值的意义

2. 队列研究

案例 12-4

为了验证吸烟与肺癌之间的因果关系，Doll 和 Hill 于 1951～1976 年间函访了 59 600 位医生，要求提供他们吸烟的详情，得到了 40 701 位医生的满意答复，在观察期中进行了多次阶段小结（1954、1956、1964、1976）。得到的数据显示吸烟者的肺癌死亡率为 0.9‰，不吸烟者为 0.07‰，每天吸烟量在 35 支以上者，肺癌死亡率则高达 3.15‰。

问题：

1. 吸烟者的肺癌死亡率是不吸烟者肺癌死亡率的多少倍？
2. 这个结果能证实吸烟是导致肺癌病死率升高的主要原因吗？

（1）概念：队列研究是选定暴露及未暴露于某因素的两种人群，追踪其各自的发病结局，比较两者发病结局的差异，从而判定暴露因子与发病有无因果联系及关联强度大小的一种观察研究方法（图 12-2）。

所谓队列是指具有共同经历、共同暴露某一因素或共同具有某一特征的人群。

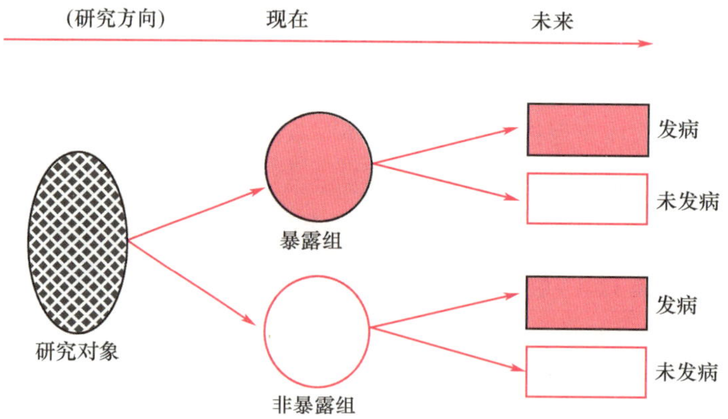

图 12-2　队列研究示意图

（2）特点：①属于观察法，暴露不是人为给予的，而是客观存在；②设立对照组，对照组可与暴露组来自同一人群，也可来自不同的人群；③研究方向由"因"及"果"，在探索暴露因素与疾病的先后关系上先确知其因，再纵向前瞻观察其果；④能确证暴露与疾病的因果关系，由于观察能确实知道暴露在先，疾病发生在后，故从时间关系上符合因果联系的一般规律。

（3）队列研究的用途：①检验病因假设，队列研究的目的是检验某种暴露因素对某种疾病发病率或死亡率的影响，同时也观察暴露因素对人群的多方面影响；②描述疾病的自然史，队列研究从人群的健康状态开始进行观察，可以全面了解疾病的自然史。

（4）队列研究的设计与实施

1）研究对象的选择：①职业人群常为队列研究的首选对象，在某些职业中常存在特殊暴露因子，它可导致职业人群中某些疾病的发病率或死亡率比一般人群高得多，便于证实暴露因素与疾病的关联；②特殊暴露人群，如选择接受过放射线治疗的人，以研究射线与白血病的关系；③一般人群，即某地区的全体人群；④有组织的人群团体，可看作是一般人群的特殊形式，选择这样的人群主要是利用其组织系统，便于更有效地收集随访资料。

选择对照人群常用形式有下列四种：①内对照，选择一个研究人群，确定具备暴露因素者成为暴

露组，其余不具备暴露因素的人群便可作为非暴露组或对照组。即在选定的一群研究对象内部既包含了暴露组，又包含了对照组，无需到另外的人群中寻找对照组。②特设对照，当选择职业人群或特殊暴露人群作为暴露人群时，往往不能从这些人群中选出对照，而常需在该人群之外去寻找对照。例如，以制鞋厂工人为研究苯致病作用的暴露对象时，可以选择不接触苯的纱厂工人作为外对照。③总人口对照，利用现有的发病或死亡统计资料，以整个地区的全人口为对照。④多重对照，即用上述两种或两种以上的形式同时作为对照，以减少只用一种对照所带来的偏倚，增强结果的可靠性。

2）影响样本含量的因素：队列研究所需要的样本量往往比病例对照研究的样本量要大得多。队列研究中所需样本量取决于四个因素：①一般人群中所研究疾病的发病率水平；②暴露组和对照组发病率的差别；③检验的显著性水平；④把握度（$1-\beta$）的大小。

3）基础资料的收集：队列研究开始时，应对研究对象进行全面调查，剔除其中已患有疑似研究疾病的患者，同时确定每个成员的暴露状况。还要收集与患病危险有关系的其他暴露的数据，以便分析这些暴露对疾病可能产生的影响。

4）追踪观察：尽可能做到暴露组与对照组全体成员完成追踪观察的全过程，得到各成员的结局。随访的方法有访问、定期医学检查、查阅病历、死亡登记、疾病报告等，可根据结局的性质选用。随访期限的长短，必须根据疾病的自然史、疾病的潜伏期及已暴露时间来确定。

5）队列研究资料的分析：队列研究结束时，一般应先做描述性分析。将研究对象的组成、随访的经过、时间长短、结局的发生和失访的情况等做出描述。按年龄、性别、时间分别计算各研究组在随访期间疾病的发病率和死亡率，然后比较暴露组与非暴露组的差别。

队列研究主要计算暴露组与非暴露组的发病率或死亡率，对其差别进行显著性检验，以确定暴露因素与发病有无联系，并分析其联系强度。其资料整理，可按表 12-5 的形式进行。

表 12-5　队列研究资料归纳表

	发病数	未发病数	合计	发病率
暴露组	a	b	$a+b$	$a/(a+b)$
非暴露组	c	d	$c+d$	$c/(c+d)$
合计	$a+c$	$b+d$	$a+b+c+d$	

$$\text{累积发病率(CI)}=\frac{\text{观察期间发病人数}}{\text{观察开始时队列人数}}\times 10\text{万}\div 10\text{万}$$

显著性检验：判断暴露组与对照组的发病率的差异是否有统计学意义，检验方法常采用χ^2检验。

评价关联强度的指标常用相对危险度（RR）。

$$RR=\frac{\text{暴露组发病率（死亡率）}}{\text{非暴露组发病率（死亡率）}}=\frac{\frac{a}{a+b}}{\frac{c}{c+d}}$$

相对危险度的含义是指暴露组的发病率或死亡率与非暴露组的发病率或死亡率之比。RR>1，说明暴露因素与疾病有正关联；RR＝1，说明暴露因素与疾病无关联；RR<1，说明暴露因素与疾病有负关联。RR 的具体取值范围与关联强度之间的意义与 OR 值基本相似，可参考表 12-3。

此外，还可以计算归因危险度（AR），也叫特异危险度，是指暴露组发病率（或死亡率）与非暴露组发病率（或死亡率）之差，表示发病危险特异地归因于暴露因素的程度。

（5）队列研究的优点：①可计算暴露组、非暴露组的发病率或死亡率，可直接计算相对危险度；②由于研究的方向是由因及果，故可以得出因果联系的结论；③可以了解一种暴露与多种疾病结局的关系；④暴露因素可以分等级，便于计算“剂量-反应关系”；⑤由于研究对象的暴露状态是在研究开始时由研究者观察或通过完整的记录、档案收集获得的,因此受回忆偏倚的影响较小,所获资料较可靠。

(6) 队列研究的缺点:①不适用于对发病率很低的疾病进行病因研究;②同病例对照研究相比需要较长的研究时间和较多的人力、物力;③由于观察时间长,易产生失访;④研究的设计、资料收集和分析较复杂。

考点:队列研究的概念、优缺点及 RR 值的意义

(三) 实验性研究

实验性研究是将研究对象随机分组并分别给予不同的处理措施,观察并比较各种处理措施的效果。根据不同研究目的和研究对象等特点,通常把流行病学实验研究分为临床试验、现场试验和社区试验三类。本节主要介绍临床试验。

1. 实验性研究的基本原则　流行病学实验研究的对象是人群,所以首先必须遵循人道主义和医德原则,必须保证研究设计在科学上的合理性,保证研究结果真实、可靠,否则可能导致严重的后果。在研究过程中必须遵循一些基本的指导原则。这些原则有:对照、随机、重复、盲法。

(1) 对照原则:在实验研究中合理地设置对照,可以科学地评价实验效果,排除非处理因素对实验效果的影响。要求实验组和对照组在一些可能影响实验效应的非处理因素上保持均衡,才能正确判断所观察到的实验效应中有多少可以归因于研究因素。对照的类型有多种,研究者可以根据研究目的和内容选择适当的对照类型。实验研究中常用的对照有下列几种:①空白对照,即对照组不施加任何处理措施;②安慰剂对照,即对照组使用安慰剂,临床药物试验和疫苗效果评价常采用这种对照形式;③实验对照,即对照组施加与实验组类似的某种实验措施;④标准对照即以标准的或常规的处理措施作为对照措施,或以标准值作为参照标准。

(2) 随机化原则:是指总体中每一个观察单位都具有同等机会被抽取或被分配到各个组内。随机不等于随意,更不能认为是随便。随机选择研究对象是为了保证样本对总体的代表性,使研究结果可以外推到目标人群。用随机化原则进行抽样、分组和决定试验顺序。

(3) 重复原则:是指病因、诊断、疗效、预后的研究结果,他人在相同条件下能重复出来。重复是消除实验研究中非处理因素影响的重要手段。良好的重复性说明研究结果的可靠性。在实验设计中必须根据所研究现象在个体间的变异大小,预期实验组和对照组的效应差别,以及研究者对研究结果准确性、可靠性的要求等科学地估计样本量,同时,还要考虑现有的人力、物力条件及对研究时间的要求。

(4) 盲法原则:是指根据实验研究的需要,受试对象和对试验效果评价人员两者中,有一个或两个不知道受试对象接受的是什么处理。在实验研究中,研究者或研究对象的主观因素常常会对实验效应判断产生影响,为减少这种主观因素导致的信息偏倚,实验过程中应采用盲法收集资料,特别是在以主观或半客观指标作为效应指标的实验研究中有必要采用盲法。常用的方法有:①单盲,即受试对象不知道自己接受的是什么处理,但研究人员知道;②双盲,即研究者和研究对象都不知道每个对象被分配到哪个组中,可以消除由此双方主观因素引起的偏倚;③三盲,即不但研究者和研究对象不知道分组情况,而且连监督收集资料者和分析资料者也不了解分组情况,可避免来自各方面的偏性。

2. 实验性研究的内容　包括实验设计、实验资料的收集与分析、结果评价三个主要部分。

(1) 实验设计的原则与步骤:实验设计包括实验研究的总体计划和具体实施方案。具体包括:①拟定实验计划;②确定研究人群;③样本量的估计;④研究对象的随机分组。

(2) 实验资料的收集与分析:实验资料的收集与分析是流行病学实验研究的重要阶段,为保证资料的真实性,应尽可能防止偏倚的发生。

偏倚是指在流行病学研究中由样本人群所获得的结果偏离目标人群中真实值的情况。偏倚属于系统误差,要尽可能避免。偏倚既可来自研究对象,也可来自研究者。在收集和分析资料的过程中,还存在由于排除及退出而引起的偏倚。

（3）实验性研究的结果评价：实验效果的大小，可以用以下几个评价指标。

$$有效率=\frac{治疗有效例数}{治疗的总例数}\times100\%$$

$$治愈率=\frac{治愈人数}{治疗人数}\times100\%$$

$$(n\text{ 年})生存率=\frac{n\text{ 年存活的病例数}}{随访满\ n\text{ 年的病例数}}\times100\%$$

$$保护率=\frac{对照组发病(死亡)率-实验组发病(死亡)率}{对照组发病(死亡)率}\times100\%$$

$$效果指数=\frac{对照组发病(死亡)率}{实验组发病(死亡)率}\times100\%$$

3. 实验性研究应注意的问题

（1）实验现场的确定：选择某病的高发区作为实验研究的现场，可以比较容易得到干预措施的效果，缩短研究周期。

（2）预实验：在进行正式实验之前，应先在小范围人群中做预实验，对实验设计方案的可行性进行检验，及早发现问题并完善设计方案。

（3）依从性：指研究对象对所施加的干预或治疗措施接受和执行的程度。依从性是影响实验结果的重要因素，在流行病学实验研究中要努力提高研究对象的依从性。

（4）医德：流行病学实验研究的对象是人群，因而在实验过程中必须严格遵循道德准则。要尽可能使研究对象从实验过程中受益，所采取的实验措施在原则上不能增加患者的痛苦或有损健康。研究对象有知情权，必要时要获得研究对象的书面同意。临床试验中，不能因为实验研究而忽视了对患者的治疗，要将研究工作和对患者的治疗同步进行。

（5）安慰剂的使用：在临床试验和评价疫苗效果的现场实验中，应尽可能采用安慰剂作对照，以减少非处理因素对研究结果的影响。但在临床试验中，如果使用安慰剂有可能延误患者的治疗时，则不能以安慰剂作为对照措施。

（6）数据整理分析：在进行结果分析前应首先对各组间在非处理因素上的一致性及实验数据的真实性、可靠性进行评价，排除偏倚对研究结果的影响。研究结果必须经过统计学处理后才能下结论。

考点：实验性研究的基本原则

第 2 节　疾病流行强度及流行病学常用描述指标

案例 12-5

1982 年 7 月 1 日，某远洋客轮上发生一起军团病暴发，当时船上载有 400 名乘客、50 名船员。7 月份第 1 周中，船上有 40 人发生军团病，其中一半很快死亡。随后的 1 周内又有 10 人发病，但无死亡。

问题：

1. 7 月 1 日至 7 月 7 日的军团病发病率？
2. 7 月 14 日的军团病患病率？
3. 7 月 1 日至 7 月 14 日的军团病死亡率？
4. 7 月 1 日至 7 月 14 日的军团病病死率？

一、疾病的流行强度

疾病的流行强度是指某种疾病在某地区一定时期内发病数量的变化及病例间的联系强度特征。

描述疾病流行强度的常用术语有散发、流行、大流行、暴发。

（一）散发

散发是指某病在一定地区的发病率呈历年来的一般水平，病例在人群中散在地发生，而且病例在发病时间及地点上无明显的联系。历年来的发病率水平通常以当地前3年该病的发病率水平作为参考，未明显超过既往的一般水平时，即可称为散发。

（二）流行

流行是指某病在某地区发病率显著超过该病散发的发病率水平。一般可以达到散发的发病率水平的3~10倍。流行是相对于散发水平而言的，不同的疾病在不同时间和不同地点，其流行的实际发病率水平可以有很大差别。

（三）大流行

当某病的发病率大幅度超过在该地一定历史条件下的流行水平，疾病迅速蔓延超越省界、国界甚至洲界时，称为大流行。其特点是传播迅速、波及范围广，如流行性感冒的全球性大流行。

（四）暴发

在局部的小范围人群或某个集体单位中，在短时间内突然出现大量症状相似的病例，这种现象称为暴发。其特点是情况发生的突然性，罹患率高。例如，某学校食堂发生食物中毒。

考点：散发、流行、大流行和暴发的定义

二、流行病学常用的测量指标

（一）疾病频率的测量

1. 发病率　指一定时期内某人群中某病新病例出现的频率。

$$发病率=\frac{某人群某时期内某病新发病例数}{该人群同期暴露人口数}\times k$$

（k=100%、1000‰、100 000/10万）

计算发病率一般以年为时间单位，也可以根据研究目的与病种选择时间单位。应用时要注意：分子是一定时期内的新发病例数，若在观察期间某观察对象独立的多次发病，应按次数计为多个新发病例数；理论上只有存在发病风险的人群才作为分母，实际应用中常把该人群某时期内的平均人口数作为分母。

2. 罹患率　指小范围人群短时间内某病新病例出现的频率。

$$罹患率=\frac{观察期间内的新发病例数}{同期暴露人口数}\times k$$

（k=100%、1000‰）

计算罹患率一般以日、周、旬、月或一个流行期为时间单位。应用时要注意：罹患率与发病率的主要区别是观察范围小、时间短。其适用于局部地区疾病的暴发如食物中毒、职业中毒等，描述疾病的流行强度及为探索病因提供依据。

3. 患病率　指在某特定时间某病患者（包括新病例和旧病例）在特定人群中所占的比例。患病率可按观察时间的不同分为时点患病率和期间患病率。

$$时点患病率=\frac{某时点某人群中某病新旧病例数}{该时点人口数}\times k$$

$$期间患病率=\frac{某观察期间某人群中某病新旧病例数}{同期平均人口数}\times k$$

（k=100%、1000‰、10 000/万、100 000/10万）

患病率一般用于描述病程较长的慢性病流行的频率，对于病程短的疾病不适用。应用时要注意：

时点患病率的观察时间一般不应超过 1 个月；时期患病率的时间范围较长，但不能超过 1 年；在对不同地区患病率进行比较时，应考虑年龄、性别等因素构成不同造成的影响，必须对率进行标准化处理。

4. 感染率　指某时期内所检查的人群中某病现有感染者所占的比例。

$$感染率=\frac{检查发现的阳性人数}{受检总人数}\times 100\%$$

感染率的性质与患病率相似，可以通过病原学检查或血清学方法检出感染者，常用于评价某些传染病的流行情况和防治工作的效果，预测某传染病的流行趋势。

链接：发病率与患病率的关系

发病率和患病率之间是有联系的。患病率取决于发病率和病程。患病率的变化反映出发病率的变化或疾病结果的变化或两者兼有。患病率水平（所有病例）随着发病率（新病例）增高而增高，并随着疾病恢复的加速或死亡的加速而下降。当某地某病的发病率和病程在相当长的期间内保持稳定时，则患病率、发病率和病程三者之间存在下述关系：患病率＝发病率×病程。

（二）死亡频率的测量指标

1. 死亡率　指在一定时期（通常是 1 年）内某人群中因各种原因死亡的频率。

$$死亡率=\frac{一定期间内某人群的死亡总人数}{同期平均人口数}\times k$$

（k＝100%、1000‰、10 000/万、100 000/10 万）

死亡率是测量某人群死亡危险最常用的指标，反映人群的实际死亡水平，是衡量一个地区的居民健康状况和卫生保健工作水平的重要指标。

2. 病死率　指一定时期内患某病的人群中因该病死亡的频率。

$$病死率=\frac{某时期因某病死亡的人数}{同期患该病的患者数}\times 100\%$$

病死率多用于急性病，较少用于慢性病。它可表明疾病的严重程度，也反映了当地医疗机构对该病的诊疗水平。

3. 生存率　指接受某治疗的患者或患某病的人群中，经若干年随访后，尚存活的患者所占的比例。

$$(n\ 年)生存率=\frac{随访满\ n\ 年尚存活的病例数}{随访满\ n\ 年的病例数}\times 100\%$$

生存率一般用于研究慢性疾病如肿瘤、心脑血管疾病等的严重程度和远期疗效的评价。随访时间通常以 1、3、5、10 年为标准。

考点：发病率和患病率的定义及区别

小结

本章主要介绍了流行病学的基本概念、疾病的分布规律和描述指标及流行病学常用的研究方法。采用科学的调查方法准确地反映疾病的分布规律，对于预防和控制疾病的流行具有重要的意义。病例对照研究和队列研究是常用的分析性研究方法，可以对探索病因和验证病因假说提供科学的依据。通过流行病学基础知识的学习，对于实现由关心个体患者到关心群体健康的转变，提高观察、理解、解决健康问题的层次具有重要的意义。

自　测　题

一、名次解释

1. 疾病的“三间”分布　2. 普查　3. 抽样调查

4. 流行　5. 暴发　6. 发病率　7. 患病率

二、填空题

1. 疾病的“三间”分布是指疾病在________、________、________的发生频率和分布特征。

2. 疾病的时间分布主要表现形式有：________、________、________、________。
3. 按设计类型进行分类，流行病学常用研究方法可分为________、________、________和________四类。
4. 流行病学常用的抽样方法有________、________、________、________和________。
5. 流行病学实验研究分为________、________和________三类。
6. 流行病学实验研究的原则有________、________、________、________。
7. 描述疾病流行强度的常用术语有________、________、________、________。

三、选择题（A_1 型题）

1. 流行病学研究的对象是（　　）
   A. 疾病　B. 患者
   C. 健康人　D. 人群
   E. 亚临床型患者
2. 疾病的“三间”分布是指（　　）
   A. 年龄、季节、地区分布
   B. 时间、地区、人群分布
   C. 病因、宿主、环境分布
   D. 年龄、季节、职业分布
   E. 职业、性别、地区分布
3. 下列哪项与时间分布特征无关（　　）
   A. 短期波动　B. 季节性
   C. 周期性　D. 长期变异
   E. 年龄分布
4. 现况调查主要分析指标是（　　）
   A. 发病率　B. 病死率
   C. 死亡率　D. 患病率
   E. 罹患率
5. 常用的抽样方法不包括（　　）
   A. 单纯随机抽样　B. 系统抽样
   C. 分层抽样　D. 整群抽样
   E. 随意抽样
6. 为研究胃溃疡病与饮酒的关系，某大夫调查了 100 名胃溃疡患者的饮酒史和 100 名健康人的饮酒史，这属于（　　）
   A. 群组研究　B. 病例对照研究
   C. 实验性研究　D. 现况研究
   E. 抽样调查
7. 以下哪项不属于病例对照研究的优点（　　）
   A. 适用于罕见病的研究
   B. 研究时间短
   C. 可以证实暴露与疾病之间的因果关系
   D. 节省人力、物力、财力，容易得出结论
   E. 可以同时调查多个因素与疾病的联系，广泛探索病因
8. 在病例对照研究中（　　）
   A. 不能计算相对危险度
   B. 不能计算特异危险度
   C. 只能计算比值比来估计相对危险度
   D. 既可计算相对危险度，又可计算归因危险度
   E. 以上都不是
9. 进行某种疾病的队列研究最初选择的队列是（　　）
   A. 已患该病的患者
   B. 未患该病的患者
   C. 具有病因因素的人
   D. 不具有病因因素的人
   E. 具有该病家族史的人
10. 某种新疗法可延长寿命，但不能治愈疾病，可能会出现（　　）
    A. 该病发病率将增加
    B. 该病发病率将减少
    C. 该病患病率将增加
    D. 该病患病率将减少
    E. 该病发病率和患病率都减少
11. 对某地 40 万人进行某病普查，共查出病例 80 人，因此得出（　　）
    A. 某地某病发病率为 20/10 万
    B. 某地某病患病率为 20/10 万
    C. 某地某病罹患率为 20/10 万
    D. 某地某病病死率为 20/10 万
    E. 以上都不是
12. 2012 年某乡流行性脑脊髓膜炎发病率为 1.5 /万，历年该乡该病年发病率为（1.2～1.7）/万，判断此流行形式为（　　）
    A. 流行　B. 大流行
    C. 暴发　D. 散发
    E. 短期波动

四、简答题

1. 病例对照研究的优点有哪些？
2. 队列研究的优点是什么？
3. RR 值指的是什么？有什么意义？

（田利杰）

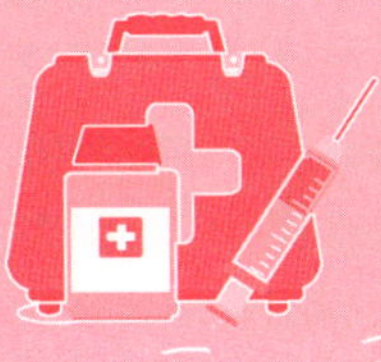

第 13 章 常用医学统计方法

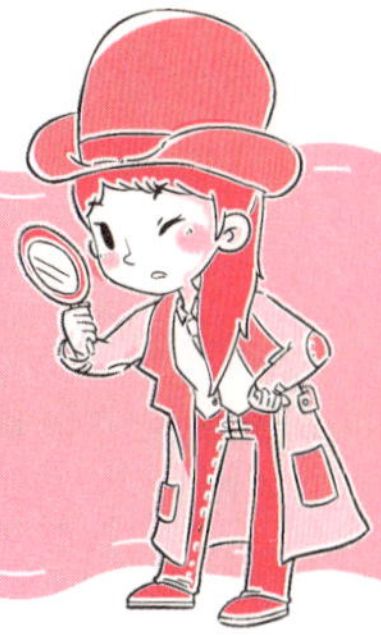

引言：医学统计学是运用统计学的基本原理和方法，研究医学领域中数据的收集、整理和分析的应用科学，是医学生应该掌握的基本技能和方法。医学统计学方法可指导人们在科研活动中进行周密的设计、收集真实的数据、正确地归纳分析与推理，帮助我们科学地认识客观事物，阐明事物固有的规律，为防治疾病、促进健康提供科学依据。

第 1 节　概　　述

一、基本概念

（一）总体与样本

1. 总体　是根据研究目的而确定的性质相同的观察单位的全体，即同质的所有观察单位中某种观察值（变量值）的集合。统计学中的观察单位可以是一个样品、一个人、一个家庭、一个地区等，如调查某市 2014 年正常成年男性红细胞数，该地成年男性为研究对象，每个人是观察单位，每人测得的红细胞数是变量值，则该地 2014 年全部正常成年男性的红细胞数就构成一个总体。总体可分为有限总体和无限总体，上例中总体包括的观察单位有明确的时间和空间范围，这类总体称为有限总体；有时总体没有具体的时间和空间范围限制，如研究用某药治疗某种疾病患者的疗效，这类总体则称为无限总体。在医学研究中，多数的总体是无限总体。

2. 样本　医学研究的总体多数是无限总体，直接研究总体常常是不可能的，有时即使可能，也没有必要。所以多数情况采用抽样研究，从总体中随机抽取部分有代表性的观察单位，这些观察单位即构成一个样本，通过样本的结果来推断总体的特征。如上例中，可从某地 2014 年正常成年男性中随机抽取 200 人，测得的红细胞数组成样本。

（二）同质与变异

1. 同质　是指被研究指标的影响因素相同，如要研究某地某年龄儿童正常生长发育情况，则规定的同地区、同民族、同年龄、同性别、健康等因素即为同质。而实际上在人群健康的研究中，对观察指标有影响的因素是很难控制的，有些甚至是未知的。统计学中所说的同质多指对观察指标影响较大、可控制的主要因素尽可能相同。

2. 变异　是指在自然状态下，个体测量结果之间的差异。即使从规定同质的总体中搜集的变量值，表现在个体之间也是有差异的。例如，上例中同地区、同民族、同年龄、同性别、健康儿童的身高和体重并不完全相同。变异是生物体内、外环境中多种因素综合作用的结果。医学统计学正是处理这些数据变异的科学。

（三）概率

概率是反映在一定条件下发生某一现象可能性大小的度量，常用 P 表示。概率值用小数或百分数表示，范围在 0~1，即 $0 \leqslant P \leqslant 1$。某随机事件发生的可能性越大，其概率 P 就越接近 1；反之，某随机事件发生的可能性越小，其概率 P 则越接近 0。在医学研究中，常将 $P \leqslant 0.05$ 或 $P \leqslant 0.01$ 的事件称为小概率事件。小概率事件表示在大量重复性试验中，某现象发生的可能性很小，在实际的研究中可认为不会发生。

考点：统计学中的基本概念

二、医学统计的意义和内容

医学统计是将统计学理论与方法应用在医学研究中，即运用概率论、数理统计的基本原理与方法，进行医学科研设计和资料的搜集、整理、分析、推断。目前，医学统计广泛应用于基础医学、临床医学、预防医学、药学等医学的各个领域之中。应用医学统计学有助于我们结合专业知识和具体要求进行医学研究设计、选择统计方法、解释分析结果，从而不断地调整我们对医学现象的认识，科学地揭示数据资料的内在规律。

医学统计的内容非常丰富，主要概括为以下三个方面。

1. 医学研究设计　在医学研究中制订各种设计方案及抽样方案。例如，临床试验设计、实验室研究设计、现场调查设计等。

2. 医用统计方法　主要包括各指标的计算、分析结果的表达、参数估计、假设检验及研究指标的关系分析等。

3. 医学统计软件的应用与分析　统计分析工作大多数都可以在计算机上选用某种统计软件来完成。目前市场上常用的统计软件包有 SPSS 和 SAS 等。

第 2 节　统计工作的基本步骤

统计工作包括四个基本步骤，即设计、收集资料、整理资料、分析资料。虽然人为的分为四个步骤，但它们是相互联系、不可分割的整体。缺少或忽视任何一个环节，都会影响整个研究的结果。

一、设　计

设计是影响研究能否成功的关键环节，是开展研究工作的前提和依据，是提高观察或实验质量的重要保障。设计的内容即包括资料收集、整理和分析全过程的设想和规划。首先明确研究目的，根据目的确定研究对象、抽样方法、样本含量、研究内容、问卷设计、统计指标、分析方法、质量控制、预期结果、经费预算、人员安排、进度等。设计时需统筹安排，力求以较少的人力、物力、时间取得较好的实验效果。

二、收集资料

收集资料是根据研究目的、设计的要求获得准确可靠的资料，是统计工作的前提和基础。统计资料主要来源有：①统计报表，如职业病报表、法定传染病报表、出生死亡报表、医院工作报表等，统计报表统一设计，要求根据国家规定的报告制度由各级医疗卫生机构定期逐级上报，提供完整、准确、及时的资料。②经常性工作记录，如住院病历、健康检查记录、卫生监测记录等。③专题调查或实验研究，是根据研究目的收集的资料。收集的资料要准确、完整、及时，要有足够的数量，且要注意资料的代表性和可比性。若原始资料不完整或不准确，即便有先进的整理和分析方法，也会影响分析结果的准确性。

三、整理资料

整理资料就是把收集到的原始资料系统化和条理化，以便进一步计算统计指标和深入分析的过程。整理资料包括原始数据的检查与核对、数据的分组设计和归纳汇总两步。如发现原始资料有问题，必须及时补充、修正。再根据调查目的和资料性质分两组：①质量分组，是指将观察单位按性质、类别或属性分组，如按性别、职业、病种等分组；②数量分组，是将观察单位按数值大小分组，如按年龄的大小、药物剂量的大小等分组。

四、分析资料

分析资料，是根据研究目的、资料特征等，对整理后的数据选择正确的统计方法进行分析，结合专业知识，作出科学合理的解释。分析资料统计包括统计描述和统计推断两部分：①统计推断包括怎样从样本信息推断总体特征，以及怎样利用统计指标对不同资料进行比较分析等；②统计推断是指在一定的可信程度下由样本信息推断总体特征。

考点：统计工作的基本步骤

第 3 节　资料的分类与常用统计指标

案例 13-1

有三组 11 岁女孩体重（kg）数据资料如下，A 组为 26、28、30、32、34；B 组为 24、27、30、33、36；C 组为 26、29、30、31、34。

问题：

1. 三组数据的分布特征是否相同？
2. 试计算三组数据的集中趋势指标和离散趋势指标。

一、统计资料的分类

统计资料一般可以分为三种类型：计量资料、计数资料和等级资料。不同的资料需选用不同的统计方法进行分析处理。

（一）计量资料

计量资料又称数值变量资料或定量资料，指用定量的方法测定观察单位某项指标的大小而获得的资料。计量资料观察值是定量的，表现为数值的大小，一般有度量衡单位，如身高（cm）、体重（kg）、脉搏（次/分）、血红蛋白（g/L）等。

（二）计数资料

计数资料又称分类变量资料或定性资料，是将观察单位按某种属性或类别分组后，清点各组的观察单位数而得到的资料。计数资料观察值是定性的，表现为不同的属性或类别，如观察某人群的血型分布，观察单位按 A 型、B 型、O 型、AB 型分为互不相容的四组；又如观察某药治疗某病患者的疗效，观察单位按治愈、未治愈分为互不相容的两组等。

（三）等级资料

等级资料又称有序分类变量资料或半定量资料，是将观察单位按某种属性的不同程度分组计数所得到的资料。等级资料的变量值是半定量的，表现为等级大小或属性程度，如观察某人群某血清反应，观察单位按反应强度，结果分为-、±、+、++、+++、++++六个等级；又如观察临床治疗效果可分为治愈、显效、好转、无效四个等级等。

在实际工作中，资料的类型是根据研究的目的而确定的，计量资料、计数资料、等级资料可以根据需要相互转化。例如，观察某地健康成年男性的血红蛋白（g/L）情况，以人为单位，得到的血红蛋白值资料为计量资料；将得到的血红蛋白值分为正常与异常两类，为计数资料；将得到的血红蛋白值按贫血的诊断标准分为重度贫血、中度贫血、轻度贫血、正常、血红蛋白增高，得到的资料则为等级资料。

二、计量资料的常用统计指标

（一）频数分布表与频数分布图

当计量资料中变量值个数较多时，可将资料整理成简单的频数分布表或频数分布图，用于揭示资料的分布类型及分布特征。

1. 频数分布表的编制

例 13-1　2012 年某中学 120 名 13 岁男学生身高（cm）如下，试编制频数分布表。

168. 1	165. 5	171. 8	164. 3	168. 7	177. 8	162. 5	167. 8	169. 8	162. 5
169. 5	171. 6	165. 1	166. 5	169. 4	161. 3	164. 5	165. 2	167. 3	165. 4
164. 6	169. 1	172. 7	165. 3	157. 5	166. 8	164. 5	155. 1	167. 1	163. 1
174. 8	163. 2	166. 4	164. 7	177. 7	162. 1	159. 8	167. 7	166. 1	168. 9
168. 8	161. 6	171. 7	168. 4	163. 6	169. 4	168. 5	170. 6	165. 5	170. 4
157. 1	171. 3	162. 5	161. 4	178. 4	167. 8	170. 8	169. 2	169. 2	169. 3
170. 4	166. 2	168. 4	167. 8	166. 8	166. 5	166. 3	173. 3	163. 6	167. 6
167. 1	168. 4	167. 9	170. 2	165. 6	165. 5	165. 8	168. 9	165. 4	169. 3
167. 7	165. 9	162. 7	173. 6	170. 8	168. 0	175. 1	170. 4	164. 8	170. 5
166. 5	167. 8	164. 3	169. 7	163. 1	167. 2	171. 4	166. 9	175. 2	167. 3
160. 3	161. 8	172. 7	162. 8	167. 5	163. 6	168. 9	173. 8	165. 2	158. 8
163. 4	167. 5	166. 5	165. 3	169. 5	169. 6	162. 6	167. 8	163. 4	165. 4

（1）计算极差：极差又称全距，是观察值中的最大值与最小值之差，用 R 表示。本例中最大值是 178. 4cm，最小值是 155. 41cm，$R=178.4-155.1=23.3$（cm）。

（2）确定组段数、组距：组段数一般取 10～15 个为宜，以能显示频数分布特征为原则。组距通过极差除以组段数并取整求得，本例组距 $i=23.3/10=2.33$，取整为 2cm。

（3）确定组段：每个组段的起点称为下限，终点称为上限。其中，第一组段要包括最小值，而最后一个组段要包括最大值。每一个组段不包含本组段的上限，其上限为下一组段的下限，但最后一个组段应包括其下限和上限。本例第一组段下限为 154cm，第二个组段下限为 156cm，最后一个组段下限、上限分别是 178cm 和 180cm。

（4）列表：划分组段后，清点各组段内的例数，列出频数分布表见表 13-1。

表 13-1　2012 年某中学 120 名 13 岁男学生身高（cm）频数分布

组段 （1）	频数 f （2）	组中值 X （3）	fX （4）=（2）×（3）	fX^2 （5）=（2）×（3）^{2}
154～	1	155	155	4 025
156～	2	157	4	49 298
158～	2	159	318	50 562
160～	5	161	805	129 605
162～	14	163	2 282	371 966
164～	22	165	3 630	598 950
166～	27	167	4 509	753 003
168～	23	169	3 887	656 903
170～	13	171	2 223	380 133
172～	5	173	865	149 645
174～	32	175	525	91 875
176～	2	177	354	62 658
178～180	1	179	179	32 041
合计	120		$\sum fX=20\,046$	$\sum fX^2=3\,350\,664$

2. 频数分布图　为了更直观地了解频数分布情况，在频数分布表的基础上，绘制频数分布图，例 13-1 中的资料可绘制频数分布图见图 13-1。

3. 频数分布表和频数分布图的用途

（1）描述频数分布的类型：从频数分布图（图 13-1）可看到频数分布的集中趋势和离散趋势两个特征，两者结合起来可以较全面地分析被研究事物的规律。

（2）描述频数分布的特征：频数分布可分为对称分布和偏态分布两种类型，见图 13-2。以频数最多组段为中心，左右两侧大体对称的资料呈对称分布；频数分布最多的组段偏向一侧，则称为偏态分布。前者若按一定规律下降称为正态分布；后者依据高峰所在位置又分为正偏态分布和负偏态分布。

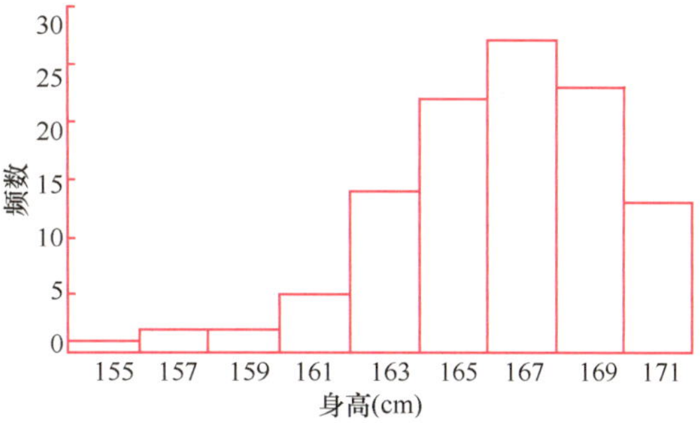

图 13-1　2012 年某中学 120 名 13 岁男学生身高频数分布图

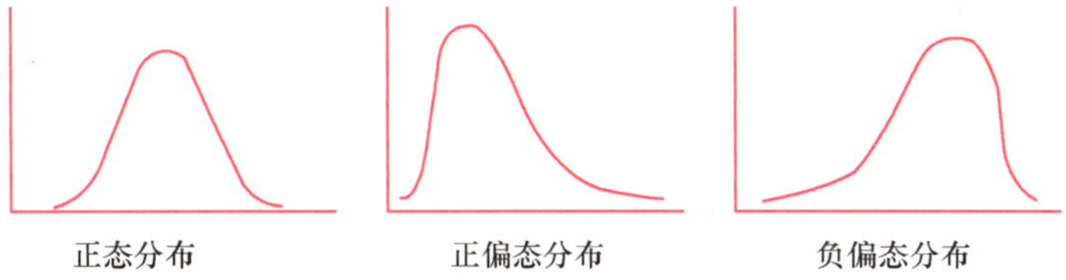

图 13-2　频数分布图类型

（二）集中趋势指标

描述数值计量资料集中趋势（或平均水平）应用最广的一类统计指标是平均数。在医学研究中常用的平均数有算术平均数、几何平均数、中位数。

1. 算术平均数　简称均数，用于描述计量资料的集中趋势或平均水平，是一组观察值之和除以数值个数所得的商。其中，总体均数用希腊字母 μ 表示，样本均数用 $\overline{X}$ 表示。算术平均数适用于正态分布或近似正态分布的计量资料。正常人的生理生化指标如身高、体重、血红蛋白、白细胞数等，都适宜用均数来表达平均水平。算术平均数的计算方法有直接法、加权法。

（1）直接法：当样本含量 n 小于 30 时多选用直接法计算均数。计算公式为：

$$\overline{X} = \frac{X_1 + X_2 + \cdots + X_n}{n} = \frac{\sum X}{n} \tag{13-1}$$

上述公式中，$\overline{X}$ 为样本均数，X_1、X_2、…、X_n 是各变量值，$\sum$ 为求和符号，n 是样本例数。

例 13-2　6 名 10 岁男孩身高（cm）数值分别为 134. 5、129. 2、137. 1、133. 4、130. 6、132. 8，求平均身高。

把上述数据代入公式（13-1），得

$$\overline{X} = \frac{\sum X}{n} = \frac{134.5 + 129.2 + 137.1 + 133.4 + 130.6 + 132.8}{6} = 132.9(\text{cm})$$

（2）加权法：当资料中观察例数 n 较多时，用加权法计算。计算公式为：

$$\overline{X} = \frac{f_1X_1 + f_2X_2 + \cdots + f_kX_k}{f_1 + f_2 + \cdots + f_k} = \frac{\sum fX}{\sum f} \tag{13-2}$$

上述公式中，f_1、f_2、…、f_k 为第 1 组段至第 k 组段的频数（又称权数），X_1、X_2、…、X_k 为第 1 组段至第 k 组段的组中值（本组段下限与下一组段下限的平均值），$\sum fX$ 是各组段内组中值与频数乘积的和，$\sum f = n$（总例数）。加权法计算均数需将计量资料整理成频数分布表。

例 13-3　计算例 13-1 的算数平均数。

将表 13-1 数据代入公式(13-2),得

$$\bar{X}=\frac{\sum fX}{\sum f}=\frac{20\ 046}{120}=167.05(\text{cm})$$

考点:算术平均数的计算方法与适用条件

2. 几何平均数　用 G 表示,是将 n 个观察值 X 相乘后再开 n 次方。适用于变量值经对数转换后呈正态分布的资料,也适用于变量值呈倍数或近似倍数关系的资料,如抗体的平均滴度、药物的平均效价等。计算几何平均数的方法有直接法和加权法。

(1) 直接法:当观察例数 n 小于 30 时可采用直接法计算几何平均数,将变量值 X_1、X_2、…、X_n 乘积开 n 次方,公式为:

$$G=\sqrt[n]{X_1X_2\cdots X_n} \tag{13-3}$$

转换成对数形式计算更为方便,即

$$G=\lg^{-1}\frac{\sum \lg X}{n} \tag{13-4}$$

上式中,$\lg^{-1}$ 是求反对数的符号,$\sum \lg X$ 是各变量值的对数值和,n 为总例数。

例 13-4　实验室有 5 份血清,抗体效价分别为 1∶8、1∶16、1∶32、1∶64、1∶128,求平均抗体效价。

将上述数据的倒数,代入公式(13-4),得

$$G=\lg^{-1}\frac{\lg 8+\lg 16+\lg 32+\lg 64+\lg 128}{5}=32$$

则此 5 份血清抗体平均效价为 1∶32。

(2) 加权法:当观察例数 n 较多时,可编制成频数分布表计算几何均数。计算公式为:

$$G=\lg^{-1}\frac{f_1\times\lg X_1+f_2\times\lg X_2+f_3\times\lg X_3+\cdots+f_k\times\lg X_k}{\sum f}=\lg^{-1}\frac{\sum f\lg X}{\sum f} \tag{13-5}$$

例 13-5　某校 50 名新生接种某种疫苗后,检测抗体滴度结果见表 13-2,求平均滴度。

表 13-2　某校 50 名新生的抗体滴度资料

抗体滴度	人数 f	滴度倒数
1∶10	8	10
1∶20	12	20
1∶40	24	40
1∶80	5	80
1∶160	1	160

将表 13-2 数据代入公式(13-5)得

$$G=\lg^{-1}\left(\frac{8\times\lg 10+12\times\lg 20+24\times\lg 40+5\times\lg 80+1\times\lg 160}{50}\right)=29.90$$

故某校 50 名新生接种某种疫苗后的抗体平均滴度为 1∶29.90。

考点:几何平均数的计算方法与适用条件

3. 中位数与百分位数　把一组观察值从小到大顺序排列,位于中间位置上的那个数值就是中位数,用符号 M 表示。中位数适用于呈明显偏态分布、一端或两端无确定数值、分布情况不清楚的资料。例如,某些传染病的潜伏期、食物中毒的潜伏期、人体某些特殊指标(发汞、尿铅)等资料的集中趋势多用中位数表示。

把一组变量值从小到大排列后分成100等份，每一等份含1%的观察值，位于分割界限上的数值就是百分位数，用P_x表示。常用的百分位数有P_5、P_{25}、P_{75}、P_{95}，而中位数就是P_{50}。百分位数适用于呈偏态分布资料，但若样本含量过小，计算百分位数所得的结果误差较大，应慎用。中位数、百分位数的计算有直接法和频数分布表法。

（1）直接法：样本含量n较小时，可直接计算中位数。将观察值大小顺序排列，计算公式如下：

n为奇数时，
$$M = X_{\frac{n+1}{2}} \tag{13-6}$$

n为偶数时，
$$M = \frac{X_{\frac{n}{2}} + X_{\frac{n}{2}+1}}{2} \tag{13-7}$$

例13-6 7位某传染病患者的潜伏期（天）分别为5、6、8、10、7、9、18，求中位数。

将数据从小到大排列成5、6、7、8、9、10、18，变量值个数为7，是奇数，所以

$$M = X_{\frac{n+1}{2}} = X_{\frac{7+1}{2}} = X_4 = 8（天）$$

则该7位传染病患者潜伏期的中位数为8天。

例13-7 有6名新生儿的身长（cm）分别为54、51、52、54、59、51，求中位数。

将数据从小到大排列成51、51、52、54、54、59，变量值个数为6，是偶数，所以

$$M = \frac{X_{\frac{n}{2}} + X_{\frac{n}{2}+1}}{2} = \frac{X_3 + X_4}{2} = \frac{52 + 54}{2} = 53\ (\mathrm{cm})$$

则该6名新生儿身长的中位数是53cm。

（2）频数分布表法：当观察值个数n较多时，可编制成频数分布表后计算中位数和百分位数。中位数的计算公式为：

$$M = L + \frac{i}{f_M}\left(\frac{n}{2} - \sum f_L\right) \tag{13-8}$$

上式中，L是中位数所在组段的下限值；i是组距；f_M是中位数所在组段的频数；$\sum f_L$是中位数所在组段之前各组段的累计频数；n是总频数。

百分位数的计算公式为：

$$P_x = L + \frac{i}{f_x}(n \times x\% - \sum f_L) \tag{13-9}$$

上式中，P_x是第x位置的百分位数；L是P_x所在组段的下限；i是P_x所在组段的组距；f_x是P_x所在组段的频数；$\sum f_L$是P_x所在组段之前各组段的累计频数；n是总频数。

例13-8 某医师调查了160例食物中毒患者的潜伏期（小时），结果见表13-3，试计算中位数及P_{25}、P_{75}百分位数。

表13-3 160例食物中毒患者潜伏期（小时）资料

潜伏期（小时）	频数f	累计频数
0～	20	20
12～	64	84
24～	32	116
36～	18	134
48～	14	148
60～	6	154
72～	3	157
72～84	3	160
合计	160	

由表 13-3 可以看出，该资料呈正偏态分布。中位数所在的组段（即累计频数 50% 所在的组段）为"12~"，则 $L=12$，$i=12$，$f_M=64$，$n=160$，$\sum f_L=20$，分别代入公式（13-8），得

$$M=12+\frac{12}{64}\times\left(\frac{160}{2}-20\right)=23.25\ (\text{小时})$$

按公式（13-9）可计算出 P_{25}、P_{75} 百分位数。

$$P_{25}=12+\frac{12}{64}\times(160\times25\%-20)=15.75\ (\text{小时})$$

$$P_{75}=36+\frac{12}{18}\times(160\times75\%-116)=38.67\ (\text{小时})$$

所以该食物中毒资料的中位数是 23.25 小时，P_{25} 百分位数是 15.75 小时，P_{75} 百分位数是 38.67 小时。

考点：中位数的计算方法与适用条件

（三）离散趋势指标

变异是同一总体中不同个体之间存在的差异，只有将反映平均水平与变异程度的指标结合起来，才能全面地描述一组计量资料的分布特征。常用于描述离散趋势的指标有：极差、四分位数间距、方差、标准差、变异系数。

考点：描述计量资料集中趋势和离散趋势的指标

1. 极差　在编制频数分布表部分已经接触过，是一组观察值中最大值与最小值之差。由于极差计算简便，广泛用于反映观察值变异程度大小。极差越大，资料越离散，即数据间差异越大。

例 13-9　试观察两组数据的离散情况。A 组：98、99、100、101、102；B 组：80、90、100、110、120。

A 组极差 $R=102-98=4$，B 组极差 $R=120-80=40$。这两组数据的均数都是 100，但分布却不相同，A 组数据较集中，变异度小；B 组数据较分散，变异度大。

考点：极差的计算方法

2. 四分位数间距　用符号 Q 表示，百分位数 P_{75} 称为上四分位数，百分位数 P_{25} 称为下四分位数，四分位数间距是上四分位数与下四分位数之差，即 $Q=P_{75}-P_{25}$。同质资料比较，Q 越大意味着观察值变异越大。

例 13-10　计算例 13-8 中 160 例食物中毒患者的潜伏期（小时）的四分位数间距。

$$Q=P_{75}-P_{25}=38.67-15.75=22.92\ (\text{小时})$$

四分位数间距比极差更稳定，但两者都未考虑资料中每个观察值的离散程度。

3. 标准差　是描述计量资料离散程度（即变异程度）最常用的指标，适用于对称分布资料，特别是正态分布或近似正态分布资料。总体标准差用 σ 表示，样本标准差用 S 表示。常用的标准差计算方法有直接法和加权法。

（1）直接法：当样本例数 n 较少时，可直接计算标准差，样本标准差计算公式为：

$$S=\sqrt{\frac{\sum(X-\overline{X})^2}{n-1}} \tag{13-10}$$

上式中，$X-\overline{X}$ 称为离均差，$\sum(X-\overline{X})^2$ 为离均差平方和，$n-1$ 为自由度。为了使计算更加方便，可根据公式（13-10）推导出公式（13-11）如下：

$$S=\sqrt{\frac{\sum X^2-\frac{(\sum X)^2}{n}}{n-1}} \tag{13-11}$$

上式中，$\sum X^2$ 是各变量值平方的和，$(\sum X)^2$ 是各变量值和的平方，$n-1$ 是自由度。

例 13-11　求例 13-9 中 A、B 两组数据的标准差。

A 组：

$\sum X = 98 + 99 + 100 + 101 + 102 = 500$

$\sum X^2 = 98^2 + 99^2 + 100^2 + 101^2 + 102^2 = 50\ 010$

$n=5$

代入公式(13-11)，得

$$S_A = \sqrt{\frac{\sum X^2 - \frac{(\sum X)^2}{n}}{n-1}} = \sqrt{\frac{50\ 010 - \frac{500^2}{5}}{5-1}} = 1.58$$

B 组：

$\sum X = 80 + 90 + 100 + 110 + 120 = 500$

$\sum X^2 = 80^2 + 90^2 + 100^2 + 110^2 + 120^2 = 51\ 000$

$n=5$

代入公式(13-11)，得

$$S_B = \sqrt{\frac{\sum X^2 - \frac{(\sum X)^2}{n}}{n-1}} = \sqrt{\frac{51\ 000 - \frac{500^2}{5}}{5-1}} = 15.8$$

$S_B > S_A$，说明 B 组数据的变异程度比 A 组大。

（2）加权法：当样本例数 n 较多时，可编制频数分布表后再计算标准差。计算公式为：

$$S = \sqrt{\frac{\sum fX_0{}^2 - \frac{(\sum fX_0)^2}{n}}{n-1}} \tag{13-12}$$

上式中，f 为每个组段的频数，X_0 为每个组段的组中值，n 为样本总数。

例 13-12　求例 13-1 中 2012 年某中学 120 名 13 岁男学生身高(cm)的标准差。

代入公式(13-12)，得

$$S = \sqrt{\frac{3\ 350\ 664 - \frac{20\ 046^2}{120}}{120-1}} = 4.08\ (\text{cm})$$

2012 年某中学 120 名 13 岁男学生身高(cm)的标准差为 4.08cm。

考点：标准差的计算方法

（3）标准差的应用：同类资料比较时，标准差越大说明观察值的离散程度越大，即变异度越大，均数的代表性就越差；反之，标准差越小，说明观察值的离散程度越小，即变异度越小，均数的代表性就越好。

4. 变异系数　当两组观察值单位不同或均数相差悬殊时，比较离散程度的大小不能直接用标准差，需转变为变异系数(用 CV 表示)再进行比较。计算公式为：

$$CV = \frac{S}{\bar{X}} \times 100\% \tag{13-13}$$

上式中，S 为标准差，$\bar{X}$ 为均数。变异系数没有单位，变异系数越大，说明变量值的变异程度越大。

例 13-13　某地调查 100 名 25 岁男子，身高均数 $\overline{X}$=171.21cm，标准差 S=5.34cm；体重均数 $\overline{X}$=59.72kg，标准差 S=4.16kg，试比较身高与体重的变异程度。

$$身高的变异系数\ CV=\frac{5.34}{171.21}\times 100\%=3.12\%$$

$$体重的变异系数\ CV=\frac{4.16}{59.72}\times 100\%=6.97\%$$

可见该地男子体重的变异程度大于身高的变异程度。

三、计数资料的常用统计指标

计数资料的数据形式通常为绝对数如某病的出院人数、治愈人数、死亡人数等，因多不具有可比性，所以需要计算相对数进行统计分析。相对数是两个有联系数据的比值，是计数资料常用的统计描述指标。

（一）常用相对数

1. 率　又称为频率指标或强度指标，用以说明某现象发生的频率或强度。表示在一定时间内某现象实际发生数与可能发生该现象总数之比，常用百分率（%）、千分率（‰）、万分率（1/万）等表示。计算公式为：

$$率=\frac{某现象实际发生的观察单位数}{可能发生该现象的观察单位总数}\times K \tag{13-14}$$

上式中的 K 的选择根据习惯用法或计算结果，可取 100%、1000‰、…、10 万/10 万等，通常使算得的率至少保留一至两位整数以便于阅读。

例 13-14　某单位 2012 年共有职工 200 人，年终体检时，这一年新发生糖尿病患者 5 例，试计算该单位 2012 年糖尿病发病率。

$$某单位\ 2012\ 年糖尿病发病率=\frac{5}{200}\times 100\%=2.5\%$$

2. 构成比　又称为构成指标或结构指标，表示事物内部各组成部分在总体中所占的比重或分布。构成比通常用百分数表示，计算公式为：

$$构成比=\frac{某组成部分的观察单位数}{同一事物各组成部分的观察单位总数}\times 100\% \tag{13-15}$$

例 13-15　2012 年某卫生学校新生的年龄分布情况见表 13-4，试计算各年龄段构成比。

$$14\ 岁学生占\ 2012\ 级新生的比重=\frac{75}{1054}\times 100\%=7.1\%$$

其余依此类推。

表 13-4　2012 年某卫生学校新生的年龄构成比

年龄（岁）	人数	构成比（%）
14～	75	7.1
15～	341	32.4
16～	482	45.7
17～18	156	14.8
合计	1054	100.0

计算构成比时注意可适当调整尾数舍取，各组成部分的构成比之和为 100%。

3. 相对比　简称比，是两个有关联的指标之比，用以说明两个指标间的比例关系。两个指标的性质可以相同，也可以不同；可以是绝对数、相对数或平均数等。相对比常用倍数或百分数表示，计算公式为：

$$\text{相对比}=\frac{\text{甲指标}}{\text{乙指标}}\ (\text{或}\times100\%) \tag{13-16}$$

计算相对数时，若甲指标大于乙指标，结果用倍数表示；若甲指标小于乙指标，则结果用百分数表示。

例 13-16　2010 年某医院出生的婴儿中，男婴数为 370 人，女婴数为 358 人，试计算 2010 年该医院出生婴儿的性别比。

$$2010\text{ 年该医院出生婴儿的性别比}=\frac{370}{358}=1.03$$

反映了 2010 年该医院出生的男婴是女婴的 1.03 倍。

考点：常用相对数种类、计算方法

（二）应用相对数的注意事项

1. 不能用构成比代替率　率和构成比的结果都可用百分数或小数表示，但两个指标的性质是不同的。率描述的是某现象发生的频率或强度，而构成比说明事物内部各组成部分所占的比重或分布。在资料分析中，常发生把构成比当作率来分析的错误现象。例如，某药物发生不良反应占所有药物不良反应的比重最大，但不能说明该药物发生不良反应的水平最高。

2. 计算相对数时分母应有一定的数量　计算相对数时，分母过小可使相对数缺乏一定的代表性，甚至会造成错觉；而分母越大，越能正确地反映实际情况。例如，某种新药治疗 5 例患者后，全部治愈，治愈率为 100%；如果其中 1 例未治愈，治愈率为 80%，实际上只是 1 例的变化，而结果变化较大，不能正确地反映事实真相。故当观察单位较少时，应直接用绝对数表示，不宜使用相对数。

3. 正确计算合计率　合计率也称平均率，是指将两组同质的资料合并起来计算的均值。几个观察单位数不等的资料平均率的计算，不是简单地将这几个资料的率相加后求平均值，而是合并后计算。例如，某药物对某种疾病的治疗效果，甲医院治疗 150 人，治愈率为 20%；乙医院治疗 100 人，治愈率 30%，两医院的平均治愈率的计算方法为$[(150\times20\%+100\times30\%)/(150+100)]\times100\%=24\%$，而不是$(20\%+30\%)/2=25\%$。

4. 注意资料的可比性　在比较相对数时，要看资料是否具有可比性，在影响相对数的因素尽可能相同或相近的条件下进行对比。例如，表 13-5 中，某年某医院用甲、乙两种疗法治疗某种疾病情况，从表中数据可得出乙疗法比甲疗法治愈率高的结论。但这个结论不准确，因为这两组患者的病型构成并不相同，乙疗法治疗的病例中普通型较多，而甲疗法的病例中重型居多。因此要正确比较两种疗法的治愈率，必须先将两组病例类型构成按照统一标准进行校正，然后计算标准化治愈率再进行比较。

表 13-5　某年某医院用甲、乙两种疗法治疗某种疾病情况

病型	甲疗法			乙疗法		
	患者数	治愈数	治愈率(%)	患者数	治愈数	治愈率(%)
普通型	100	65	65.0	300	180	60.0
重型	300	125	41.7	100	35	35.0
合计	400	190	47.5	400	215	53.8

第4节　资料的统计推断

案例13-2

正常成年男子的血红蛋白均值为140g/L,现随机调查某地成年男子60人,测得其血红蛋白均值为125g/L,标准差15g/L。

问题:

该地成年男子的血红蛋白均值与一般成年男子是否不同?

一、假设检验的基本思想与步骤

(一) 假设检验的基本思想

假设检验是统计推断的重要内容,基本思想是:提出一个假设后,在其成立的前提下看实际测得的样本指标是否属于小概率事件,若为小概率事件则拒绝该假设,反之该假设成立。

(二) 假设检验的步骤

1. 建立假设与确定检验水准　假设可分为两种:一种是无效假设,用H_0表示;另一种是备择假设,用H_1表示,是和H_0完全对立的假设。检验水准符号为α,检验水准是指检验假设H_0实际上成立,而由于样本信息拒绝了检验假设H_0可能性大小的度量。α的大小通常取0.05或0.01,根据分析人为确定。

2. 计算检验统计量　不同的研究设计类型和统计推断目的要求选择不同的检验方法。

3. 确定概率P值　P值是指在H_0成立时,获得的大于或等于或小于用现有样本计算出检验统计量的概率。

4. 作出推断结论　当取$\alpha=0.05$时,如果$P\leqslant\alpha$,则拒绝H_0,接受H_1,认为两总体差别有统计学意义;如果$P>\alpha$,则不拒绝H_0,不能认为两总体差别有统计学意义。

考点:假设检验的基本步骤

二、t 检验

1. 单样本资料的t检验　用于推断由样本代表的总体均数μ和已知的总体均数μ_0是否有差别。此时,检验统计量t值的计算公式为:

$$t=\frac{\bar{X}-\mu_0}{S_{\bar{X}}}=\frac{\bar{X}-\mu_0}{S/\sqrt{n}},\nu=n-1 \tag{13-17}$$

例13-17　已知一般正常成年男子心率均数为72次/分。某工厂随机抽取正常成年男子25人测得的心率均数为74.4次/分,标准差为6.5次/分,试问该工厂正常成年男子的心率是否大于一般正常成年男子的心率?

检验步骤如下:

(1) 建立假设和确定检验水准

$H_0:\mu=\mu_0$,即该工厂正常成年男子的心率与一般正常成年男子心率相同

$H_1:\mu\neq\mu_0$,即该工厂正常成年男子的心率与一般正常成年男子心率不同

$\alpha=0.05$(双侧)

(2) 计算统计量t:将数据代入式(13-17),得

$$t=\frac{74.4-72}{6.5/\sqrt{25}}=1.846$$

(3) 确定P值:按$v=24$,查t界值表得$t_{0.05,24}=2.064$,现$t<t_{0.05,24}$,故$P>0.05$。

（4）作出统计推断：按 $\alpha=0.05$ 水准，不拒绝 H_0，即不能认为该工厂正常成年男子的心率与一般正常成年男子心率不同。

2. 配对资料样本均数的 t 检验　用于配对设计的计量资料间均数的比较。检验统计量 t 值计算公式为：

$$t=\frac{\bar{d}-\mu_{\bar{d}}}{S_{\bar{d}}}=\frac{\bar{d}-0}{S_{\bar{d}}}=\frac{\sum d/n}{S_d/\sqrt{n}},\nu=n-1 \tag{13-18}$$

上式中，$S_d=\sqrt{\dfrac{\sum d^2-\left(\sum d\right)^2/n}{n-1}}$。

例 13-18　现用某种新药治疗高血压患者 8 例，测得患者治疗前后舒张压变化资料见表 13-6，试问该药对治疗高血压患者前后舒张压变化是否有影响？

表 13-6　某种新药治疗高血压患者前后舒张压（mmHg）变化情况

患者编号	舒张压（mmHg）		差值 d
	治疗前	治疗后	
1	98	100	−2
2	100	96	4
3	106	102	4
4	96	88	8
5	112	108	4
6	100	92	8
7	96	102	6
8	102	98	4

（1）建立假设和确定检验水准

H_0：$\mu_d=0$，即该药对高血压患者治疗前后舒张压的变化无影响

H_1：$\mu_d\neq0$，即该药对高血压患者治疗前后舒张压的变化有影响

$\alpha=0.05$

（2）计算统计量 t：将数据代入式（13-18），得

$$S_d=\sqrt{\frac{\sum d^2-\left(\sum d\right)^2/n}{n-1}}=\sqrt{\frac{232-36^2/8}{8-1}}=3.16$$

$$t=\frac{\bar{d}-0}{S_{\bar{d}}}=\frac{\bar{d}}{S_{\bar{d}}}=\frac{4.50}{3.16/\sqrt{8}}=4.02$$

（3）确定 P 值：$v=7$，查 t 界值表得 $t_{0.05/2,7}=2.365$，本例 $t>t_{0.05/2,7}$，则 $P<0.05$。

（4）判断结果：按 $\alpha=0.05$ 水准，拒绝 H_0，接受 H_1，可认为该药可降低高血压患者的舒张压。

三、χ^2　检　验

（一）四格表资料的 χ^2 检验

例 13-19　将病情相似的 126 名消化道溃疡患者随机分为两组，分别用奥美拉唑和雷尼替丁两种药物治疗，疗效见表 13-7，试问两种药物的治愈率是否有差别？

表 13-7　两种药物治疗消化道溃疡疗效比较

药物	愈合	未愈合	合计	治愈率(%)
奥美拉唑	64(a)	21(b)	85	75.29
雷尼替丁	51(c)	33(d)	84	60.71
合计	115	54	469	68.05

在表 13-7 中，是整$\begin{array}{|c|c|}\hline a & b \\ \hline c & d \\ \hline\end{array}$个表中的基本数据，其余数据均可根据这四个基本数据推算出来，这种资料称为四格表资料，可用χ^2检验。

χ^2检验的计算公式为：

$$\chi^2=\frac{(ad-bc)^2 n}{(a+b)(c+d)(a+c)(b+d)},\nu=(R-1)(C-1) \qquad (13\text{-}19)$$

式中，R 为基本数据的行数，C 为基本数据的列数。

现对例 13-19 进行检验，列出四格表χ^2检验的基本步骤。

1. 建立假设，确定检验水准

H_0：$\pi_1=\pi_2$，即两种药物治疗消化道溃疡的治愈率没有差别

H_1：$\pi_1\neq\pi_2$，即两种药物治疗消化道溃疡的治愈率有差别

$\alpha=0.05$

2. 计算检验统计量χ^2值　将数据代入公式(13-19)，得

$$\chi^2=\frac{(ad-bc)^2 n}{(a+b)(c+d)(a+c)(b+d)}=\frac{(64\times33-21\times51)^2\times169}{(64+21)(51+33)(64+51)(21+33)}=4.13$$

3. 确定 P 值，做出推断　自由度 $\nu=(2-1)(2-1)=1$，查χ^2界值表，$\chi^2_{0.05,1}=3.84$。本例$\chi^2=4.13>\chi^2_{0.05,1}$，则 $P<0.05$。按 $\alpha=0.05$ 水平上拒绝 H_0，接受 H_1，即差别有统计学意义，可以认为奥美拉唑治疗消化道溃疡治愈率比雷尼替丁高。

(二) 配对四格表资料的χ^2检验

例 13-20　某医师对 205 例类风湿关节炎患者分别采用甲乙两种方法检测类风湿因子，结果见表 13-8，试问两种方法检测效果有无差别？

表 13-8　两种方法检测类风湿因子结果比较

甲法	乙法		合计
	阳性	阴性	
阳性	42(a)	18(b)	60
阴性	30(c)	30(d)	60
合计	72	48	120

上述资料为配对四格表资料，计算χ^2值选用下列公式计算。

$$\chi^2=\frac{(b-c)^2}{b+c} \qquad (13\text{-}20)$$

现对例 13-20 进行检验，基本步骤如下。

1. 建立假设，确定检验水准

H_0：$\pi_1=\pi_2$，即两种方法检测效果无差别

H_1：$\pi_1\neq\pi_2$，即两种方法检测效果有差别

$\alpha=0.05$

2. 计算检验统计量χ^2值　将数据代入公式(13-20)计算χ^2值，

$$\chi^2=\frac{(b-c)^2}{b+c}=\frac{(18-30)^2}{18+30}=3.0$$

3. 确定 P 值，做出推断　自由度 $v=1$，查χ^2界值表得$\chi^2_{0.005,1}=7.88$，本例$\chi^2=3.0<\chi^2_{0.005,1}$，则 $P>0.05$。按 $\alpha=0.05$ 水准不拒绝 H_0，可认为两种方法检测效果没有差别。

第 5 节　统计表与统计图

案例 13-3

某医生为了解某医院某月份各科室门诊的就诊情况，结果如下：内科 1056 人，外科 852 人，妇产科 549 人，儿科 325 人。

问题：

1. 根据上述资料制作统计表。
2. 请计算各科门诊就诊构成比。
3. 根据构成比计算结果绘制统计图。

进行收集、整理、描述、分析统计资料时，常采用统计表和统计图形式来表现资料的特征和分布规律。适宜的统计表能够代替冗长的文字叙述，简明扼要地表达资料特点；恰当的统计图能够直观、准确地表达统计结果，给读者留下深刻的印象。

一、统　计　表

统计表是将统计分析的指标及其结果以表格的形式列出，使数据的展示简单明了、层次清晰，便于在进一步的分析中计算和对比。

（一）统计表的制作

统计表一般由标题、标目、线条、数字和备注五个部分组成。

1. 标题　概括统计表的中心内容，包括资料收集的时间、地点和研究内容，必要时注明资料的来源。标题不可缺少，不要过于繁琐，也不能过于简单而不能说明问题，更不能与所描述内容不符。标题应位于统计表的正上方，见表 13-9。

表 13-9　某年某地 10 岁儿童和 20 岁青年患龋率的比较

年龄组	调查人数	患龋人数	患龋率(%)
10 岁儿童	120	80	66.67
20 岁青年	180	60	33.33
合计	300	140	46.67

2. 标目　说明表格内数字的含义，包括横标目、纵标目。横标目位于统计表的左侧，说明被研究事物的主要特征，相当于右边各横行数字的“主语”，如表 13-9 中的“10 岁儿童”和“20 岁青年”。纵标目位于表的上端，说明各纵列数字的含义，相当于各横标目的“谓语”，如表 13-9 中的“调查人数”、“患龋人数”、“患龋率(%)”。横、纵标目连起来能表达一个完整的句子。在横纵标目上也可冠以总标目，如表 13-9 中的“年龄组”就是总标目。横、纵标目可以有规则的进行排列，但要符合逻辑、主谓分明。

3. 线条　统计表的线条不宜过多，一般包括顶线、底线、分隔线三条基本线，简称为“三线表”，没有竖线和斜线。统计表中有合计时，常用横线隔开。若统计表中有总标目，则总标目与纵标目之间用短横线隔开，见表 13-10。

表 13-10　某地不同时期不同性别人群常见慢性病的患病率(%)比较

疾病	男性		女性	
	2006 年	2010 年	2006 年	2010 年
高血压	33.65	28.61	34.50	25.92
高血脂病	24.37	25.76	18.60	20.20
冠心病	19.87	22.76	17.50	18.08
糖尿病	9.85	8.66	8.67	7.85
脂肪肝	6.70	5.89	4.59	4.03
胆结石	5.88	5.16	6.85	6.46

4. 数字　是统计表的语言，一律用阿拉伯数字表示，且必须准确无误。同一指标的数字单位、精度要一致，上下按小数位对齐。表内不宜留空格，数字缺失用“…”表示，没有数值用“—”表示，数值为 0 时记为“0”。

5. 备注　不是统计表的必要结构，不列入表内。需要说明某个数字或指标时，可用“ * ”等符号在该数字或指标的右上方标注，将说明的内容写在统计表的底线下方。

(二) 统计表的种类

1. 简单表　按一个特征分组的统计表，即只有一组横标目和一组纵标目，见表 13-9。

2. 复合表　按两个或两个以上的特征结合起来分组的统计表，即有一组横标目、两组或两组以上的纵标目，见表 13-10。

考点：统计表的结构与制表要求

二、统　计　图

统计图是将统计数据用图形的升降、长短、位置、面积等特征形象地表达出来的一种形式。统计图与统计表相比，更为直观、更能给读者留下深刻的印象。

(一) 统计图的基本结构

1. 标题　概括统计图的主要内容，包括资料收集的时间、地点、研究内容，一般置于统计图的下方。

2. 标目　统计图一般有横轴和纵轴，横标目放在横轴的下方，纵标目放在纵轴的左侧，需标明横、纵轴表示的指标与单位。在绘制统计图时，横轴、纵轴长度常以 7∶5 左右为宜。

3. 刻度　统计图上的刻度值一般置于横轴的上侧和纵轴的外侧。横轴的刻度自左而右排列，纵轴的刻度自下而上排列，由小到大，且等距标明。若横轴或纵轴从 0 开始，则要标明 0 点的位置。

4. 图例　需要用不同的线条或颜色比较不同事物时，这些线条或颜色常用图例说明，图例可置于统计图的右上角的空隙处，也可置于横标目的下方。

(二) 常用统计图

1. 条图　是用相等宽度直条的长短来表示相互独立的资料间某指标值的大小。所比较的数值可以是绝对数，也可以是相对数。条图可分为单式条图和复式条图两种。按一个统计指标、一个因素进行分组绘制成的条图为单式条图，见图 13-3；按一个统计指标、两个因素进行分组绘制成的条图为复式条图，见图 13-4。

单式条图的横轴表示各个研究项目，纵轴则表示相应指标的数值。纵轴坐标尺度必须从 0 点开始，通常为等间距。绘出的直条宽度应相等，间隙宽度也应相同；间隙宽度可与直条的宽度相同，也可是直条宽度的一半。复式条图与单式条图不同的是，每组内有两个或两个以上直条，且组内直条之间不留空隙，每种直条所表示的类别需附图例说明，见图 13-4。

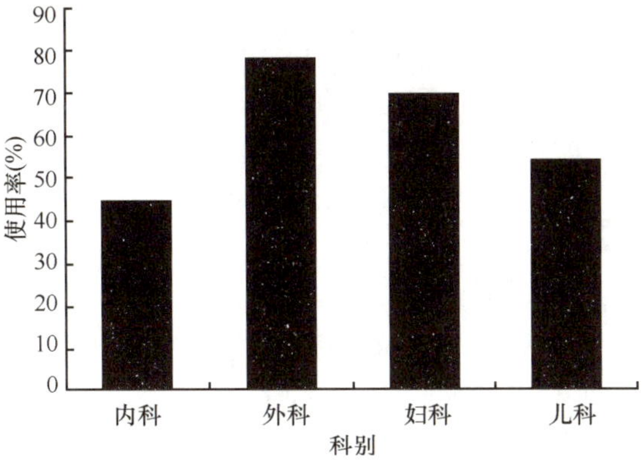

图 13-3　某年某医院住院科室病床使用率(%)

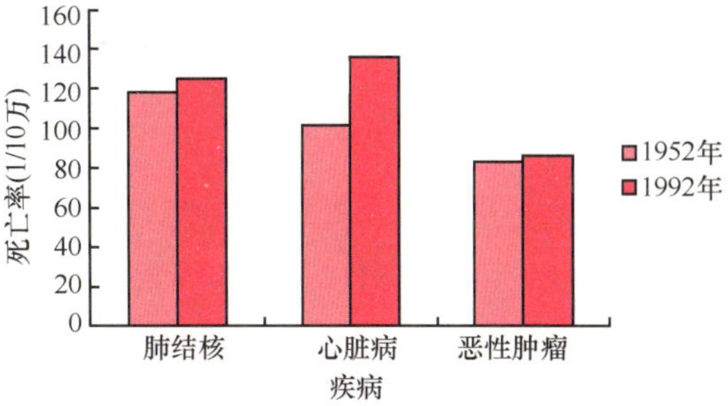

图 13-4　某地 2 年三种疾病死亡率

2. 圆图　是用圆内各扇形的面积表示总体中各个组成部分所占的构成比。

先绘制一个圆形，将资料中各百分比乘以 3. 6°，得到各构成部分应占的圆心角度数。各部分所占圆心角的大小顺序排列，一般从时钟 12 点处开始，顺时针方向依次划分为一系列的扇形。圆中各部分用线分开，可标注简要文字和百分比，分别用不同颜色或图案表示，必要时附图例加以说明，见图 13-5。

3. 直方图　是将连续性资料用矩形的面积表示各组频数分布情况。

直方图的横轴刻度表示变量取值的范围，可不从 0 开始；直方图的纵轴刻度表示频数或频率，必须从 0 点开始。每个矩形的宽度为组距，高度则代表该组的频数或频率，故各组段的组距应该相等，若组距不等时应折合成等距后再绘图。矩形之间不留间隙，可用直线分隔，也可不绘制分隔直线，见图 13-1。

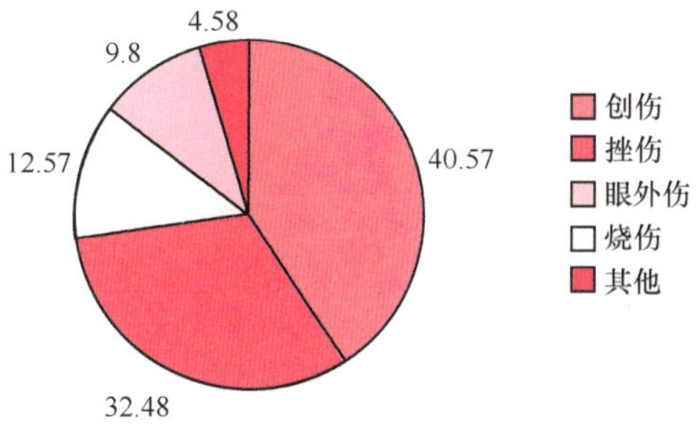

图 13-5　某年某工厂各种生产性外伤构成

4. 线图　是用线段的升降来表示某统计指标随时间或条件的变化而变化的趋势，适用于连续性资料。线图分为单式线图和复式线图，只有一条折线的是单式线图，有两条或两条以上折线的是复式线图。

线图的横轴表示某一连续变量如时间、年龄等；纵轴则表示某种统计指标如均数、率等。坐标内点的位置要适当，并用线段将相邻的点依次连接，不应将折线绘制成平滑的曲线。复式线图同单式线图不同的是，要用不同颜色或线型加以区别，必要时附图例说明，见图 13-6。

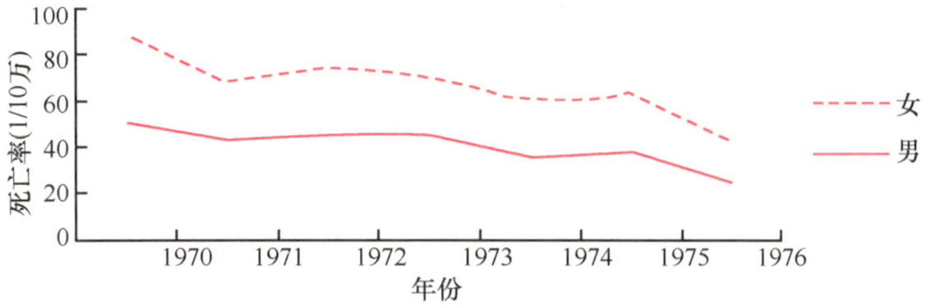

图 13-6　某地 1970～1976 年男女结核病死亡率

考点：统计图的类型、选择及制图方法

小结

医学统计方法是对医学数据资料的收集、整理和分析的重要工具。描述计量资料的常用指标有集中趋势（算术平均数、几何平均数和中位数等）和离散趋势指标（标准差等）；描述计数资料则需要计算相对数（率、构成比、相对比等）。对于医学资料的推断常选用 t 检验和 χ^2 检验。另外，用统计表和统计图来描述资料和表达结果有利于更好地完成统计分析工作。

自 测 题

一、名词解释

1. 总体　2. 变异　3. 中位数　4. 变异系数

二、选择题（A_1 型题）

1. 正态分布资料的集中趋势宜选用的指标（　　）
   A. 算术均数　B. 几何均数
   C. 中位数　D. 百分位数
   E. 以上都不是
2. 若观察值单位相同，均数相等或相近，则（　　）
   A. 标准差越小，说明变量值变异小，均数的代表性越差
   B. 标准差越小，说明变量值变异大，均数的代表性越好
   C. 标准差越大，说明变量值变异小，均数的代表性越好
   D. 标准差越大，说明变量值变异大，均数的代表性越差
   E. 以上都不是
3. 现调查某单位科研人员发表论文情况，统计每人每年发表论文的数目，该资料属于（　　）
   A. 计量资料　B. 计数资料
   C. 总体　D. 个体
   E. 以上都不是
4. 使用相对数时的注意事项中哪项是错误的（　　）
   A. 计算相对数的样本含量不宜过小
   B. 比较率的差别要有可比性
   C. 不要把构成比当作率分析
   D. 各相对数的指标不能大于 100%
   E. 对样本率或构成比的比较应做假设检查
5. 四格表 χ^2 检验的自由度为（　　）
   A. 0　B. 1
   C. 2　D. 3
   E. 4
6. 表示某现象发生的频率或强度用（　　）
   A. 构成比　B. 指标
   C. 率　D. 观察单位
   E. 百分比
7. 某年某地五种主要死因的构成情况应选用（　　）
   A. 条图　B. 线图
   C. 圆图　D. 直方图
   E. 散点图
8. 比较某地 2 年三种疾病的死亡率，应绘制（　　）
   A. 直条图　B. 圆图
   C. 直方图　D. 线图
   E. 散点图
9. 描述某地 1995～2000 年间乙肝发病率的变化趋势应绘制（　　）
   A. 直方图　B. 条图
   C. 线图　D. 构成图
   E. 散点图

三、简答题

1. 描述计量资料的集中趋势和离散趋势指标有哪些？
2. 常用相对数有几种？

（刘　岩）

实　训

实训一　膳食调查与膳食计算

【实训目的】

1. 熟悉膳食计算的一般步骤。

2. 学会对膳食调查的结果进行科学的分析和评价。

【实训课时】 2课时。

【实训内容与步骤】

(一) 实训内容

膳食调查是营养评价的重要组成部分和基本手段，其目的是通过对被调查者每天膳食中热能及各种营养素摄取的数量和质量的调查，再与《中国居民膳食营养素参考摄入量DRIs》比较，评价分析人们的膳食营养是否合理，同时给予建议和指导，为改进膳食结构和平衡膳食提供科学依据。

本次实训调查对象是中职在校生采用询问法指导学生进行自我调查或者在同学中分组互相调查，获得一日膳食组成资料并进行记录和整理，计算各种营养素的摄入量，然后对营养素摄入、三大产热营养素比例、蛋白质来源分配比例、一日三餐的能量分配比例等方面进行分析评价，学习膳食计算步骤和评价方法。

(二) 调查步骤

通过调查了解群体或个体一日所摄入食物的种类、重量及三餐的分配，为评价膳食是否合理和计算营养素是否平衡提供可靠依据。

1. 搜集调查对象的基本情况，调查对象的基本情况应包括性别、年龄、身高、体重、职业、体力活动水平、饮食习惯(包括是否按时进餐、一日三餐、有无饮酒等)。

2. 制作一日膳食组成调查表。

3. 采用24小时回顾法，询问在校中专生(某男生，18岁，身高174cm，体重70kg)的24小时内膳食组成情况进行调查，详细记录其进食的餐次、实践、各餐次的饭菜名称、重量，将结果记入膳食组成调查表，见实训表1-1。

4. 将一日内各餐次摄取的食物名称、数量记入实训表1-2食物成分计算表。查附录2《常见食物一般营养成分表》，分别计算摄入的食物中各种营养素的量。

5. 比较一日内各种营养素实际摄入量与“每日膳食中营养素参考摄入量标准”，计算其比值并填入实训表1-3进行分析和评价。

参考标准：一般认为，能量可有±5%的出入，而营养素允许有±10%的出入，即摄入量占供给量的百分比在90%～110%范围内均正常；若低于80%，说明体内储存量降低，可能出现缺乏症状；若低于60%，说明严重不足，易引起相应缺乏症的出现。

6. 计算一日内所摄入的三大产能营养素所产生能量各占总能量的百分比，并填入实训表1-4进行分析和评价。

参考标准：根据我国膳食结构特点，糖类提供的能量占总能量的比例为55%～65%，蛋白质提供的能量占总能量的比例为 10%～15%，脂肪提供的能量占总能量的比例为 20%～30% 比较适宜。

7. 计算摄入蛋白质来源百分比，填入实训表 1-5，并进行评价。

8. 计算一日三餐能量分配比，填入实训表 1-6，并进行评价。

参考标准：一般情况下，一日三餐能量分配比例为 3∶4∶3，即早餐提供能量占全天总能量的 30%，午餐提供能量占全天总能量的 40%，晚餐提供能量占全天总能量的 30% 比较适宜。

实训表 1-1　某中专学校某男生一日膳食组成

餐次	饭菜名称	食物名称	重量(g)
早餐	大米粥	大米	50
	馒头	面粉	50
	煮鸡蛋	鸡蛋	50
	煮豆腐干	豆腐干	15
	苹果	苹果	100
午餐	米饭	大米	300
	芹菜肉丝	猪肉	35
		芹菜	100
	番茄炒鸡蛋	番茄	50
		鸡蛋	100
	紫菜汤	紫菜	10
		虾皮	5
	主要调料	酱油	10
		盐	3
		色拉油	10
晚餐	鲜肉馄饨	面粉	50
		瘦肉	20
	米饭	大米	150
	烧茄子	茄子	200
		面粉	30
	主要调料	酱油	10
		盐	3
		色拉油	10

实训表 1-2　食物成分计算表

餐次	食物名称	重量(g)	可食部(%)	蛋白质(g)	脂肪(g)	糖类(g)	能量(kJ)	钙(mg)	铁(mg)	胡萝卜素(μg)	维生素A(IU)	维生素B_1(mg)	维生素B_2(mg)	维生素C(mg)
早餐	大米													
	面粉													
	鸡蛋													
	豆腐干													
	苹果													
	小计													

续表

餐次	食物名称	重量(g)	可食部(%)	蛋白质(g)	脂肪(g)	糖类(g)	能量(kJ)	钙(mg)	铁(mg)	胡萝卜素(μg)	维生素A(IU)	维生素B_1(mg)	维生素B_2(mg)	维生素C(mg)
午餐	大米													
	猪肉													
	芹菜													
	番茄													
	鸡蛋													
	紫菜													
	虾皮													
	酱油													
	色拉油													
	盐													
	小计													
晚餐	面粉													
	瘦肉													
	大米													
	茄子													
	酱油													
	盐													
	色拉油													
	小计													
	合计													

实训表 1-3　膳食营养素评价表

营养素	蛋白质(g)	脂肪(g)	糖类(g)	能量(kJ)	钙(mg)	铁(mg)	视黄醇当量(μg)	维生素B_1(mg)	维生素B_2(mg)	维生素C(mg)
摄入量										
推荐量										
摄入量/推荐量(×100%)										

实训表 1-4　能量来源分配

类别	摄入量(g)	产生的能量(kJ)	占总能量的百分比(%)	标准(%)
蛋白质				10~15
脂肪				20~30
糖类				55~65
合计				100

实训表 1-5　蛋白质来源分配

类别	摄入量(g)	占蛋白质总摄入量的百分比(%)	推荐标准(%)
动物类			≥30
大豆类			
粮谷类			50~70
蔬菜类			
合计			100

实训表 1-6　一日三餐能量分配

餐次	摄入能量(kJ)	占全天能量总摄入量的百分比(%)	推荐标准(%)
早餐			30
午餐			40
晚餐			30
合计			100

【膳食评价与建议】

根据以上膳食计算及结果评价，该学生一日食谱中的各类营养素和能量是否符合膳食营养素参考摄入量标准？请对其中存在的不足之处提出改进意见。例如：①该学生是否存在营养素和能量摄入不足或过剩的情况？②该学生膳食中的优质蛋白质是否达到推荐标准要求？如何改进？③一日三餐的能量分配比例是否合适？如何进行调整？

（韦柳春）

实训二　健康档案的建立和使用管理

【实训目的】

1. 熟悉健康档案的格式和内容。
2. 在社区医生的指导下学会居民健康档案的建立方法。
3. 熟悉居民健康档案的使用和管理。

【实训准备】

1. 课前复习健康档案的内容、建立和管理相关理论知识。
2. 准备好白大衣、听诊器、血压计及建立健康档案的相关材料（档案袋、记录笔、各种表格）。

【实训学时】 2 学时

【实训方法与实训结果】

（一）实训方法

1. 社区医务人员将学生分成几个实训小组，每个小组有一名社区工作人员负责指导学生。
2. 首先集中听取社区工作负责人介绍社区健康档案建立及使用管理的相关制度、工作程序及其注意事项。
3. 各小组由带教老师带领查阅社区居民健康档案的样本，熟悉健康档案的格式和内容。
4. 在社区带教老师的指导下，对来就诊的患者建立个人健康档案 1~2 份。
5. 深入社区家庭，学会以问题为中心的健康记录（POMR）中的 SOAP 的形式进行家庭和个人主要问题的描述。
6. 在带教老师的指导下，参与健康档案的管理和使用。

（二）实训结果

1. 以社区某一高血压、糖尿病或冠心病患者为对象，按照 POMR 中的 SOAP 的形式，设计一份患者主要健康问题描述及记录。

2. 能够熟练的填写健康档案的相关记录。

（于海平）

实训三　平均数、相对数练习

【实训目的】

通过练习熟悉频数分布表的编制方法，掌握常用平均数、常用相对数的计算方法和应用范围。

【实训内容】

（一）平均数

1. 某地 80 例北方成年女子肾上腺重量（g）测定结果如下：

14.0	12.7	15.0	9.5	17.5	11.0	10.5	10.0	11.0	9.6
12.0	17.0	14.0	11.0	11.5	11.4	19.0	8.0	15.0	12.0
8.2	25.0	20.0	10.0	12.0	14.0	8.0	22.0	15.0	18.5
19.0	15.0	8.4	15.0	12.5	16.0	9.0	10.0	14.0	9.9
13.0	8.5	13.0	12.0	10.0	7.5	12.0	9.0	16.0	11.0
12.0	17.2	8.0	7.9	7.5	13.0	11.1	9.0	10.0	8.5
6.5	20.0	13.0	6.5	11.0	14.0	11.5	12.0	8.0	12.0
14.0	12.0	13.0	10.5	14.5	10.5	10.0	19.0	11.5	12.5

（1）编制频数分布表，简述其分布特征。

（2）计算该资料的均数 $\overline{X}$、标准差 S。

（3）计算 P_{25}、P_{50}、P_{75}。

2. 某医生测得 10 名乳腺癌患者血液中尿素氮含量（mmol/L），数据为 5.64、3.43、2.96、3.03、4.53、5.25、3.82、4.28、5.25、4.43，试计算其均数和中位数。

3. 某地 5 例微丝蚴血症患者测得血清抗体滴度分别为 1∶10、1∶20、1∶40、1∶40、1∶80，求平均抗体滴度。

（二）常用相对数

1. 2012 年某市各年龄段居民死亡情况见实训表 3-1。

（1）填充表格中的空白项。

（2）各年龄组中，死亡率最高的是哪个？

（3）各年龄组中，死亡人数所占比例最高的是哪个？

实训表 3-1　2012 年某市各年龄段居民死亡情况

年龄（岁）	观察人数	死亡人数	死亡率（1/万）	构成比（%）
0～	4 528	43		
1～	20 668	21		
5～	28 506	7		
10～	33 285	5		
15～	36 918	13		
20～	45 289	22		
25～	63 070	35		
30～	53 462	48		
35～	43 901	62		
40～	40 392	94		

续表

年龄(岁)	观察人数	死亡人数	死亡率(1/万)	构成比(%)
45~	34 201	87		
50~	25 659	108		
合计	429 879	545		

2. 2002~2011 年某市各种食品检测情况见实训表 3-2。

(1) 填充表格中的空白项。

(2) 各种食品中,哪种合格率最高,哪种合格率最低?

实训表 3-2　2002~2011 年某市各类食品检测结果

食品种类	检测份数	合格份数	合格率(%)	构成比(%)
粮食	1743	1638		
植物油	221	198		
豆制品	923	916		
肉及其制品	770	573		
水产品	756	439		
乳及其制品	1352	1067		
饮料	1032	926		
酒	605	554		
调味品	978	483		
合计	8380	6794		

(刘　岩)

实训四　绘制统计表、统计图

【实训目的】

通过练习,掌握统计表、常用统计图的制作方法。

【实训内容】

(一) 统计表

1. 请指出实训表 4-1 存在的问题,试作改进。

实训表 4-1　某小学某年学生沙眼患病情况

情况年级	项目	例数	百分率(%)
一年级	沙眼人数	51	68. 92
	调查人数	74	
二年级	沙眼人数	18	46. 15
	调查人数	39	
三年级	沙眼人数	73	77. 66
	调查人数	94	
四年级	沙眼人数	34	54. 83
	调查人数	62	
五年级	沙眼人数	34	54. 83
	调查人数	62	

续表

情况年级	项目	例数	百分率(%)
六年级	沙眼人数	69	84. 14
	调查人数	84	
总计	沙眼人数	264	65. 35
	调查人数	404	

2. 为调查某地控制碘缺乏病的效果，现收集该地历年来碘缺乏病的防治资料如下：2001 年，检查男性 49 883 人，患病 584 人，检查女性 35 725 人，患病 1106 人；2004 年，检查男性 40 645 人，患病 369 人，检查女性 37 628 人，患病 853 人；2009 年，检查男性 44 750 人，患病 361 人，检查女性 48 744 人，患病 652 人。请制作统计表表达上述资料，并简要分析。

（二）统计图

1. 1998 年、2008 年某地三种疾病死亡率资料见实训表 4-2，请选择并绘制适当的统计图描述该资料。

实训表 4-2　1998 年、2008 年某地三种疾病死亡率(1/10 万)

疾病	1998 年	2008 年
肺结核	83. 4	102. 5
心脏病	156. 3	177. 2
恶性肿瘤	24. 7	19. 3

2. 某年某市调查 6~17 岁男、女学生的体重(kg)情况，获得的资料编制成实训表 4-3，试绘制合适的统计图。

实训表 4-3　某市 6~17 岁男、女学生体重(kg)频数分布表

年龄	男	女
6~	22. 2	20. 8
7~	25. 1	22. 0
8~	27. 6	23. 8
9~	28. 5	25. 5
10~	29. 9	28. 7
11~	31. 5	34. 3
12~	34. 7	38. 3
13~	39. 3	42. 6
14~	43. 9	45. 8
15~	48. 9	47. 2
16~	54. 4	50. 1
17	55. 5	52. 1

3. 现有某年某地 3~5 岁儿童急性传染病构成资料见实训表 4-4，绘制合适的统计图。

实训表 4-4　某年某地 3~5 岁儿童急性传染病构成表

急性传染病	病例数	构成比(%)
麻疹	1640	25. 3
猩红热	2708	41. 7
痢疾	1920	29. 5
白喉	230	3. 5
合计	6498	100. 0

（刘　岩）

附　录

附录1　中国居民膳食营养素参考摄入量

膳食营养素参考摄入量(DRIS)基础上发展起来一组每天平均膳食营养素摄入量的参考值,包括四项内容:平均需要量(EAR)、推荐摄入量(RDO)、适宜摄入量(AI)和可耐受最高摄入量(UL)。

附录表1　能量和蛋白质的RNIs及脂肪供能比

年龄(岁)	能量#				蛋白质		脂肪占能量百分比(%)
	RNI/MJ		RNI/kcal		RNI/g		
	男M	女F	男M	女F	男M	女F	
0~ 0.5~	0.4MJ/kg		95kcal/kg*		1.5~3g/(kg·d)		45~50 35~40
1~	4.6	4.4	1100	1050	35	35	
2~	5.02	4.81	1200	1150	40	40	30~35
3~	5.64	5.43	1350	1300	45	45	
4~	6.06	5.83	1450	1400	50	50	
5~	6.7	6.27	1600	1500	55	55	
6~	7.1	6.67	1700	1600	55	55	
7~	7.53	7.1	1800	1700	60	60	25~30
8~	7.94	7.53	1900	1800	65	65	
9~	8.36	7.94	2000	1900	65	65	
10~	8.8	8.36	2100	2000	70	65	
11~	10.04	9.2	2400	2200	75	75	
14~	12	9.62	2900	2400	85	80	25~30
18~							20~30
PAL▲							
轻	10.03	8.8	2400	2100	75	65	
中	11.29	9.62	2700	2300	80	70	
重	13.38	11.3	3200	2700	90	80	
孕妇	+0.84		200			+5,+15,+20	
乳母	+2.09		500			+20	20~30
50~							
PAL▲							
轻	9.62	8	2300	1900			
中	10.87	8.36	2600	2000			

续表

年龄(岁)	能量#				蛋白质		脂肪占能量百分比(%)
	RNI/MJ		RNI/kcal		RNI/g		
	男 M	女 F	男 M	女 F	男 M	女 F	
重	13	9.2	3100	2200			
60~					75	65	20~30
PAL▲							
轻	7.94	7.53	1900	1800			
中	9.2	8.36	2200	2000			
70~					75	65	20~30
PAL▲							
轻	7.94	7.1	1900	1700			
中	8.8	8	2100	1900			
80~	7.74	7.1	1900	1700	75	65	20~30

#各年龄组的能量的 RNI 值与其 EAR 值相同。* 为 AI 值，非母乳喂养应增加 20%。PAL▲，体力活动水平。凡表中数字缺如之处表示制订该参考值

附录表 2　常量和微量元素的 RNIs 或 AIs

年龄(岁)	钙 Ca AI(mg)	磷 P AI(mg)	钾 K AI(mg)	钠 Na AI(mg)	镁 Mg AI(mg)	铁 Fe AI(mg)		碘 I RNI(mg)	锌 Zn RNI(mg)		硒 Se RNI(mg)	铜 Cu AI(mg)	氟 F AI(mg)	铬 Cr AI(mg)	锰 Mn AI(mg)	钼 Mo AI(mg)
0~	300	150	500	200	30	0.3		50	1.5		15(AI)	0.4	0.1	10		
0.5~	400	300	700	500	70	10		50	8.0		20(AI)	0.6	0.4	15		
1~	600	450	1000	650	100	12		50	9.0		20	0.8	0.6	20		15
4~	800	500	1500	900	150	12		90	12.0		25	1.0	0.8	30		20
7~	800	700	1500	1000	250	12		90	13.5		35	1.2	1.0	30		30
–						男 M	女 F		男 M	女 F						
11~	1000	1000	1500	1200	350	16	18	120	18.0	15.0	45	1.8	1.2	40		50
14~	1000	1000	2000	1800	350	20	25	150	19.0	15.5	50	2.0	1.4	40		50
18~	800	700	2000	2200	350	15	20	150	15.0	11.5	50	2.0	1.5	50	3.5	60
50~	1000	700	2000	2200	350	15		150	11.5		50	2.0	1.5	50	3.5	60
孕妇																
早期	800	700	2500	2200	400	15		200	11.5		50					
中期	1000	700	2500	2200	400	25		200	16.5		50					
晚期	1200	700	2500	2200	400	35		200	16.5		50					
乳母	1200	700	2500	2200	400	25		200	21.5		65					

注:凡表中数字缺如之处表示未制定该参考值

附录表 3 脂溶性和水溶性维生素的 RNIs 或 AIS

年龄(岁)	维生素 A RNI (mgRE)		维生素 D RNI (mg)	维生素 E AI(mgα-TE*)	维生素 B_1 RNI (mg)		维生素 B_2 RNI (mg)		维生素 B_6 AI (mg)	维生素 B_{12} AI (mg)	维生素 C RNI (mg)	泛酸 AI(mg)	叶酸 RNI (mgDFE)	烟酸 RNI (mgNE)		胆碱 AI (mg)	生物素 AI(mg)
0~	400(AI)		10	3	0.2(AI)		0.4(AI)		0.1	0.4	40	1.7	65(AI)	2(AI)		100	5
0.5~	400(AI)		10	3	0.3(AI)		0.5(AI)		0.3	0.5	50	1.8	80(AI)	3(AI)		150	6
1~	500		10	4	0.6		0.6		0.5	0.9	60	2.0	150	6		200	8
4~	600		10	5	0.7		0.7		0.6	1.2	70	3.0	200	7		250	12
7~	700		10	7	0.9		1.0		0.7	1.2	80	4.0	200	9		300	16
11~	700		5	10	1.2		1.2		0.9	1.8	90	5.0	300	12		350	20
	男 M	女 F			男 M	女 F	男 M	女 F						男 M	女 F		
14~	800	700	5	14	1.5	1.2	1.5	1.2	1.1	2.4	100	5.0	400	15	12	450	25
18~	800	700	5	14	1.4	1.3	1.4	1.2	1.2	2.4	100	5.0	400	14	13	450	30
50~	800	700	10	14	1.3		1.4		1.5	2.4	100	5.0	400	13		450	30
孕妇																	
早期	800		5	14	1.5		1.7		1.9	2.6	100	6.0	600	15		500	30
中期	900		10	14	1.5		1.7		1.9	2.6	130	6.0	600	15		500	30
晚期	900		10	14	1.5		1.7		1.9	2.6	130	6.0	600	15		500	30
乳母 L	1200		10	4	1.8		1.7		1.9	2.8	130	7.0	500	18		500	35

* α-TE=α-生育酚当量。凡表中数字缺如之处表示未制定该参考值

附录2 常见食物一般营养成分表(食部每100g含量)

(一)谷类及制品

食物名称	食部(%)	能量(Kcal)	水分(g)	蛋白质(g)	脂肪(g)	膳食纤维(g)	糖类(g)	胡萝卜素(μg)	视黄醇当量(μg)	维生素 B_1(mg)	维生素 B_2(mg)	维生素E(mg)	钙(mg)	铁(mg)	锌(mg)	维生素C(mg)
稻米(粳,标一)	100	343	13.7	7.7	0.6	0.6	76.3		—	0.16	0.08	1.01	11	1.1	1.45	
方便面	100	472	3.6	9.5	21.1	0.7	60.9		—	0.12	0.06	2.28	25	4.1	1.06	
挂面(标准粉)	100	344	12.4	10.1	0.7	1.6	74.4		—	0.19	0.04	1.11	14	3.5	1.22	
糯米(粳)	100	343	13.8	7.9	0.8	0.7	76.0		—	0.2	0.05	0.08	21	1.9	1.77	
小麦粉(标准粉)	100	344	12.7	11.2	1.5	2.1	71.5	—	—	0.28	0.08	1.80	31	3.5	1.64	
小米	100	358	11.6	9.0	3.1	1.6	73.5	100	17	0.33	0.10	3.63	41	5.1	1.87	
油条	100	386	21.8	6.9	17.6	0.9	50.1	—	—	0.01	0.07	3.19	6	1.0	0.75	
玉米面(黄)	100	340	12.1	8.1	3.3	5.6	69.6	40	7	0.26	0.09	3.80	22	3.2	1.42	

(二)干豆类及制品

食物名称	食部(%)	能量(Kcal)	水分(g)	蛋白质(g)	脂肪(g)	膳食纤维(g)	糖类(g)	胡萝卜素(μg)	视黄醇当量(μg)	维生素 B_1(mg)	维生素 B_2(mg)	维生素E(mg)	钙(mg)	铁(mg)	锌(mg)	维生素C(mg)
豆腐	100	81	82.8	8.1	3.7	0.4	3.8	—	—	0.04	0.03	2.71	164	1.9	1.11	
豆腐干	100	140	65.2	16.2	3.6	0.8	10.7	—	—	0.03	0.07	—	308	4.9	1.76	
豆浆	100	13	96.4	1.8	0.7	1.1	0	90	15	0.02	0.1	0.8	10	0.5	0.24	
腐竹	100	459	7.9	44.6	21.7	1.0	21.3	—	—	0.13	0.07	27.84	77	16.5	3.69	
黄豆(大豆)	100	359	10.2	35.1	16.0	15.5	18.6	220	37	0.41	0.20	18.90	191	3.2	3.34	
绿豆	100	316	12.3	21.3	0.8	6.4	55.6	130	22	0.25	0.11	10.95	81	6.5	2.18	
豌豆	96	318	12.8	23.0	1.0	6.0	54.3	280	47	0.29	—	—	195	5.9	2.29	
油豆腐	100	244	58.8	17.0	17.6	0.6	4.3	30	5	0.05	0.04	24.7	147	5.2	2.03	

(三) 鲜豆类

食物名称	食部(%)	能量(Kcal)	水分(g)	蛋白质(g)	脂肪(g)	膳食纤维(g)	糖类(g)	胡萝卜素(μg)	视黄醇当量(μg)	维生素 B_1(mg)	维生素 B_2(mg)	维生素 E(mg)	钙(mg)	铁(mg)	锌(mg)	维生素 C(mg)
绿豆芽	100	18	94.6	2.1	0.1	0.8	2.1	20	3	0.05	0.06	0.19	9	0.6	0.35	6
毛豆(青豆)	53	123	69.6	13.1	5.0	4.0	6.5	130	22	0.15	0.07	2.44	135	3.5	1.73	27

(四) 根茎类

食物名称	食部(%)	能量(Kcal)	水分(g)	蛋白质(g)	脂肪(g)	膳食纤维(g)	糖类(g)	胡萝卜素(μg)	视黄醇当量(μg)	维生素 B_1(mg)	维生素 B_2(mg)	维生素 E(mg)	钙(mg)	铁(mg)	锌(mg)	维生素 C(mg)
甘薯(白心)[红皮山芋]	86	104	72.6	1.4	0.2	1.0	24.2	220	37	0.07	0.04	0.43	24	0.8	0.22	24
胡萝卜(红)	96	37	89.2	1.0	0.2	1.1	7.7	4130	688	0.04	0.03	0.41	32	1	0.23	13
姜	95	41	87	1.3	0.6	2.7	7.6	170	28	0.02	0.03	—	27	1.4	0.34	4
萝卜	94	20	93.9	0.8	0.1	0.6	4.0	20	3	0.03	0.06	1.00	56	0.3	0.13	18
马铃薯	94	76	79.8	2.0	0.2	0.7	16.5	30	5	0.08	0.04	0.34	8	0.8	0.37	27
藕	88	70	80.5	1.9	0.2	15.2	1.0	3	—	0.09	0.03	0.73	39	1.4	0.23	44

(五) 嫩茎、叶、苔花类

食物名称	食部(%)	能量(Kcal)	水分(g)	蛋白质(g)	脂肪(g)	膳食纤维(g)	糖类(g)	胡萝卜素(μg)	视黄醇当量(μg)	维生素 B_1(mg)	维生素 B_2(mg)	维生素 E(mg)	钙(mg)	铁(mg)	锌(mg)	维生素 C(mg)
菜花[花椰菜]	82	24	92.4	2.1	0.2	1.2	3.4	30	5	0.03	0.08	0.43	23	1.1	0.38	61
大白菜(青白口)	83	15	95.1	1.4	0.1	0.9	2.1	80	13	0.03	0.04	0.36	35	0.6	0.61	28
大蒜[蒜头]	85	126	66.6	4.5	0.2	1.1	26.5	30		0.04	0.06	1.07	39	1.2	0.88	7
韭菜	90	26	91.8	2.4	0.4	1.4	3.2	1410	235	0.02	0.09	0.96	42	1.6	0.43	24
芹菜(白茎)	66	14	94.2	0.8	0.1	1.4	2.5	60	10	0.01	0.08	2.21	48	0.8	0.46	12
小白菜[青菜、白菜]	81	15	94.5	1.5	0.3	1.1	1.6	1680	280	0.02	0.09	0.70	90	1.9	0.51	28
油菜	87	23	92.9	1.8	0.5	1.1	2.7	620	103	0.04	0.11	0.88	108	1.2	0.33	36

（六）瓜类、茄果类

食物名称	食部（%）	能量（Kcal）	水分（g）	蛋白质（g）	脂肪（g）	膳食纤维(g)	糖类（g）	胡萝卜素（μg）	视黄醇当量(μg)	维生素 B_1（mg）	维生素 B_2（mg）	维生素 E（mg）	钙（mg）	铁（mg）	锌（mg）	维生素 C（mg）
冬瓜	80	11	96.6	0.4	0.2	0.7	1.9	80	13	0.01	0.01	0.08	19	0.2	0.07	18
黄瓜(胡瓜)	92	15	95.8	0.8	0.2	0.5	2.4	90	15	0.02	0.01	—	4	—	0.13	12
葫芦	87	14	95.3	0.7	0.1	0.8	2.7	40	7	0.02	0.03	—	114	0.8	2.80	—
丝瓜	83	20	94.3	1.0	0.2	0.6	3.6	90	15	0.02	0.04	0.22	14	0.4	0.21	5
西瓜	59	34	91.2	0.5	微	0.2	7.9	80	13	0.02	0.04	0.03	10	0.5	0.10	7
番茄(西红柿)	97	19	94.4	0.9	0.2	0.5	3.5	550	92	0.03	0.03	0.57	10	0.4	0.13	19
辣椒(尖,青)	84	23	91.9	1.4	0.3	2.1	3.7	340	57	0.03	0.04	0.88	15	0.7	0.22	62
茄子	93	21	93.4	1.1	0.2	1.3	3.6	50	8	0.02	0.04	1.13	24	0.5	0.23	5

（七）咸菜、菌藻类

食物名称	食部（%）	能量（Kcal）	水分（g）	蛋白质（g）	脂肪（g）	膳食纤维(g)	糖类（g）	胡萝卜素（μg）	视黄醇当量(μg)	维生素 B_1（mg）	维生素 B_2（mg）	维生素 E（mg）	钙（mg）	铁（mg）	锌（mg）	维生素 C（mg）
萝卜干	100	60	67.7	3.3	0.2	3.4	11.2	—	—	0.04	0.09	—	53	3.4	1.27	17
乳黄瓜[嫩黄瓜]	100	32	81.3	1.7	0.3	1.8	5.6	—	—	0.03	0.03	0.21	44	3.1	0.55	7
榨菜	100	29	75.0	2.2	0.3	2.1	4.4	490	83	0.03	0.06	—	155	3.9	0.63	2
海带(干)	98	77	70.5	1.8	0.1	6.1	17.3	240	40	0.01	0.10	0.85	348	4.7	0.65	—
金针菇	100	26	90.2	2.4	0.4	2.7	3.3	30	5	0.15	0.19	1.14	—	1.4	0.39	2
香菇(干)[香蕈冬菇]	95	211	12.3	20.0	1.2	31.6	30.1	20	3	0.19	1.26	0.66	83	10.5	8.57	5
紫菜	100	207	12.7	26.7	1.1	21.6	22.5	1370	228	0.27	1.02	1.82	264	54.9	2.47	2

（八）鲜果及干果类

食物名称	食部(%)	能量(Kcal)	水分(g)	蛋白质(g)	脂肪(g)	膳食纤维(g)	糖类(g)	胡萝卜素(μg)	视黄醇当量(μg)	维生素 B_1(mg)	维生素 B_2(mg)	维生素 E(mg)	钙(mg)	铁(mg)	锌(mg)	维生素 C(mg)
菠萝	68	41	88.4	0.5	0.1	1.3	9.2	200	33	0.04	0.02	—	12	0.6	0.14	18
草莓	97	30	91.3	1.0	0.2	1.1	6.0	30	5	0.02	0.03	0.71	18	1.8	0.14	47
柑	77	51	86.9	0.7	0.2	0.4	11.5	890	148	0.08	0.04	0.92	35	0.2	0.08	28
桂圆(鲜)	50	70	81.4	1.2	0.1	0.4	16.2	20	3	0.01	0.14	—	6	0.2	0.40	47
梨(鸭梨)	82	43	88.3	0.2	0.2	1.1	10.0	10	2	0.03	0.01	0.19	5	0.3	0.06	4
苹果	76	52	85.9	0.2	0.2	1.2	12.3	20	3	0.06	0.02	2.12	4	0.6	0.19	4
葡萄	86	43	88.7	0.5	0.2	0.4	9.9	50	8	0.04	0.09	0.44	9	1.6	0.16	—
桃	86	48	86.4	0.9	0.1	1.3	10.9	20	3	0.01	0.02	—	435	6.6	0.68	—
枣(鲜)	87	122	67.4	0.3	1.1	1.9	28.6	240	40	0.06	0.09	0.78	22	1.2	1.52	243

（九）坚果类

食物名称	食部(%)	能量(Kcal)	水分(g)	蛋白质(g)	脂肪(g)	膳食纤维(g)	糖类(g)	胡萝卜素(μg)	视黄醇当量(μg)	维生素 B_1(mg)	维生素 B_2(mg)	维生素 E(mg)	钙(mg)	铁(mg)	锌(mg)	维生素 C(mg)
核桃(干)	43	627	5.2	14.9	58.8	9.5	9.6	30	5	0.15	0.14	43.21	56	2.7	2.17	1
花生仁(生)	100	563	6.9	25.0	44.3	5.5	16.0	30	5	0.72	0.13	18.09	39	2.1	2.50	2
西瓜子(干)	43	573	4.3	32.7	44.8	4.5	9.7	—	—	0.04	0.08	1.23	28	8.2	6.76	—

（十）畜肉类

食物名称	食部(%)	能量(Kcal)	水分(g)	蛋白质(g)	脂肪(g)	糖类(g)	维生素 A(μg)	维生素 B_1(mg)	维生素 B_2(mg)	维生素 E(mg)	钙(mg)	铁(mg)	锌(mg)
叉烧肉	100	279	49.2	23.8	16.9	7.9	16	0.66	0.23	0.68	8	2.6	2.42
狗肉	80	116	76.0	16.8	4.6	1.8	157	0.34	0.20	1.40	52	2.9	3.18
牛肉(瘦)	100	106	75.2	20.2	2.3	1.2	6	0.07	0.13	0.35	9	2.8	3.71
羊肉(瘦)	90	118	74.2	20.5	3.9	0.2	11	0.15	0.16	0.31	9	3.9	6.06
猪肉(瘦)	100	190	67.6	17.9	12.8	0.8	3	0.53	0.24	0.3	6	0.9	2.18

（十一）禽肉类及制品

食物名称	食部（%）	能量（Kcal）	水分（g）	蛋白质（g）	脂肪（g）	膳食纤维（g）	糖类（g）	维生素A（μg）	维生素B_1（mg）	维生素B_2（mg）	维生素E（mg）	钙（mg）	铁（mg）	锌（mg）
鸡	66	167	69.0	19.3	9.4	1.3	1.0	48	0.05	0.09	0.67	9	1.4	1.09
鸭	68	240	63.9	15.5	19.7	0.2	0.7	52	0.08	0.22	4.2	6	2.2	1.33

（十二）乳类、婴儿配方食品、蛋类及其制品类

食物名称	食部（%）	能量（Kcal）	水分（g）	蛋白质（g）	脂肪（g）	糖类（g）	维生素A（μg）	维生素B_1（mg）	维生素B_2（mg）	维生素C（mg）	维生素E（mg）	钙（mg）	铁（mg）	锌（mg）
牛乳	100	54	89.8	3.0	3.2	3.4	24	0.03	0.14	1	0.21	104	0.3	0.42
牛乳粉（全脂）	100	478	2.3	20.1	21.2	51.7	141	0.11	0.73	4	0.48	676	1.2	3.14
酸奶	100	72	84.7	2.5	2.7	9.8	26	0.03	0.15	1	0.12	118	0.4	0.53
鹌鹑蛋	86	160	73.0	12.8	11.1	2.1	337	0.11	0.49	—	3.08	47	3.2	1.61
鸡蛋	88	156	73.8	12.8	11.1	1.3	194	0.13	0.32	—	2.29	44	2.3	1.01
鸭蛋	87	180	70.3	12.6	13.0	3.1	261	0.17	0.35	—	4.98	62	2.9	1.67

（十三）鱼类、虾蟹、软体动物类

食物名称	食部（%）	能量（Kcal）	水分（g）	蛋白质（g）	脂肪（g）	糖类（g）	维生素A（μg）	维生素B_1（mg）	维生素B_2（mg）	维生素E（mg）	钙（mg）	铁（mg）	锌（mg）
草鱼	58	112	77.3	16.6	5.2	0	11	0.04	0.11	2.03	38	0.8	0.87
带鱼	76	127	73.3	17.7	4.9	3.1	29	0.02	0.06	0.82	28	1.2	0.70
黄鳝（鳝鱼）	67	89	78.0	18.0	1.4	1.2	50	0.06	0.98	1.34	42	2.5	1.97
鲢鱼	61	102	77.8	17.8	3.6	0	20	0.03	0.07	1.23	53	1.4	1.17
鲤鱼	54	109	76.7	17.6	4.1	0.5	25	0.03	0.09	1.27	50	1.0	2.08
河虾	86	84	78.1	16.4	2.4	0	48	0.04	0.03	5.33	325	4.0	2.24

（十四）油脂类

食物名称	食部（%）	能量（Kcal）	水分（g）	蛋白质（g）	脂肪（g）	糖类（g）	维生素A（μg）	视黄醇当量（μg）	维生素 B_1（mg）	维生素 B_2（mg）	维生素E（mg）	钙（mg）	铁（mg）	锌（mg）
茶油	100	899	0.1	—	99.9	0	—	—		微	27.90	5	1.1	0.34
花生油	100	899	0.1	—	99.9	0	—	—	—	微	42.06	12	2.9	8.48
玉米油	100	895	0.2	—	99.2	0.5	0.1	—	—	—	51.94	1	1.4	0.26
大豆色拉油	100	900	—	0	99.9	0.1	—	—	—	—	—		0.3	1.81
芝麻油	100	898	0.1	0	99.7	0.2	0	—	—	—	—	—	0.2	0.14

（十五）糕点及小吃类

食物名称	食部（%）	能量（Kcal）	水分（g）	蛋白质（g）	脂肪（g）	膳食纤维（g）	糖类（g）	维生素A（μg）	视黄醇当量（μg）	维生素 B_1（mg）	维生素 B_2（mg）	胡萝卜素（μg）	维生素E（mg）	钙（mg）	铁（mg）	锌（mg）
饼干	100	433	5.7	9.0	12.7	1.1	70.6	24	37	0.08	0.04	80	4.57	73	1.9	0.91
蛋糕	100	347	18.6	8.6	5.1	0.4	66.7	54	86	0.09	0.09	190	2.80	39	2.5	1.01
面包	100	424	11.7	7.1	15.7	1.4	63.5	—	8	0.11	0.05	50	1.49	66	2.8	0.81

（十六）冰淇淋

食物名称	食部（%）	能量（Kcal）	水分（g）	蛋白质（g）	脂肪（g）	膳食纤维（g）	糖类（g）	维生素A（μg）	胡萝卜素（μg）	视黄醇当量（μg）	维生素 B_1（mg）	维生素 B_2（mg）	维生素C（mg）	维生素E（mg）	钙（mg）	铁（mg）	锌（mg）
冰淇淋	100	126	74.4	2.4	5.3	—	17.3	—	48	48	0.01	0.03	—	0.24	126	0.5	0.37

（十七）酒类

食物名称	蛋白质（g）	能量（kcal）	维生素 B_1（mg）	核黄素（mg）	钙（mg）	铁（mg）	锌（mg）
二锅头（58°）	—	352	0.05	—	1	0.1	0.04
白葡萄酒（11°）	0.1	62	0.01	—	23	—	—
啤酒	—	31	0.01	0.10	4	0.1	0.21

（十八）糖及制品

食物名称	食部（%）	能量（Kcal）	水分（g）	蛋白质（g）	脂肪（g）	膳食纤维（g）	糖类（g）	胡萝卜素（μg）	视黄醇当量（μg）	维生素 B_1（mg）	维生素 B_2（mg）	维生素 C（mg）	维生素 E（mg）	钙（mg）	铁（mg）	锌（mg）
冰糖	100	397	0.6	—	—	—	99.3	—	—	0.03	0.03	—	—	23	1.4	0.21
巧克力	100	389	1.9	0.7	—	—	96.6	—	—	0.06	0.08	3	1.62	111	1.7	1.02
白糖(绵白糖)	100	396	0.8	0.1	—	—	98.9	—	—	微	—	—	—	6	0.2	0.07

（十九）淀粉类及制品

食物名称	食部（%）	能量（Kcal）	水分（g）	蛋白质（g）	脂肪（g）	膳食纤维（g）	糖类（g）	维生素 B_1（mg）	维生素 B_2（mg）	钙（mg）	铁（mg）	锌（mg）
凉粉	100	37	90.5	0.2	0.3	0.6	8.3	0.02	0.01	9	1.3	0.24
藕粉	100	372	6.4	0.2	—	0.1	92.6	—	0.01	8	17.9	0.15

（二十）调味品类

食物名称	食部（%）	能量（Kcal）	水分（g）	蛋白质（g）	脂肪（g）	膳食纤维（g）	糖类（g）	胡萝卜素（μg）	视黄醇当量（μg）	维生素 B_1（mg）	维生素 B_2（mg）	维生素 E（mg）	钙（mg）	铁（mg）	锌（mg）
酱油	100	63	67.3	5.6	0.1	0.2	9.9	—	—	0.05	0.13	—	66	8.6	1.17

（二十一）药用食物类

食物名称	食部（%）	能量（Kcal）	水分（g）	蛋白质（g）	脂肪（g）	膳食纤维（g）	糖类（g）	胡萝卜素（μg）	视黄醇当量（μg）	维生素 B_1（mg）	维生素 B_2（mg）	维生素 C（mg）	维生素 E（mg）	钙（mg）	铁（mg）	锌（mg）
枸杞子	98	258	16.7	13.9	1.5	16.9	47.2	9750	1625	0.35	0.46	48	1.86	60	5.4	1.48
菊花(怀菊花)	100	242	19.2	6.0	3.3	15.9	47.1	—	—	0.09	0.51	1	1.61	234	78	2.42

（二十二）杂类

食物名称	食部（%）	能量（Kcal）	水分（g）	蛋白质（g）	脂肪（g）	膳食纤维（g）	糖类（g）	维生素 A（μg）	视黄醇当量（μg）	维生素 B_1（mg）	维生素 B_2（mg）	维生素 E（mg）	钙（mg）	铁（mg）	锌（mg）
芝麻(黑)[黑芝麻]	100	531	5.7	19.1	46.1	14.0	10.0	—	—	0.66	0.25	1.88	780	22.7	6.13

注:摘自《食物成分表》中国预防医学科学院营养与食品卫生研究所编著,1991 年版

附录3　t界值表

（上行是双侧的概率，下行是单侧的概率，v是自由度）

v	0.50 0.25	0.20 0.10	0.10 0.05	0.05 0.025	0.02 0.01	0.01 0.005	0.005 0.0025	0.002 0.001	0.001 0.0005
1	1.000	3.078	6.314	12.706	31.821	63.657	127.321	318.309	636.619
2	0.816	1.886	2.920	4.303	6.965	9.925	14.089	22.327	31.599
3	0.765	1.638	2.353	3.182	4.541	5.841	7.453	10.215	12.924
4	0.741	1.533	2.132	2.776	3.747	4.604	5.598	7.173	8.610
5	0.727	1.476	2.015	2.571	3.365	4.032	4.773	5.893	6.869
6	0.718	1.440	1.943	2.447	3.143	3.707	4.317	5.208	5.959
7	0.711	1.415	1.895	2.365	2.998	3.499	4.029	4.785	5.408
8	0.706	1.397	1.860	2.306	2.896	3.355	3.833	4.501	5.041
9	0.703	1.383	1.833	2.262	2.821	3.250	3.690	4.297	4.781
10	0.700	1.372	1.812	2.228	2.764	3.169	3.581	4.144	4.587
11	0.697	1.363	1.796	2.201	2.718	3.106	3.497	4.025	4.437
12	0.695	1.356	1.782	2.179	2.681	3.055	3.428	3.930	4.318
13	0.694	1.350	1.771	2.160	2.650	3.012	3.372	3.852	4.221
14	0.692	1.345	1.761	2.145	2.624	2.977	3.326	3.787	4.140
15	0.691	1.341	1.753	2.131	2.602	2.947	3.286	3.733	4.073
16	0.690	1.337	1.746	2.120	2.583	2.921	3.252	3.686	4.015
17	0.689	1.333	1.740	2.110	2.567	2.898	3.222	3.646	3.965
18	0.688	1.330	1.734	2.101	2.552	2.878	3.197	3.610	3.922
19	0.688	1.328	1.729	2.093	2.539	2.861	3.174	3.579	3.883
20	0.687	1.325	1.725	2.086	2.528	2.845	3.153	3.552	3.850
21	0.686	1.323	1.721	2.080	2.518	2.831	3.135	3.527	3.819
22	0.686	1.321	1.717	2.074	2.508	2.819	3.119	3.505	3.792
23	0.685	1.319	1.714	2.069	2.500	2.807	3.104	3.485	3.768
24	0.685	1.318	1.711	2.064	2.492	2.797	3.091	3.467	3.745
25	0.684	1.316	1.708	2.060	2.485	2.787	3.078	3.450	3.725
26	0.684	1.315	1.706	2.056	2.479	2.779	3.067	3.435	3.707
27	0.684	1.314	1.703	2.052	2.473	2.771	3.057	3.421	3.690
28	0.683	1.313	1.701	2.048	2.467	2.763	3.047	3.408	3.674
29	0.683	1.311	1.699	2.045	2.462	2.756	3.038	3.396	3.659
30	0.683	1.310	1.697	2.042	2.457	2.750	3.030	3.385	3.646
31	0.682	1.309	1.696	2.040	2.453	2.744	3.022	3.375	3.633
32	0.682	1.309	1.694	2.037	2.449	2.738	3.015	3.365	3.622

续表

v	0. 50 0. 25	0. 20 0. 10	0. 10 0. 05	0. 05 0. 025	0. 02 0. 01	0. 01 0. 005	0. 005 0. 0025	0. 002 0. 001	0. 001 0. 0005
33	0. 682	1. 308	1. 692	2. 035	2. 445	2. 733	3. 008	3. 356	3. 611
34	0. 682	1. 307	1. 091	2. 032	2. 441	2. 728	3. 002	3. 348	3. 601
35	0. 682	1. 306	1. 690	2. 030	2. 438	2. 724	2. 996	3. 340	3. 591
36	0. 681	1. 306	1. 688	2. 028	2. 434	2. 719	2. 990	3. 333	3. 582
37	0. 681	1. 305	1. 687	2. 026	2. 431	2. 715	2. 985	3. 326	3. 574
38	0. 681	1. 304	1. 686	2. 024	2. 429	2. 712	2. 980	3. 319	3. 566
39	0. 681	1. 304	1. 685	2. 023	2. 426	2. 708	2. 976	3. 313	3. 558
40	0. 681	1. 303	1. 684	2. 021	2. 423	2. 704	2. 971	3. 307	3. 551
50	0. 679	1. 299	1. 676	2. 009	2. 403	2. 678	2. 937	3. 261	3. 496
60	0. 679	1. 296	1. 671	2. 000	2. 390	2. 660	2. 915	3. 232	3. 460
70	0. 678	1. 294	1. 667	1. 994	2. 381	2. 648	2. 899	3. 211	3. 436
80	0. 678	1. 292	1. 664	1. 990	2. 374	2. 639	2. 887	3. 195	3. 416
90	0. 677	1. 291	1. 662	1. 987	2. 368	2. 632	2. 878	3. 183	3. 402
100	0. 677	1. 290	1. 660	1. 984	2. 364	2. 626	2. 871	3. 174	3. 390
200	0. 676	1. 286	1. 653	1. 972	2. 345	2. 601	2. 839	3. 131	3. 340
500	0. 675	1. 283	1. 648	1. 965	2. 334	2. 586	2. 820	3. 107	3. 310
1000	0. 675	1. 282	1. 646	1. 962	2. 330	2. 581	2. 813	3. 098	3. 300
∝	0. 6745	1. 2816	1. 6449	1. 9600	2. 3263	2. 5758	2. 8070	3. 0902	3. 2905

附录4 χ^2 界 值 表

v	P								
	0. 900	0. 750	0. 500	0. 250	0. 100	0. 050	0. 025	0. 010	0. 005
1	0. 02	0. 10	0. 45	1. 32	2. 71	3. 84	5. 02	6. 63	7. 88
2	0. 21	0. 58	1. 39	2. 77	4. 61	5. 99	7. 38	9. 21	10. 60
3	0. 58	1. 21	2. 37	4. 11	6. 25	7. 81	9. 35	11. 34	12. 84
4	1. 06	1. 92	3. 36	5. 39	7. 78	9. 49	11. 14	13. 28	14. 86
5	1. 61	2. 67	4. 35	6. 63	9. 24	11. 07	12. 83	15. 09	16. 75
6	2. 20	3. 45	5. 35	7. 84	10. 64	12. 59	14. 45	16. 81	18. 55
7	2. 83	4. 25	6. 35	9. 04	12. 02	14. 07	16. 01	18. 48	20. 28
8	3. 40	5. 07	7. 34	10. 22	13. 36	15. 51	17. 53	20. 09	21. 96
9	4. 17	5. 90	8. 34	11. 39	14. 68	16. 92	19. 02	21. 67	23. 59
10	4. 87	6. 74	9. 34	12. 55	15. 99	18. 31	20. 48	23. 21	25. 19
11	5. 58	7. 58	10. 34	13. 70	17. 28	19. 68	21. 92	24. 72	26. 76
12	6. 30	8. 44	11. 34	14. 85	18. 55	21. 03	23. 34	26. 22	28. 30
13	7. 04	9. 30	12. 34	15. 98	19. 81	22. 36	24. 74	27. 69	29. 82

续表

v	P								
	0.900	0.750	0.500	0.250	0.100	0.050	0.025	0.010	0.005
14	7.79	10.17	13.34	17.12	21.06	23.68	26.12	29.14	31.32
15	8.55	11.04	14.34	18.25	22.31	25.00	27.49	30.58	32.80
16	9.31	11.91	15.34	19.37	23.54	26.30	28.85	32.00	34.27
17	10.09	12.79	16.34	20.49	24.77	27.59	30.19	33.41	35.72
18	10.86	13.68	17.34	21.60	25.99	28.87	31.53	34.81	37.16
19	11.65	14.56	18.34	22.72	27.20	30.14	32.85	36.19	38.58
20	12.44	15.45	19.34	23.83	28.41	31.41	34.17	37.57	40.00
21	13.24	16.34	20.34	24.93	29.62	32.67	35.48	38.93	41.40
22	14.04	17.24	21.34	26.04	30.81	33.92	36.78	40.29	42.80
23	14.85	18.14	22.34	27.14	32.01	35.17	38.08	41.64	44.18
24	15.66	19.04	23.34	28.24	33.20	36.42	39.36	42.98	45.56
25	16.47	19.94	24.34	29.34	34.38	37.65	40.65	44.31	46.93
26	17.29	20.84	25.34	30.43	35.56	38.89	41.92	45.64	48.29
27	18.11	21.75	26.34	31.53	36.74	40.11	43.19	46.96	49.64
28	18.94	22.66	27.34	32.62	37.92	41.34	44.46	48.28	50.99
29	19.77	23.57	28.34	33.71	39.09	42.56	45.72	49.59	52.34
30	20.60	24.48	29.34	34.80	40.26	43.77	46.98	50.89	53.67
40	29.05	33.66	39.34	45.62	51.80	55.76	59.34	63.69	66.77
50	37.69	42.94	49.33	56.33	63.17	67.50	71.42	76.15	79.49
60	46.46	52.29	59.33	66.98	74.40	79.08	83.30	88.38	91.95
70	55.33	61.70	69.33	77.58	85.53	90.53	95.02	100.42	104.22
80	64.28	71.14	79.33	88.13	96.58	101.88	106.63	112.33	116.32
90	73.29	80.62	89.33	98.64	107.56	113.14	118.14	124.12	128.30
100	82.36	90.13	99.33	109.14	118.50	124.34	129.56	135.81	140.17

预防医学基础教学基本要求

一、课程性质和任务

预防医学是现代医学的重要组成部分，它是以人群为研究对象，运用现代医学知识和方法研究环境对健康影响的规律，阐明外界环境因素与人群健康的相互关系，从而制订疾病防制策略与措施，实现预防疾病、增进健康、延长寿命、提高生命质量目标的一门医学科学。因此，《预防医学基础》是中等卫生职业教育的一门重要课程。本课程的任务是树立学生预防为主的观点，通过学习使学生掌握预防医学的基本理论知识和基本方法、技能，向个人、家庭、社区提供健康指导和卫生保健服务。

二、课程教学目标

（一）知识教学目标

1. 掌握现代健康观和影响健康的因素。
2. 掌握三级预防原则。
3. 熟悉生活、生产环境中各种因素对人体健康的影响规律。
4. 掌握健康教育的要领及健康档案的基本知识。
5. 了解社区卫生服务的基本情况并掌握常见病防制知识。
6. 熟悉流行病学调查和医学统计的基本知识。

（二）能力培养目标

1. 能应用流行病学的基本方法，在社区、家庭、学校等群体进行健康调查，描述社区人群的健康状况，并帮助社区建立居民健康档案。
2. 能应用健康教育的基本技能和方法，开展广泛的、有针对性的健康教育活动。
3. 能初步运用预防医学的基本技能和方法，向个体、家庭、社区提供保健服务，并能初步进行健康指导。
4. 能初步运用健康教育、行为干预等技能和方法进行社区常见疾病的防制。

（三）思想教育目标

1. 通过对现代健康概念的认识，理解预防医学的重要性，树立全心全意为人民服务的思想。
2. 通过实训，加强理论联系实际的工作作风、培养严谨求实的科学态度，锻炼发现、解决实际工作问题的能力。
3. 加强职业道德意识。

三、学时分配

单元	学时			单元	学时		
	理论	实训	合计		理论	实训	合计
1. 绪论	2		2	8. 饮用水与健康	2		2
2. 健康及影响因素	2		2	9. 行为生活方式与健康	2		2
3. 环境与健康概述	6		6	10. 健康教育与健康档案管理	4	2	6
4. 地质环境与健康	2		2	11. 社区卫生服务与常见病防制	8		8
5. 社会环境与健康	2		2	12. 流行病学基础知识	8		8
6. 生产环境与健康	6		6	13. 常用医学统计方法	12	4	16
7. 食物与健康	8	2	10	合计	64	8	72

四、教学内容与要求

教学内容	教学要求			建议学时数	
	了解	熟悉	掌握	理论	实践
第1章　绪论				2	
一、预防医学概念			√		
二、预防医学的内容	√				
三、预防医学的特点		√			
四、我国卫生工作方针		√			
五、疾病的三级预防			√		
第2章　健康及影响因素				2	
第1节　健康的概述					
一、健康观的演变	√				
二、健康的衡量标准			√		
三、亚健康状态		√			
第2节　影响健康的因素					
一、行为生活方式			√		
二、环境因素			√		
三、生物学因素		√			
四、卫生保健服务			√		
第3章　环境与健康概述				6	
第1节　人类的环境					
一、环境的概念及组成	√				
二、生态系统与生态平衡		√			
三、食物链和生物富集		√			
四、人与环境的关系	√				
第2节　环境污染及环境保护					
一、环境污染	√				
二、常见的环境问题			√		
三、环境保护		√			
第4章　地质环境与健康				2	
第1节　概述	√				
第2节　碘缺乏病及防制					
一、地方性甲状腺肿			√		
二、地方性克汀病		√			
第3节　地方性氟中毒及防制					
一、发病原因	√				
二、临床表现		√			
三、防制措施		√			
第5章　社会环境与健康				2	
第1节　社会因素与健康					
一、社会政治制度与健康	√				
二、社会经济与健康		√			
三、文化教育与健康		√			
四、人口、家庭与健康		√			
第2节　心理因素与健康					
一、情绪与健康		√			
二、心理障碍		√			
第3节　心身疾病的防制					
一、概念		√			
二、影响因素			√		
三、防制措施		√			
第6章　生产环境与健康				6	
第1节　职业性有害因素与职业性损害					
一、职业性有害因素	√				
二、职业性损害		√			
第2节　生产性毒物和职业中毒					
一、概述	√				
二、常见职业中毒			√		
第3节　生产性粉尘与硅沉着病					
一、生产性粉尘	√				
二、硅沉着病		√			
第7章　食物与健康				8	2
第1节　人体需要的营养素					
一、蛋白质		√			
二、脂类		√			
三、糖类		√			
四、热能	√				
五、无机盐		√			
六、维生素		√			
第2节　合理营养					

续表

教学内容	教学要求			建议学时数	
	了解	熟悉	掌握	理论	实践
一、合理膳食的基本卫生要求			√		
二、膳食结构和平衡膳食		√			
三、中国居民膳食指南和平衡膳食宝塔		√			
第3节　食物中毒					
一、食物中毒的定义			√		
二、食物含毒的原因	√				
三、食物中毒的特点			√		
四、细菌性食物中毒			√		
五、非细菌性食物中毒		√			
六、食物中毒的调查与处理					
第8章　饮用水与健康				2	
第1节　水与健康的关系					
一、水的生理意义	√				
二、水污染对健康的危害		√			
第2节　饮用水的基本卫生要求					
一、生活饮用水的基本卫生要求			√		
二、生活饮用水水质标准	√				
第3节　饮用水安全的卫生学措施					
一、选择水源的原则		√			
二、饮用水的净化与消毒		√			
三、水源的卫生防护		√			
第9章　行为生活方式与健康				2	
第1节　人类行为概述					
一、人类行为的概念		√			
二、人类行为的类型	√				
三、人类行为的特点		√			
四、人类行为的发展过程	√				
五、行为习惯的养成和改造			√		
第2节　不良行为与健康					
一、吸烟			√		
二、酗酒		√			
三、赌博		√			
四、缺乏运动		√			
五、性乱		√			
第10章　健康教育与健康档案管理				4	2
第1节　健康教育					
一、健康教育的概念			√		
二、健康教育的意义、目的与任务	√				
三、健康教育的行为干预原理		√			
四、健康教育的原则			√		
五、健康教育的形式和内容	√				
六、健康教育的实施步骤		√			
第2节　健康档案管理					
一、建立健康档案的目的	√				
二、居民健康档案的内容		√			
三、居民健康档案的使用与管理			√		
第11章　社区卫生服务与常见病防制				8	
第1节　社区卫生服务					
一、社区的定义及构成要素	√				
二、社区卫生服务的概念和特点		√			
三、社区卫生服务的原则和工作内容			√		
第2节　预防接种与免疫规划					
一、预防接种			√		
二、免疫规划		√			
第3节　心脑血管疾病防制					
一、心脑血管疾病的流行特征	√				
二、心脑血管疾病的主要危险因素		√			
三、心脑血管疾病的防制		√			
第4节　恶性肿瘤防制					
一、恶性肿瘤的流行特征	√				
二、恶性肿瘤的主要危险因素		√			

续表

教学内容	教学要求			建议学时数	
	了解	熟悉	掌握	理论	实践
三、恶性肿瘤的防制措施		√			
第5节　糖尿病防制					
一、糖尿病的流行特征	√				
二、糖尿病的主要危险因素		√			
三、糖尿病的防制措施		√			
第12章　流行病学基础知识				8	
第1节　流行病学概述					
一、流行病学的定义			√		
二、疾病的三间分布			√		
三、流行病学研究方法及用途	√				
第2节　疾病流行强度及流行病学常用描述指标					
一、疾病流行强度		√			
二、流行病学常用的测量指标		√			
第13章　常用医学统计方法				12	4
第1节　概述					
一、基本概念			√		
二、医学统计的意义和内容	√				
第2节　统计工作的基本步骤					
一、设计	√				
二、收集资料		√			
三、整理资料		√			
四、分析资料		√			
第3节　资料的分类与常用统计指标					
一、统计资料的分类		√			
二、计量资料的常用统计指标			√		
三、计数资料的常用统计指标			√		
第4节　资料的统计推断					
一、假设检验的基本思想与步骤		√			
二、t 检验			√		
三、χ^2 检验			√		
第5节　统计表与统计图					
一、统计表		√			
二、统计图		√			
合计				64	8

自测题答案

第 1 章

1. B 2. C

第 2 章

1. E 2. D 3. C 4. A 5. E

第 3 章

1. D 2. E 3. D 4. E 5. D 6. D 7. D 8. D 9. C 10. A 11. C 12. C

第 4 章

1. D 2. D 3. B 4. D 5. A 6. D 7. C

第 5 章

1. E 2. E 3. B 4. D 5. D

第 6 章

1. C 2. E 3. B 4. C 5. B 6. C 7. A 8. B 9. C 10. E 11. E 12. A

第 7 章

1. C 2. C 3. E 4. A 5. B 6. C 7. A 8. C 9. C 10. D 11. C 12. D 13. E

第 8 章

1. E 2. B 3. D 4. E 5. A 6. B 7. E 8. C 9. B 10. D 11. A 12. C 13. B 14. E 15. A

第 10 章

1. A 2. C 3. A 4. C 5. B 6. C 7. B 8. D

第 11 章

1. C 2. D 3. B 4. D 5. B 6. D 7. E

第 12 章

1. D 2. B 3. E 4. D 5. E 6. B 7. C 8. C 9. B 10. C 11. B 12. D

第 13 章

1. A 2. D 3. A 4. D 5. B 6. C 7. C 8. A 9. C